Brechtefeld · Weiler

Bodymotion – Pilates in Perfektion

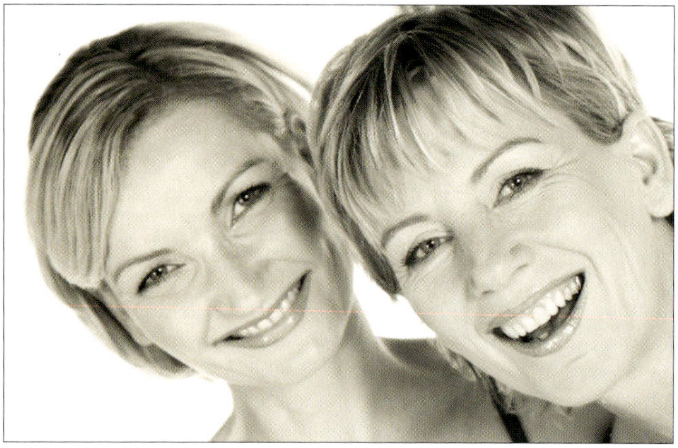

Britta Brechtefeld
ist ausgebildete Tanzpädagogin der Schule für Theatertanz und Tanzpädagogik Erika Klütz in Hamburg. Drei Jahre studierte sie Tanz an der Texas Women´s University in Dallas, Texas mit den Schwerpunkten Modern Dance und Choreographie. Im Rahmen dieses Studiums erhielt sie ihre Pilates-Ausbildung, die sie im Physical Conditioning Center in Houston vertiefte. Dort machte sie ihren Abschluss als „Instructor for Pilates Method, Neuromuscular Fitness and Therapeutic Exercises". Als freiberufliche Tänzerin und Tanzpädagogin unterrichtete sie an zahlreichen Schulen Modern Dance und Pilates und war in diversen Choreografie- und Tanzprojekten tätig.
Seit 12 Jahren arbeitet Britta Brechtefeld intensiv mit der Pilates-Methode, die sie an verschiedenen Schulen und Instituten unterrichtete. Umfangreiche Fortbildungen und Erfahrungen in Gyrotonic, Feldenkrais und Kinesiologie runden ihr Spezialgebiet ab. 2003 eröffnete sie das Pilates Bodymotion-Studio in Köln, in dem sie zusammen mit Ute Weiler und einem Team von Pilates-Trainern und Pilates-Therapeuten im Personal Training und in Kleingruppen jeden Interessierten unterrichtet.

Ute Weiler
ist Sportwissenschaftlerin und Anglistin. Heute ist die ehemalige Kunstturnerin auf dem Fitness- und Gesundheitsmarkt lehrend und beratend tätig und engagiert sich für ganzheitliche Bewegungskonzepte. Sie war viele Jahre im Clubmanagement tätig, hat Fitness-Trainer ausgebildet, die Formel-1-Firmenfitness bei Toyota betreut und an der Erstellung und Umsetzung von Konzepten zur Gesundheit und Gewichtsreduktion mitgewirkt. Seit ihrer Zertifizierung als „Practioner of Pilates Mat and Pilates Studio" arbeitet sie konsequent an der Verbreitung dieser „genialen" Bewegungsmethode. Pilates unterrichtet sie in allen Facetten, im Personal Coaching oder als Kursangebot. Ihre Schulungen sprechen ambitionierte Trainer, Tänzer und Therapeuten ebenso wie den noch untrainierten Laien an.

Ihre weit reichenden Erfahrungen haben Britta Brechtefeld und Ute Weiler in das neue Pilates-Bodymotion-Ausbildungskonzept eingebracht, mit dem sie in nur zwei Jahren zum führenden deutschen Anbieter geworden sind.

Britta Brechtefeld
Ute Weiler

Bodymotion

Pilates in Perfektion

- Ganz entspannt zur guten Figur, einem besseren Lebensgefühl und mehr Lebensfreude

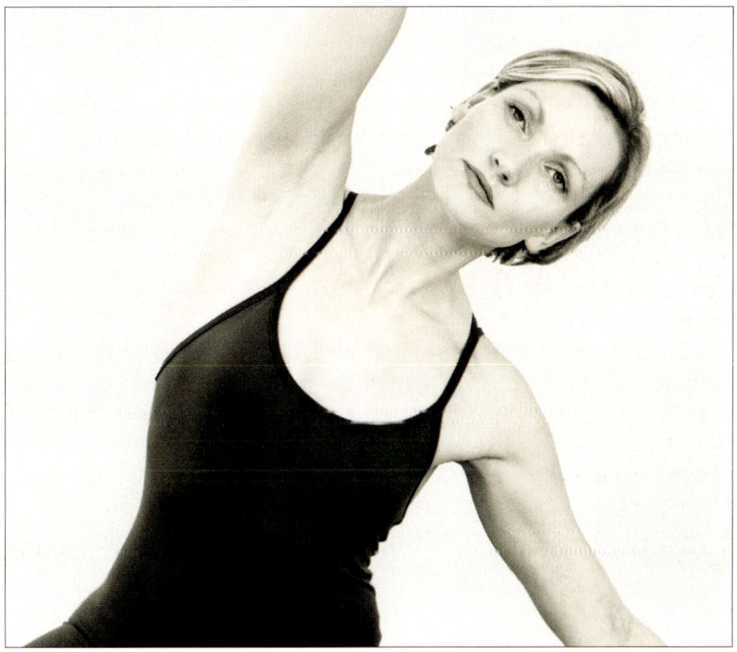

Haug

Inhalt

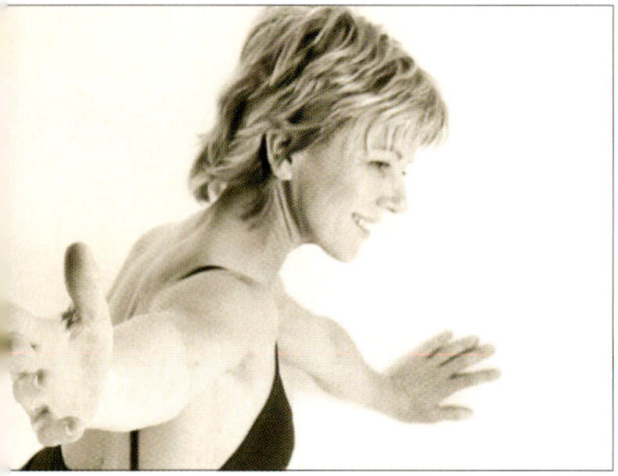

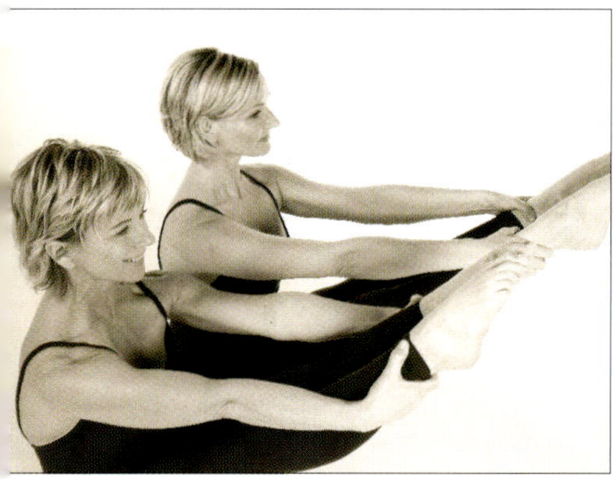

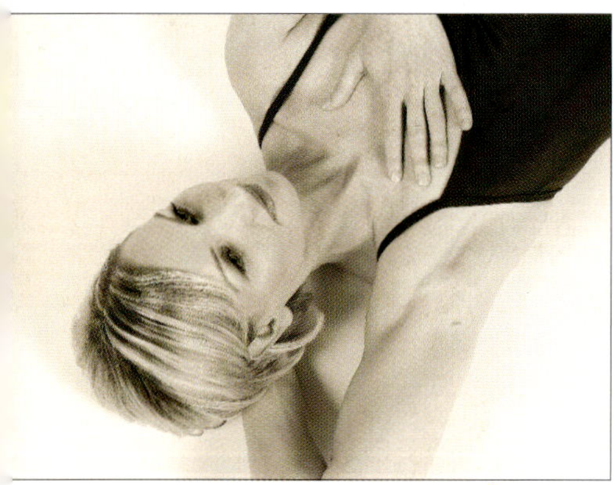

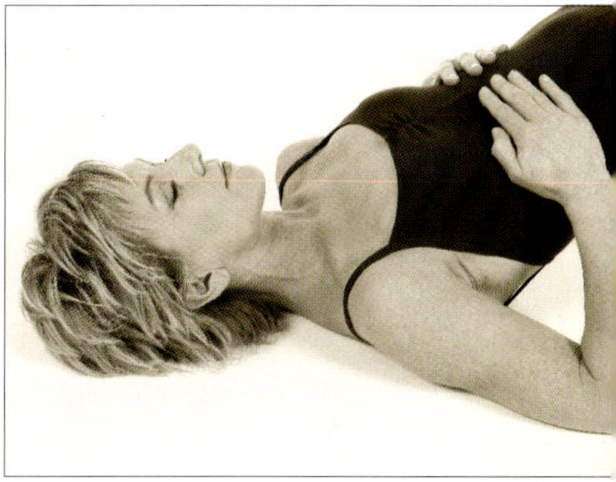

Anfänger-Übungen

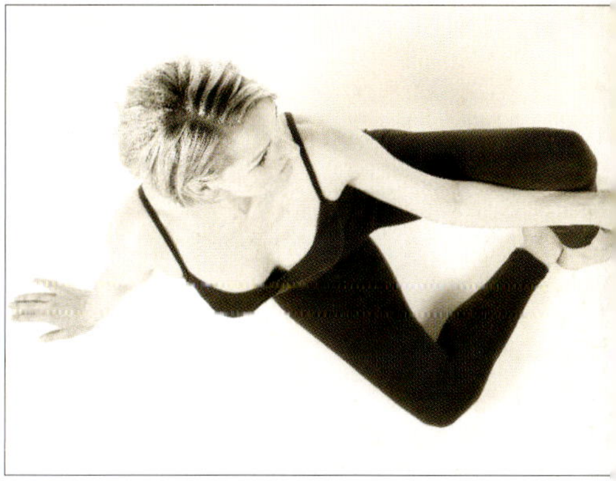

Mittelstufe-Übungen

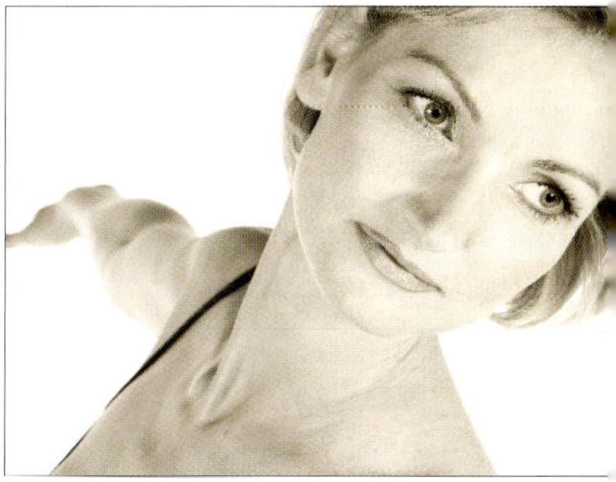

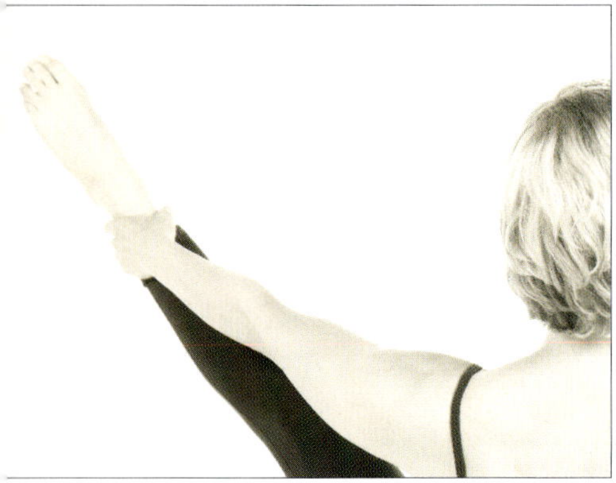

Übungen für Fortgeschrittene

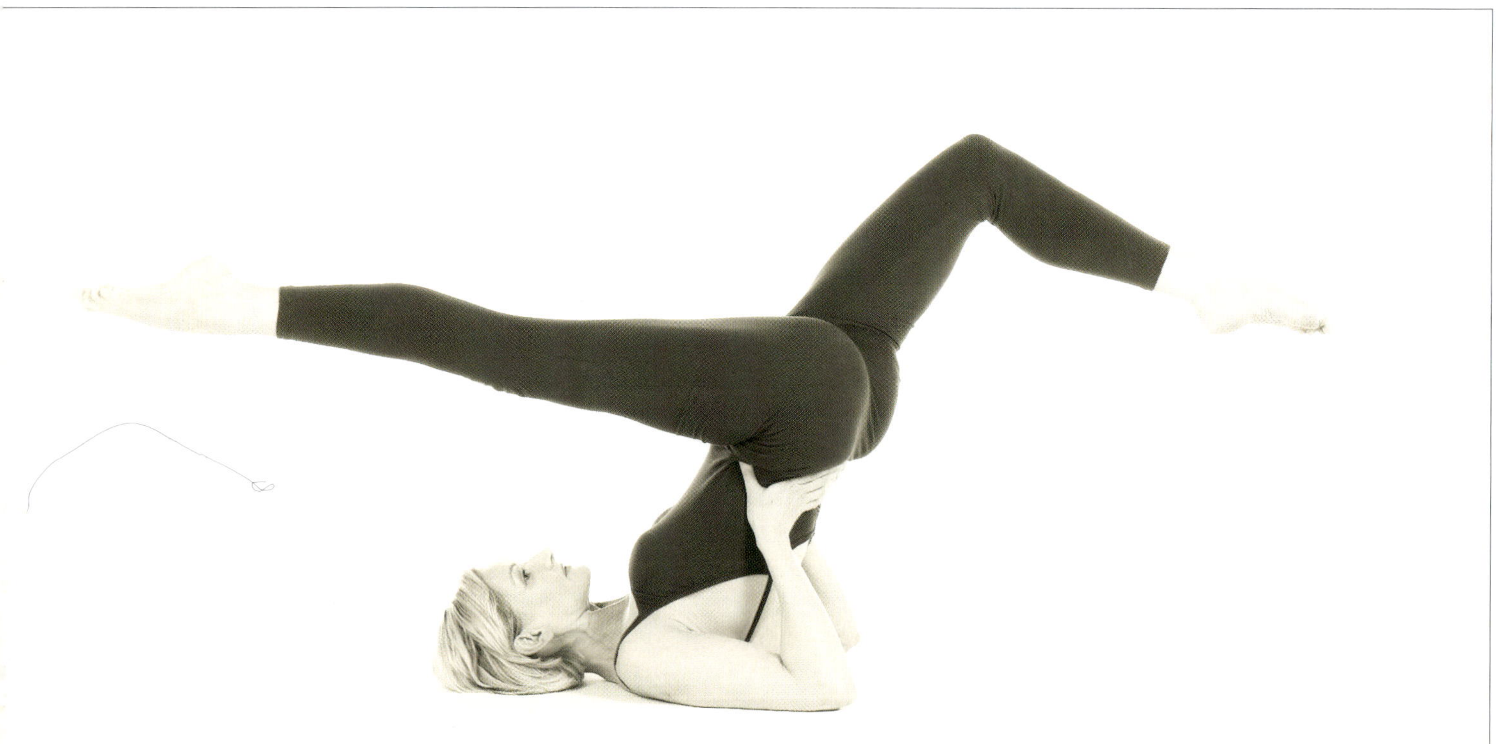

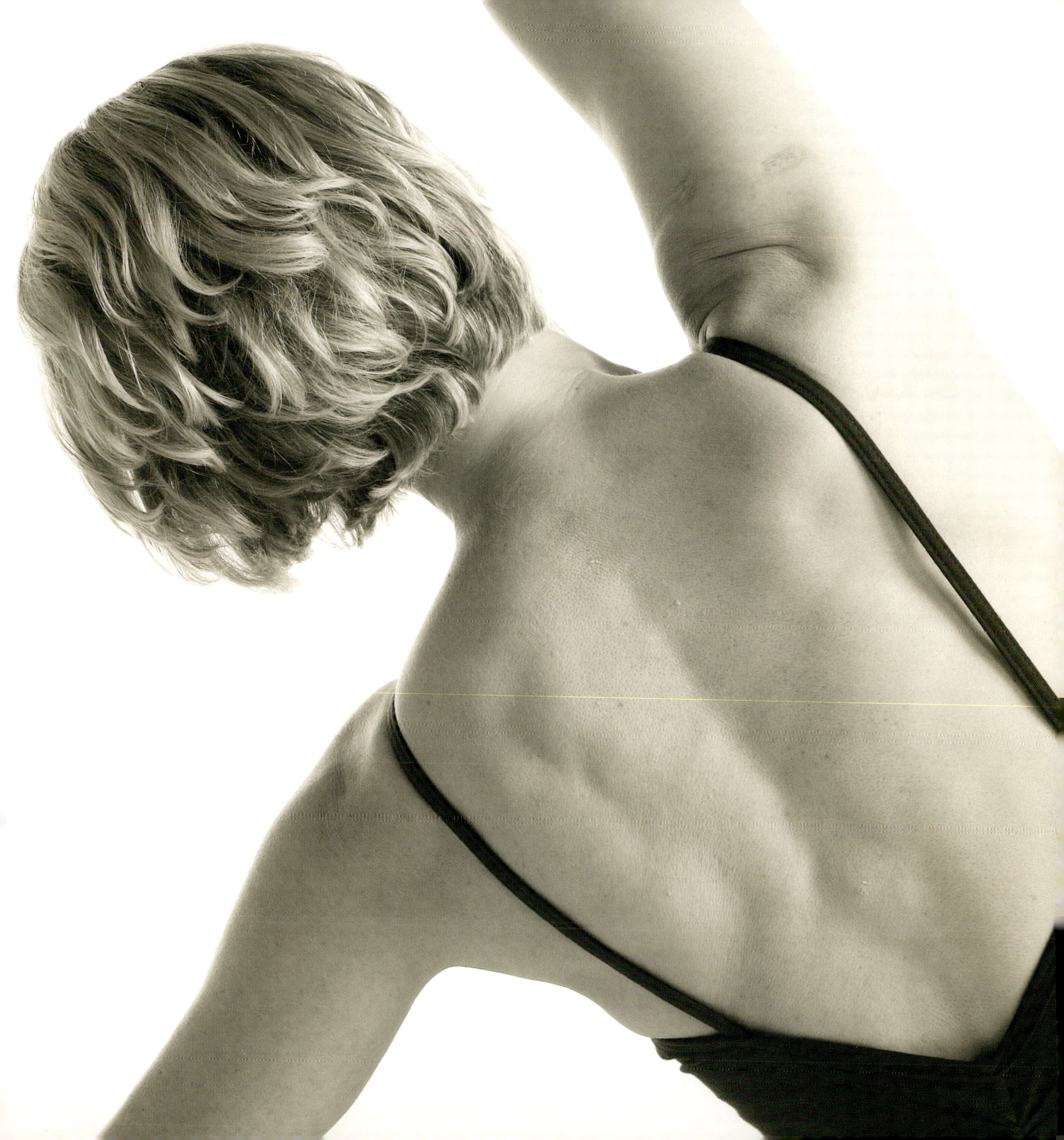

Liebe Leserinnen, liebe Leser,

New York 1997 – Auf der Suche nach den neuesten Trends auf der IDEA, einer der größten Fitness- und Gesundheitskongresse weltweit, entdecke ich einen Workshop Namens Pilates. Innerhalb der ersten halben Stunde spüre ich, wie positiv sich Pilates auf meinen Körper auswirkt. Ich fühle mich größer und stärker. Ich bin sofort begeistert und neugierig und möchte alles über Pilates erfahren. Wie ich herausfinde, gibt es diesen Trend schon seit Jahrzehnten. Nachdem ich alle Bücher und Videos, die ich damals bekommen konnte, gelesen und gesehen hatte, war ich von Pilates nicht nur begeistert, sondern komplett überzeugt.

Als langjähriger Fitnesstrainer und Ausbilder hatte ich damals gerade die 1. Berufsfachschule für Fitness-Manager in Hamburg gegründet. Nach meiner Rückkehr wollte ich auch meine Schüler von meiner Entdeckung begeistern. Selbstverständlich begegneten mir viele am Anfang mit Skepsis. Aber da ich aus Erfahrung wusste, dass man das Pilates-Gefühl erst einmal selber spüren muss, um zu verstehen, wovon gesprochen wird, erarbeitete ich mit Britta Brechtefeld ein Pilates-Konzept speziell für diese Ausbildung. Und die Resonanz war sehr positiv! Schnell war das Pilates-Workout ein fester Bestandteil im Kursprogramm vieler Fitness- und Wellnessanlagen. Durch unsere Pressearbeit weckten wir auch das Interesse der nationalen Presse. Heute sind viele der Absolventen Personal Trainer, Ausbilder und Leiter von Pilates-Studios. Aber nicht nur die Schüler – mittlerweile ist die gesamte Fitness- und Wellness-Branche überwältigt.

Zahlreiche Bücher über Pilates wurden bereits veröffentlicht. Das, was mir bisher gefehlt hat, ist ein Buch, das sowohl dem Pilates-Einsteiger als auch dem -Kenner das komplette Know-how vermittelt: worum es bei Pilates geht und wie man die Verbindung zwischen Körper und Geist, die das Pilates-Training bewirkt, für sich erleben und in seinen Alltag integrieren kann. Das ist mit diesem Buch hervorragend gelungen!

Ich wünsche Ihnen, liebe Leserinnen und Leser, viel Spaß beim Training nach der Pilates Bodymotion Methode und mit diesem Buch!

Panos Pantas
International Fitness & Wellness Consulter

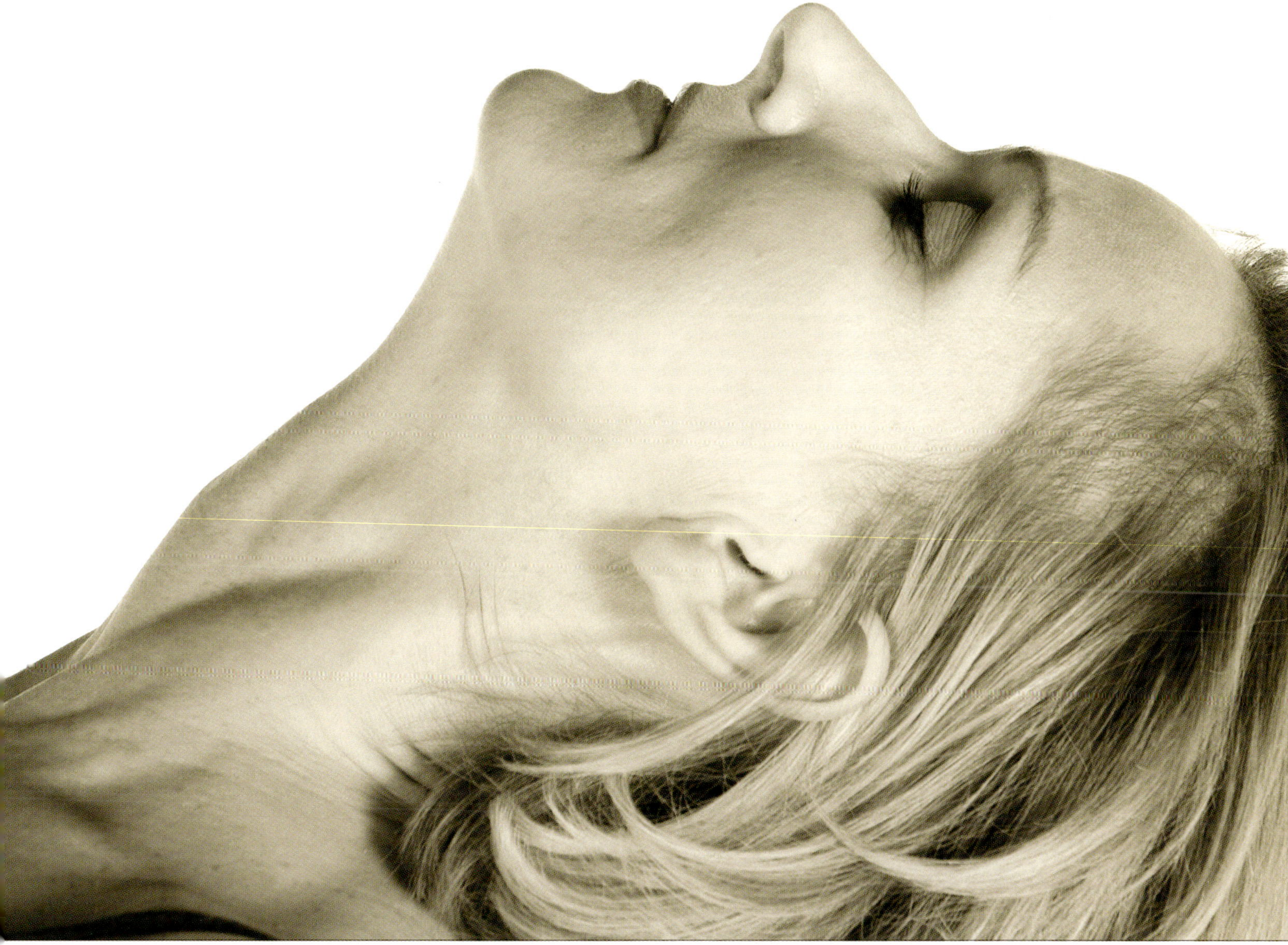

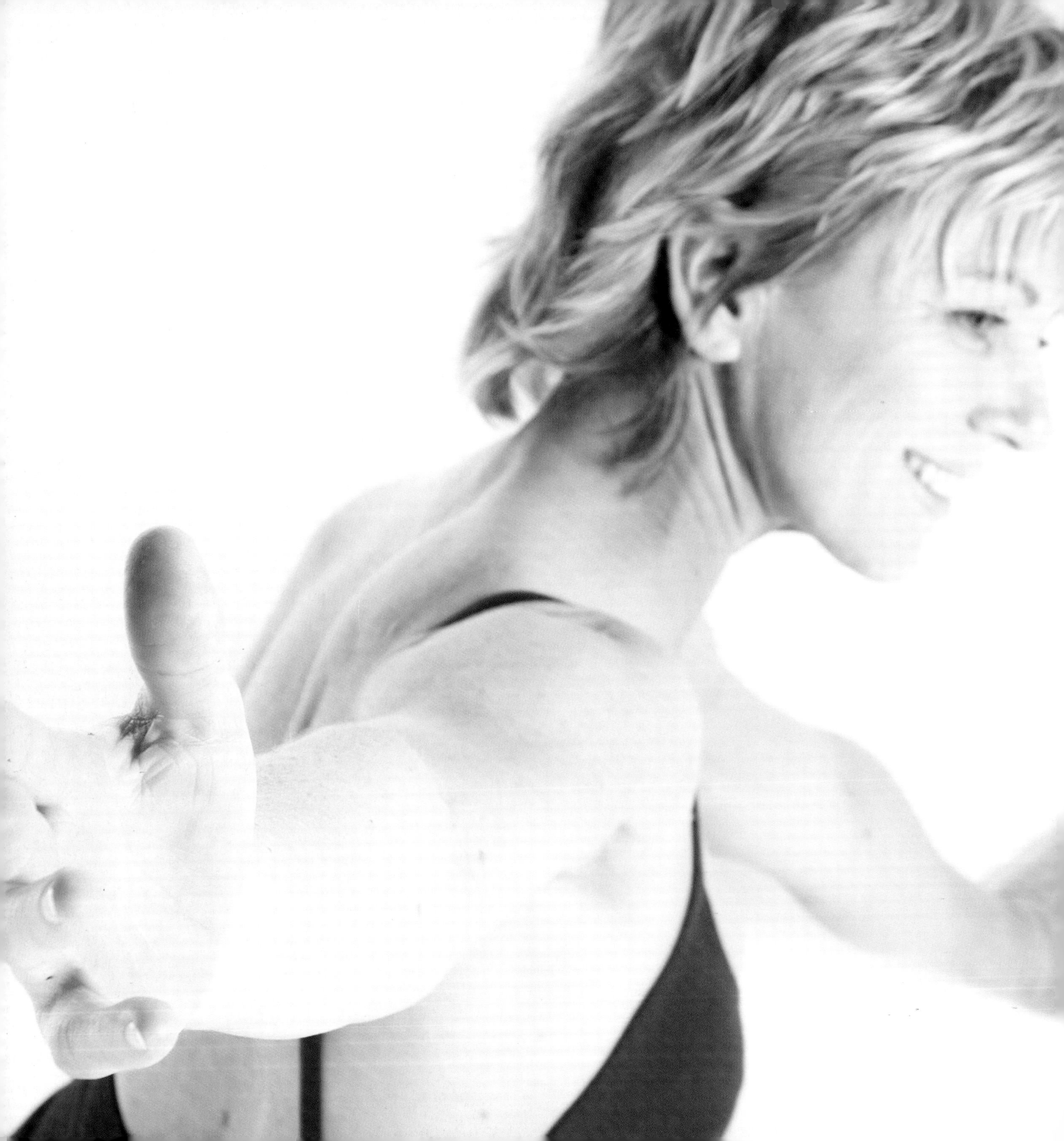

Pilates Bodymotion

Hierbei handelt es sich um ein Konzept, das auf das bewusste, intelligente und harmonische Zusammenspiel von Körper und Geist zielt. Dabei setzt es Energien frei, anstatt sie zu verbrauchen – ganzheitlich im besten Sinne des Wortes.

Das Body-Mind-Training

Joseph Pilates legte den Grundstein für ein ganzheitliches Körpertraining.

Die Geburt eines bahnbrechenden Konzepts

Pilates ist in den USA schon sehr lange ein starker Fitness-Trend. Ihren Ursprung nahm die Pilates-Idee jedoch in Deutschland. Joseph Hubertus Pilates (1880–1967) wurde in der Nähe von Düsseldorf geboren. Er war ein zerbrechliches, krankes Kind, das unter Asthma, Rachitis und Rheuma litt. Als junger Mann beschloss Pilates, gegen seine Gebrechen und Leiden anzukämpfen. Er begann Sport zu treiben, nahm Yoga- und Gymnastikunterricht und interessierte sich für alles, was mit Körpertraining und Rehabilitation zu tun hat. Als er während des Ersten Weltkriegs in Gefangenschaft kam, bastelte er seine ersten Bewegungsmaschinen. Noch heute gilt sein Lazarettbett, auf dem er Verletzte mit Bewegungsübungen behandelte, als Ausgangspunkt jedes modernen Pilates-Konzepts.

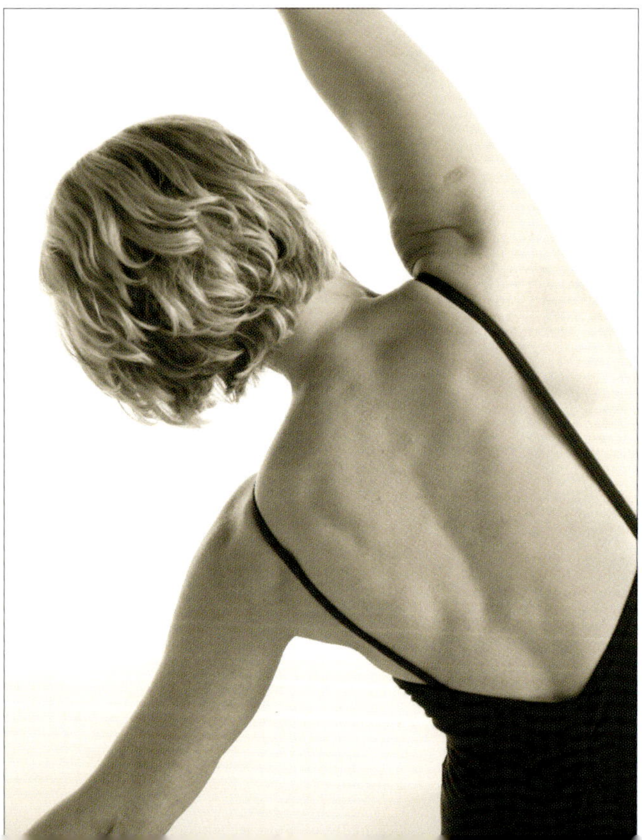

In den Jahren nach dem Ersten Weltkrieg erfuhr das Thema Gesundheit in Deutschland große Beachtung. Bereits Turnvater Jahn hatte Mitte des 19. Jahrhunderts die Gymnastik populär gemacht, Sebastian Kneipp lenkte die Aufmerksamkeit auf Wasser als Leben spendendes und erhaltendes Element, und Joseph Pilates widmete sich der Idee eines ganzheitlichen Körpertrainings. Damals schon vermittelte er im Unterricht seine eigenen Übungen und Methoden. Aus dem einst schmächtigen Mann war ein ambitionierter Sportler geworden. Er gewann Meisterschaften im Turnen, Schwimmen und Boxen, fuhr Ski und war ein guter Taucher. Die universelle Anwendbarkeit der Pilates-Methode kann daran gemessen werden, dass Pilates sowohl Ballettgruppen unterrichtete als auch erfolgreicher Ausbilder der Hamburger Polizei war. Als man ihn jedoch 1926 dazu bewegen wollte, Angehörige der deutschen Wehrmacht zu trainieren, wanderte der überzeugte Pazifist in die USA aus.

Erfolg in New York

Joseph Pilates eröffnete in NY sein erstes Studio, tatkräftig unterstützt von seiner Frau Clara, die er auf der Überfahrt auf dem Schiff kennen gelernt hatte. Sein Pilates-Studio

◀ Nur ein bewegter Rücken ist ein starker Rücken.

wurde zum Insider-Tipp für Tänzer und Schauspieler, deren Knochen und Bänder durch gelenkschädigendes Tanz- und Balletttraining Schaden erlitten hatten. Tanzlegenden wie George Balanchine und Martha Graham trainierten erfolgreich nach seinem Programm. Andere ließen sich von ihm ausbilden und trugen zur Verbreitung seiner Ideen bei.

Pilates entwickelte sein Programm, das er „Contrology" nannte, kontinuierlich weiter. Er vereinte schon damals östliche Disziplinen wie Yoga mit westlichen Fitnesstrends. In dieser Zeit entstanden auch die „Matwork"-Übungen, die heute in den meisten Fitness-Studios praktiziert werden.

Pilates war seiner Zeit voraus

Das Pilates-Training blieb in Amerika lange Zeit nur die exklusive Trainingsmethode für sportliche und fortschrittliche Insider und Tänzer. Viele Sportler konnten mit dem „Bodymind"-Konzept lange Zeit nichts anfangen. Die enormen Vorzüge der Pilates-Methode bewirkten jedoch, dass sie auf die Dauer nicht exklusiv blieb. Heute hat Pilates weltweit viele Anhänger und ist inzwischen auch in Deutschland sehr populär geworden. Joseph Pilates hat kein Erbe und kein Testament hinterlassen. Er war nicht überzeugt von einem offiziellen und genormten Trainingsprogramm für Pilates-Lehrer. Jeder seiner Schüler lernte daher etwas anderes.

Weder zwei Pilates-Trainer noch zwei Übungsstunden sind vergleichbar. Es existieren heute viele verschiedene Formen des Pilates-Unterrichts, und dieser Zustand ist durchaus keine Schwachstelle der Methode, sondern vielleicht ihre größte Stärke. Pilates ist ein offenes innovatives System, das neue Ideen integrieren kann, ohne durch ein strenges Regelsystem gefesselt zu sein.

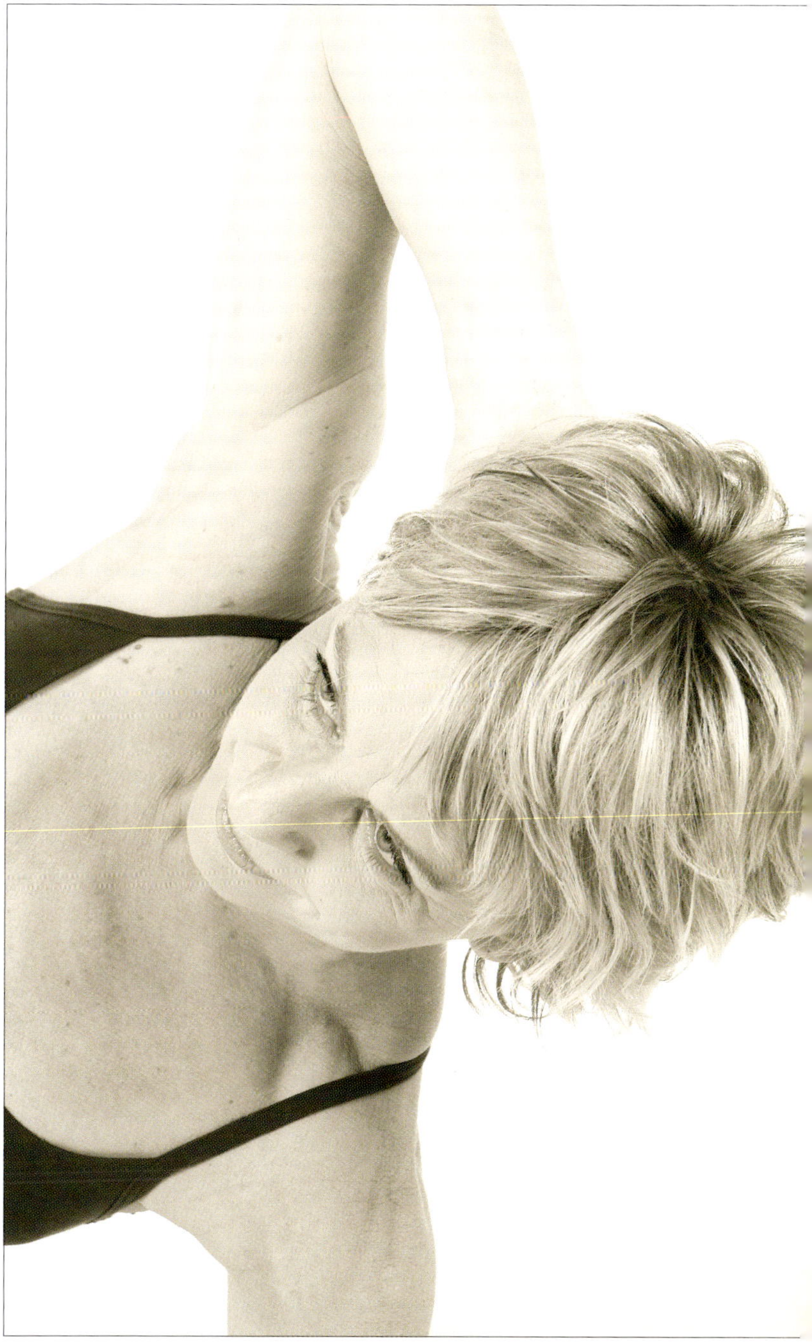

▶ Ein ganzheitliches Körpertraining birgt Kraft und Ausdrucksstärke in sich.

Eine ganzheitliche Trainingsmethode Das Pilates-Training ist dank seiner ganzheitlichen Prinzipien hochmodern und anspruchsvoll. In sanften und harmonisch fließenden Bewegungen werden Atemtechnik, Kraft, Koordination und Beweglichkeit auf ideale Weise entwickelt. Nur die langsame und exakte Ausführung der Übungen am Boden garantieren den Erfolg des Trainingsprogramms. Das Ergebnis ist ein geschmeidiger, kraftvoller Körper mit einer ausdrucksstarken und selbstbewussten Präsenz.

Die Philosophie der Pilates Bodymotion-Methode

Angesichts der wachsenden Bewegungsarmut in unserer Gesellschaft besteht ein großer Bedarf an individuellen Trainingsprogrammen. Wir leiden nicht nur an Bewegungsmangel; unserer Bewegung – sofern wir sie haben – fehlt es häufig an Qualität und Vielfalt. Das Pilates Bodymotion-Training bietet eine moderne Alternative zu traditionellen Gymnastikprogrammen, da es vor allem die tiefliegende Muskulatur, die unsere Wirbelsäule und Gelenke unmittelbar umgibt, beansprucht. Als modernes Körpertraining ist es besonders wirkungsvoll – in sportphysiologischer und gesundheitlicher Hinsicht –, weil es Körper und Geist gleichermaßen herausfordert. Die Pilates Bodymotion-Methode verbindet unterschiedliche Bewegungsaspekte. Ansätze aus der Feldenkrais-Methode, der Alexander Technik, dem Rolfing sowie aus dem Modernen Tanz – der Released Technik – fließen in das Konzept ein. Physiotherapeutische Inhalte unterstützen eine korrekte Ausrichtung der Gelenke und vermeiden Blockaden und Verspannungen. Dies bedeutet nicht, dass alle Techniken vermischt werden, sondern dass jedes dieser ganzheitlichen Konzepte in der Pilates Bodymotion seine Anwendung findet.

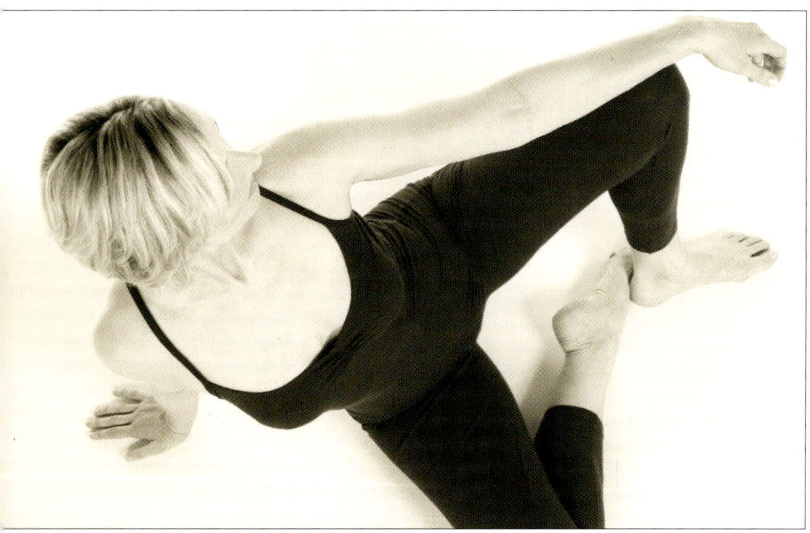

Der ganzheitliche Bewegungsansatz

Viele Aufsehen erregende Trends haben den Fitnessmarkt in den letzten Jahren erobert. So gab es ein besonders großes Interesse an allen ganzheitlichen Übungen, die Geist und Körper gleichermaßen beanspruchen. Bewegungen, die nur den Körper herausfordern, wie z.B. das endlose Wiederholen von Kräftigungsübungen, ermüden den Geist sehr schnell. Er wird an der Bewegung nicht beteiligt, und die Gedanken schweifen ab. Lenken wir aber unsere Aufmerksamkeit auf eine Bewegung, so verbessern wir nicht nur deren Qualität, sondern schöpfen zugleich die vielfältigen Möglichkeiten dieser Bewegung aus.

Mit der Konzentration auf die entsprechenden Muskeln und Gelenke werden Körper und Geist in einen nahezu meditativen Zustand versetzt. Nicht ohne Grund hat Joseph Pilates Schiller zitiert.

◀ Schiller: „Es ist der Geist, der sich den Körper baut."

Die sieben Prinzipien machen den Unterschied

Für das Training dienen die folgenden „Sieben Pilates Bodymotion Prinzipien“ als Referenzsystem:

1. Atmung
2. Lockerheit und Entspannung
3. Zentrierung
4. Bewegungslänge und -weite
5. Schultergürtel-Organisation
6. Gelenkartikulation
7. Gewichtsverlagerung und Alignment

Es ist wichtig, den Blickwinkel immer wieder zu ändern, den Fokus zu verstärken, die Konzentration zu schärfen und genau hinzuschauen und nachzufühlen. Dies führt zu der besonderen Bewegungspräzision, die typisch für Pilates ist.

Die Anwendung der Prinzipien

Die sieben Schlüsselelemente fördern eine effiziente Zwerchfellatmung und eine kraftvolle Zentrierung bei gleichzeitiger Lockerheit und Entspannung. Weitere wichtige Trainingsmerkmale sind die Länge und Weite der Bewegungen, die in Verbindung mit der Artikulation der Gelenke ausgeführt werden. Das heißt, dass einzelne Wirbelkörper unabhängig voneinander und isoliert bewegt werden können. Alignment, also die Ausrichtung unserer Gelenkachsen zusammen mit Gewichtsverlagerung, führt zu einer korrekten Haltung, die sich an der Schwerkraftlinie orientieren sollte. Die Schwerkraftlinie verläuft senkrecht vom Scheitelpunkt durch die Wirbelsäule bis hin zum Steißbein und weiter zwischen den Fersen bis in den Boden hinein. Durch die korrekte Haltung des Schultergürtels entspannt sich unser Nacken, wodurch Beschwerden in Hals- und Brustwirbelsäule entgegengewirkt wird. Das sind die ganz besonderen Aspekte der Pilates Bodymotion-Methode, die sie von herkömmlichen Pilates-Workouts unterscheiden.

Der Fokus liegt auf der Bewegungsqualität

Pilates-Übungen werden nicht nur durchgeführt, um sportmotorische Fähigkeiten zu verbessern oder gar eine vorgegebene Wiederholungszahl zu bewältigen. Nach der Pilates Bodymotion-Methode zu trainieren bedeutet, die Aufmerksamkeit auf die präzise Ausführung der Bewegungen zu lenken. Pilates Bodymotion-Training möchte die individuellen Bewegungserfahrungen erweitern und

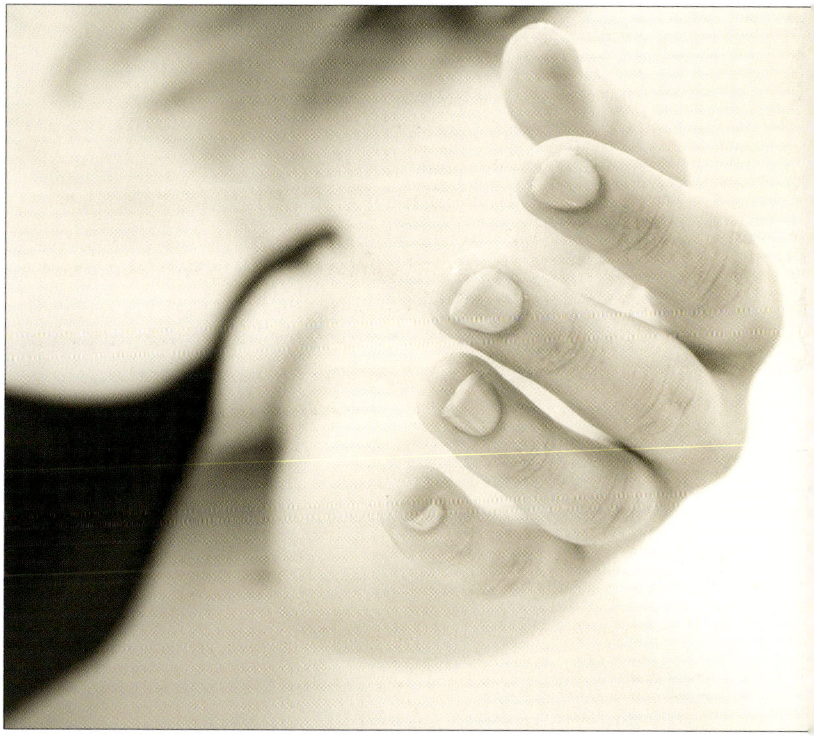

▲ Der Fokus liegt auf der Bewegungsqualität

bestehende Bewegungsmuster ändern, optimieren oder ökonomisieren. Die oben beschriebenen sieben Prinzipien leiten uns dabei: Mit jeder Fokussierung auf ein weiteres Prinzip erhalten die Übungen einen zusätzlichen Aspekt. Dies erweitert die individuellen Bewegungserfahrungen kontinuierlich und gibt uns ein freudvolles Körpergefühl. Das Ergebnis dieses Trainings ist ein geschmeidiger, kraftvoller, wohl strukturierter Körper mit einer ausdrucksstarken Präsenz.

Die Kraft der Imagination und der Visualisierung

Bewegungsmuster, die für Fehlhaltungen verantwortlich sind, haben ihren Ursprung nicht in den Muskeln. Bewegungen entstehen im Gehirn – in der Großhirnrinde. Sie sind eine Reaktion auf bestimmte Abläufe im neuromuskulären Bereich, also den Nervenbahnen zwischen Gehirn und Muskel, die unseren gesamten Bewegungsapparat steuern. Unsere Gedanken und Gefühlsregungen führen jeweils zu bio- und elektrochemischen Aktivitäten, von denen die Zellen betroffen sind. Um unsere Bewegungsqualität zu verbessern, ist es daher wichtig, die Imagination in die Übungen zu integrieren. Hierbei helfen uns Visualisierungstechniken. Konzentrierte Vorstellungsbilder, die wir vor unserem geistigen Auge entstehen lassen, setzen im Muskel eine Reihe von Bewegungsaufforderungen in Gang, die die Qualität der Bewegung verbessern können.

Wenn man diese Bilder zulässt, kommunizieren sie wie in einem Telefonnetz mit den Bewegungsstrukturen im Körper, und zahlreiche Muskelfasern setzen sich in Bewegung. Hals und Wirbelsäule verlängern sich, die Nackenmuskeln entspannen, Arme und Beine „fallen" locker nach unten. Erinnerungen, Gefühle und Bilder werden aufgespürt und durch die Nerven zu den Muskeln transportiert. Alle Sinnesorgane kommen zum Einsatz und verleihen der Bewegung ihren Feinschliff. Wir entwickeln ein Gefühl für das neue Bewegungsmuster und werden uns dessen bewusst, sodass eine neue Erfahrung entsteht, an der Körper und Geist gleichermaßen beteiligt sind.

GUT ZU WISSEN

Beispiel für eine Imagination

Sie stellen sich vor, Sie sind eine Marionette, die von einem Puppenspieler unter der Decke bewegt wird. Ihr Kopf und Ihre Gelenke sind an langen Fäden befestigt, an denen Ihr Körper locker und entspannt hängt. Sie spüren, wie der Puppenspieler sanft an den Fäden zieht und Sie auf diese Weise in Bewegung versetzt. Sie fühlen, wie sich Ihr Körper aufrichtet und locker wird. Er kann sich ohne Anspannung bewegen und einen Schritt vor den anderen setzen. Sie heben die Hand zum Gruß, tragen den Kopf stolz erhoben, und die Schultern sinken locker nach unten. Sie spüren, wie Ihre Wirbelsäule sanft in die Länge gezogen wird.

Pilates Bodymotion für Sie

Im Studio instruiert, motiviert und korrigiert ein kompetenter Pilates Bodymotion-Pädagoge seine Schüler, ohne den Bewegungsfluss abreißen zu lassen. Sie oder er lenkt die Aufmerksamkeit durch visuelle und verbale Impulse auf die individuellen Körpervorgänge. In einer bildreichen, positiven Sprache und mit der Kraft der Imagination und der klug eingesetzten taktilen Unterstützung fördert der Bodymotion-Pädagoge die Konzentration der Teilnehmer.

Die Übungsfolgen sind sorgfältig aufgebaut und haben fließende Übergänge. Ruhe und Dynamik wechseln sich ab – die Atmung bestimmt den Rhythmus der Stunde. Leise Musik erklingt im Hintergrund. Eine Pilates Bodymotion-Stunde – ob zu Hause oder im Studio – ist niemals langweilig, sondern immer kreativ und phantasievoll: eine Body-Mind-Herausforderung, die den ganzen Körper und Geist in Anspruch nimmt.

Tipps zum Arbeiten mit diesem Buch

Bevor Sie mit den Übungen beginnen, blättern Sie das Buch am besten einmal durch und lassen sich von den Fotos inspirieren. Vielleicht notieren Sie sich auf einem Zettel, welche Übungen Sie besonders interessieren. Zögern Sie nicht, auch einige Übungen für Fortgeschrittene auszuwählen. Legen Sie Ihre Notizen dann beiseite, und schauen Sie sie erst drei bis vier Monate später wieder an. Vielleicht sind Sie dann schon so weit, dass Sie diese Übungen meistern können. Ihre Fortschritte hängen natürlich davon ab, wie Ihre Konstitution bei Trainingsbeginn ist und wie oft Sie sich Zeit für das Training nehmen.

GUT ZU WISSEN

Wie fit fühlen Sie sich?

Vor Beginn des Pilates-Trainings gilt es noch sicherzustellen, dass auch die körperlichen Voraussetzungen gegeben sind. Die eine oder andere Verspannung und Blockade kann vielleicht durch die Basis-Übungen gelöst werden. Aber Pilates ist kein Ersatz für Physiotherapie, es wirkt lediglich ergänzend! Konsultieren Sie im Zweifelsfall einen Arzt oder Physiotherapeuten, wenn Sie stärkere Beschwerden haben oder nicht sicher sind, ob dieses Training für Sie geeignet ist.

Lassen Sie sich beraten

Ein Arzt oder Physiotherapeut kann Ihnen im Zweifelsfall auch bei der Auswahl der für Sie geeigneten Übungen helfen. Vielleicht finden Sie in Ihrer Nähe auch einen guten Personal Pilates-Trainer, aber informieren Sie sich genau, wie er ausgebildet ist und woher er kommt! Eine weitere Möglichkeit ist natürlich die Teilnahme an einem unserer Seminare, die wir mittlerweile in vielen deutschen Städten sowie in Österreich und in der Schweiz anbieten. Hier können Sie intensiv die sieben Prinzipien an einem Wochenende lernen, um sie dann in Ihren eigenen Trainingseinheiten geschult anzuwenden. Informieren Sie sich hierfür auf unserer Website www.pilates-bodymotion.de.

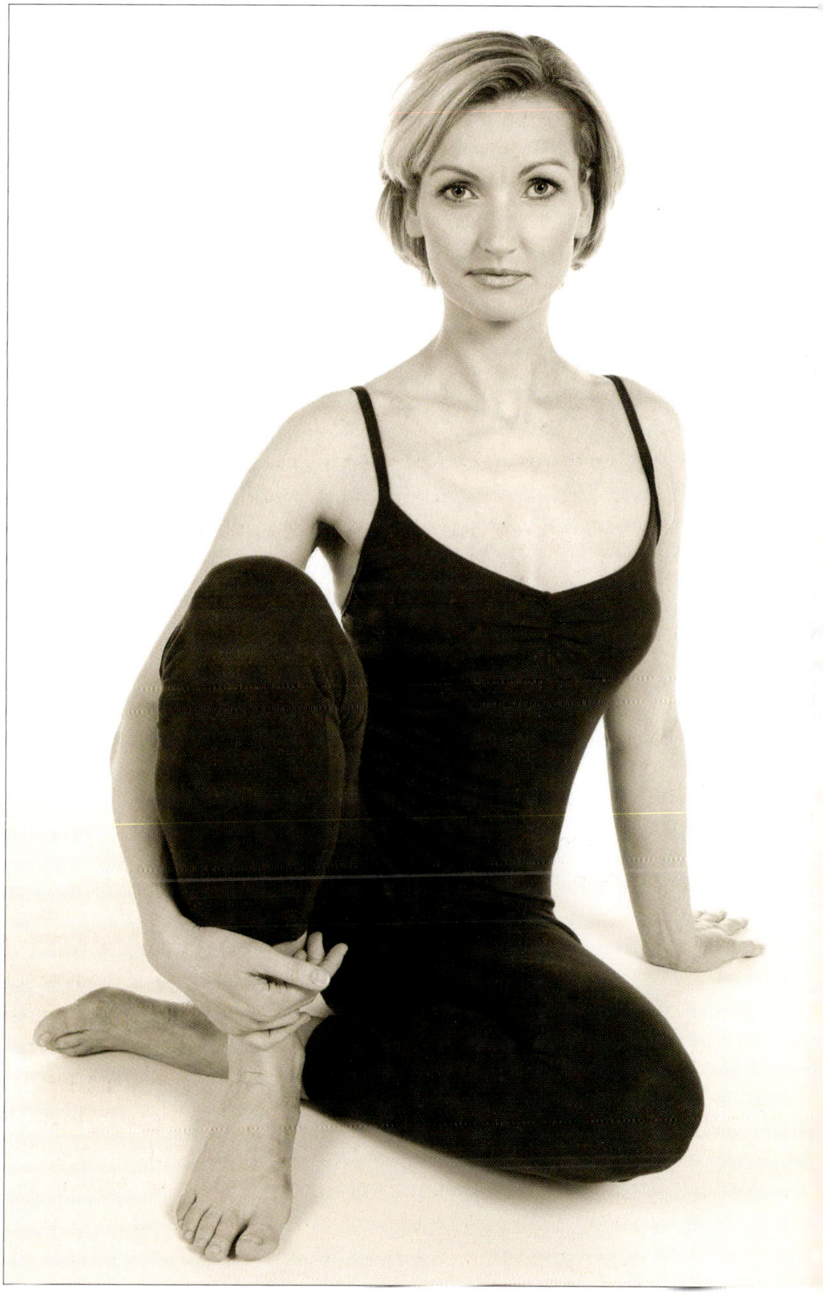

▲ Die sieben Prinzipien machen den Unterschied.

Ihr individueller Trainingsplan

Studieren Sie nun eingehend die sieben Pilates Bodymotion-Prinzipien, die im folgenden Kapitel beschrieben werden. Es geht darum, sie zu verinnerlichen, denn sie machen den Unterschied zur „normalen“ Gymnastik aus. Die sieben Prinzipien sollen Ihnen helfen, die Übungen möglichst perfekt auszuführen und Ihren Körper gesund, stark und leistungsfähig zu machen.

Sie lassen sich übrigens sehr gut auf andere Bewegungsarten übertragen – auf die Bewegungen im Alltag, auf andere Sportarten oder künstlerische Tätigkeiten. Es erstaunt daher nicht, dass prominente Sportler und Künstler, wie Tiger Woods, Steffi Graf, Madonna oder Barbara Becker Anhänger des Pilates-Trainings sind.

Wie Sie starten

Sie haben aufmerksam alle Kapitel gelesen und sich mental auf das Training eingestellt? Dann beginnen Sie jetzt mit den sechs Grundpositionen, die im Kapitel „Pilates Bodymotion Grundpositionen“ detailliert beschrieben sind. Spüren Sie die einzelnen Positionen genau nach. Nutzen Sie jede Grundposition, um alle zuvor beschriebenen Prinzipien einmal anzuwenden.

Nun befassen Sie sich mit den einzelnen Übungen. Beginnen Sie mit den Basis-Übungen. Jeder Übungsablauf ist detailliert beschrieben und mit instruktiven Fotos illustriert. Die Prinzipien, die bei der entsprechenden Übung von Bedeutung sind, werden jeweils unter dem Übungsnamen genannt. Meist sind alle Prinzipien wichtig, aber ganz bestimmte stehen im Vordergrund. Sie erfahren dann, wofür die Übung gut ist und was Sie dabei lernen.

Korrekte Ausführung Hier finden Sie alles, was es zur korrekten Ausführung der Übung zu beachten gibt. Daran können Sie sich orientieren. Es ist unnötig zu erwähnen, was man nicht tun sollte, denn dann schleichen sich nur Fehler ein, an die man vorher gar nicht gedacht hat. Es gilt das Motto: Denke nicht an einen rosa Elefanten!

Modifikation Hier zeigen wir Variationsmöglichkeiten mit und ohne Hilfsmittel auf. Hier erfahren Sie auch, wie Sie die Übung erleichtern oder intensivieren können.

Bildliche Vorstellung Hier werden Visualisierungen und Imaginationen geschildert, die es ermöglichen, die für die jeweilige Übung optimale Bewegungsqualität zu erreichen.

Tipp Auch wenn Sie bereits Erfahrung mit der Pilates-Methode haben, ist es ratsam, immer wieder zu den „Basics“ zurückzukehren. Jede Pilates Bodymotion Stunde, auch die für Fortgeschrittene, beginnt mit sanften Übungen, die auch „Pre-Pilates“-Übungen genannt werden und eine Art „Warm-up“ sind.

Step by Step

Erarbeiten Sie sich nun langsam die Pilates Bodymotion-Übungen, wobei die Reihenfolge auf der jeweiligen Stufe nicht vorgeschrieben ist. Wählen Sie die Übungen so, wie Sie sich gerade fühlen. Beachten Sie, dass die Anzahl der Wiederholungen Ihrer Aufmerksamkeit und Konzentrati-

GUT ZU WISSEN

Der Weg zu einem neuen Körper

Häufig wird die Frage gestellt, wie oft man in der Wochen trainieren muss, um rasch zu einem Erfolg zu gelangen. Joseph Pilates hat einmal gesagt: „Nach 10 Sitzungen spürst du den Unterschied, nach 20 siehst du den Unterschied und nach 30 hast du einen ganz neuen Körper.“

on entsprechen sollte. Einem müden Geist folgt ein müder Muskel!

Auch wenn Sie nur wenig Zeit für ein Work-out haben, versuchen Sie immer mindestens eine Übung in jeder Grundposition auszuführen. Damit stellen Sie sicher, dass alle Muskeln und Bewegungsrichtungen beteiligt sind.

Nehmen Sie Ihre Fortschritte wahr Beobachten Sie nach einiger Zeit einmal, ob Sie trotz gleich bleibendem Gewicht an Umfang verloren haben. Das ließe den Rückschluss zu, dass Sie Muskulatur auf- und Fettmasse abgebaut haben, denn Muskeln sind schwerer als Fett. Das gilt natürlich auch für andere Sportarten, aber beim Pilates Bodymotion-Training wird vor allem die tief liegende

GUT ZU WISSEN

- Seien Sie neugierig auf das, was Sie lernen werden.
- Seien Sie geduldig mit sich, und achten Sie auf einen positiven, inneren Dialog mit Ihrem Körper.
- Bevor Sie mit dem Training beginnen, sorgen Sie dafür, dass Sie Ruhe haben und ungestört sind.
- Üben Sie regelmäßig.
- Bleiben Sie stets konzentriert, und achten Sie auf das, was Sie tun.
- Messen Sie die Anzahl der Wiederholungen an der Bewegungsqualität.
- Nehmen Sie Ihren Körper wahr.
- Lassen Sie Ihrer Phantasie freien Lauf.
- Mit entsprechenden Bildern und Vorstellungen bestimmen Sie die Qualität Ihrer Bewegung.
- Achten Sie darauf, wie sich Ihre Alltagsbewegungen verändern.

▼ Freuen Sie sich auf Veränderungen in Ihrem Körper.

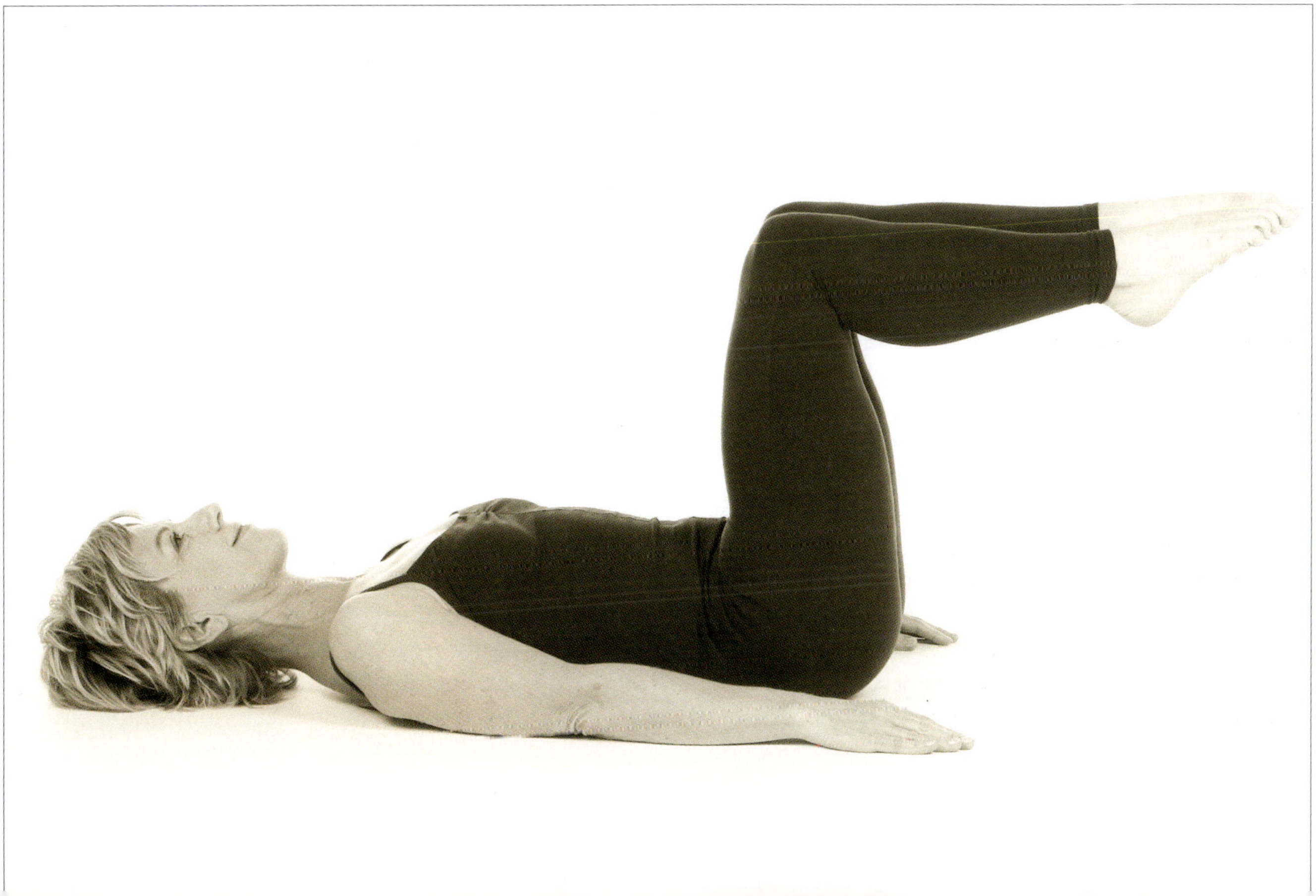

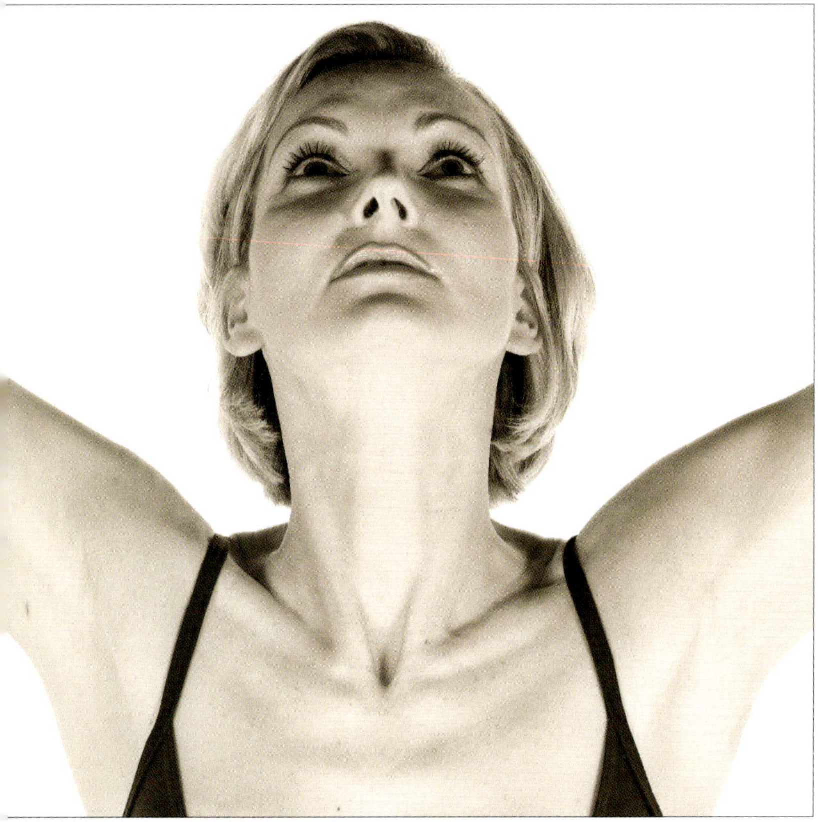

▲ Wachsen Sie über sich hinaus.

Muskulatur angesprochen, die uns aufrichtet. Durch Kräftigung, Dehnung und Streckung wird unser Körper förmlich auseinander gezogen. Es ist die Ausstrahlung, die sich etwa nach 30 Pilates-Einheiten verändert.

Wie oft und wie viel sollten Sie trainieren? Um die Frage nach der Trainingszeit dennoch zu beantworten: mindestens einmal pro Woche eine Stunde lang. Je öfter Sie sich die Zeit nehmen, umso wirksamer das Training. Es ist empfehlenswert, sich ein Studio in der Nähe zu suchen, das Pilates-Training anbietet. Auch wenn dort noch nicht nach der Bodymotion-Methode unterrichtet wird, kann sie in jedem Unterricht angewendet werden.

Jeder kann die Pilates Bodymotion-Bewegungsqualitäten erlernen, sei er nun relativ sportlich oder vollkommen untrainiert. Sie ist für Mann und Frau, jung oder alt, geeignet. Auf die innere Einstellung kommt es an.

Die sieben Prinzipien an sieben Tagen die Woche

Um den Erfolg zu beschleunigen und ein generelles „Umdenken“ einzuführen, können Sie Ihr Training mit folgendem Vorgehen unterstützen:

Wählen Sie jeden Morgen ein Prinzip aus, das Sie tagsüber begleitet. Die Reihenfolge ist beliebig, da jedes Prinzip seine Wichtigkeit und Bedeutung hat. So können Sie an allen sieben Tagen der Woche jeweils ein anderes Prinzip haben.

Erster Tag Beginnen Sie schon morgens vor dem Aufstehen mit einigen Atemzügen nach der Pilates-Methode, und Sie werden merken, dass Sie schneller wach werden, weil Ihr Körper aktiv mit Sauerstoff versorgt wird. Finden Sie auch zwischendurch immer mal wieder die Gelegenheit, durch die Nase tief ein- und durch den Mund wieder auszuatmen.

Zweiter Tag Das Prinzip der „Zentrierung“ kann auch im Gehen oder Laufen ausprobiert werden. Auf dem Weg zur U-Bahn, im Stehen an der Bus- oder Bahnhaltestelle oder sogar beim Joggen, Walking oder Inline-Skating.

Dritter Tag Das Prinzip der „Bewegungslänge und -weite“ funktioniert wunderbar im Auto, denn wir tendieren dazu, krumm wie eine Banane im Auto zu sitzen. Ziehen Sie die Wirbelsäule also aus der „Mitte“ heraus wie einen Knickstrohhalm in die Länge.

Vierter Tag „Schultergürtelorganisation“ ist ein geeignetes Prinzip für den Schreibtisch. Jeder von uns klemmt gerne mal den Telefonhörer zwischen Ohr und Schulter; zu einer

Dauerlösung sollte diese Haltung aber nicht werden. Ausgleichend ziehen Sie beide Schultern und Schulterblätter wieder herunter in Richtung Becken.

Fünfter Tag „Lockerheit und Entspannung“ funktioniert nicht nur im Liegen, sondern vor allem auch bei Tätigkeiten wie Tischdecken, Fensterputzen, Wagenwaschen, etc. Wenden Sie nur so viel Kraft auf wie unbedingt erforderlich. Hier geht es darum, „so viel wie nötig und so wenig wie möglich zu tun“!

Sechster Tag Das Prinzip „Gelenkartikulation“ können Sie immer dann ausprobieren, wenn Sie sich in eine neue Richtung wenden. Im Sitzen beginnen Sie am besten mit der Drehung des Kopfes, danach folgen Schultergürtel und Brustkorb, dann strecken Sie den Arm aus und greifen nach etwas. Für Außenstehende mag das ein wenig komisch aussehen, aber wenn Sie sich unbeobachtet fühlen, können Sie mit diesem Prinzip experimentieren.

Siebter Tag Ziehen Sie sich einmal im Stehen die Schuhe an, ohne dabei das Körpergewicht auf ein Bein zu übertragen. Sie werden feststellen, dass das nicht funktioniert und dass Sie umfallen. Das Prinzip „Gewichtsverlagerung und Alignment“ hilft Ihnen also zu verstehen, dass Sie Ihr Gewicht bewusst verlagern müssen. Wenn Sie gehen, kommt ein Schritt nur dann zustande, wenn das Körpergewicht auf den anderen Fuß verlagert wird. In Verbindung mit der korrekten Ausrichtung aller beteiligten Gelenke trainieren Sie also dieses Prinzip.

GUT ZU WISSEN

Wie bewegungskompetent sind Sie?

Die große Herausforderung ist es, alle sieben Prinzipien zu vereinen und in der Lage zu sein, sie ständig in unseren Bewegungsablauf zu integrieren. Dies sollte sogar unbewusst vonstatten gehen, denn dann haben Sie die höchste Stufe der Bewegungskompetenz erreicht. Zur Verdeutlichung nachfolgend einmal eine Aufzählung der vier Stufen:

- Unbewusste Inkompetenz:
  Sie wissen gar nicht, dass Sie falsche Haltungs- und Bewegungsmuster haben.
- Bewusste Inkompetenz:
  Sie spüren und erfahren, dass Haltung und Bewegung einer Korrektur bedürfen.
- Bewusste Kompetenz:
  Sie sind in der Lage, konzentriert alle sieben Pilates Bodymotion-Prinzipien anzuwenden.
- Unbewusste Kompetenz:
  Sie müssen sich nicht mehr bewusst auf die sieben Prinzipien konzentrieren. Sie sind Ihnen förmlich in Fleisch und Blut übergegangen.

Stecken Sie Ihr Ziel also ganz hoch, denn dann erleben Sie nicht nur eine bessere Bewegungsqualität und ein neues Körpergefühl, sondern leisten einen erheblichen Beitrag zu Ihrer Gesundheit.

Viel Spaß also und viel Erfolg wünschen Ihnen
Britta Brechtefeld und Ute Weiler!

Die sieben Prinzipien

Der erfolgreiche Weg zu einem harmonischen Bewegungsverhalten.

Prinzip Atmung

Ohne Wasser können wir mehrere Tage überleben, ohne Nahrung noch länger, aber ohne Sauerstoff stirbt unser Gehirn innerhalb weniger Minuten. Unser Atem ist jedoch nicht nur zum Energie- und Sauerstoffaustausch da. Schon in den Schriften der altchinesischen Atemlehre wurde darauf hingewiesen, dass der Atem das Bindeglied zwischen Körper und Seele ist und dass Atemübungen deren Integration fördern.

Eine optimale Atmung, die den ganzen Körper ausreichend mit Sauerstoff versorgt, schließt die Bauchatmung, die Rückenatmung und die Atmung aus dem Becken mit ein. Die bewusste „Flankenatmung" ist die favorisierte Atemtechnik zur Unterstützung der Pilates Bodymotion-Bewegungen.

Die Bedeutung der Atmung

Die Atmung dient der Entspannung und der Verbesserung der Bewegungsqualität. Bewusstes und aktives Atmen macht unsere Bewegungen effektiver. Die Atmung versorgt unseren Körper nicht nur mit Sauerstoff, sondern wärmt unsere Muskulatur auf, lockert die Gelenke, mobilisiert die Wirbelsäule und steigert unsere Leistungen in allen Bereichen unseres Lebens. Kontrolliertes Ein- und Ausatmen erleichtert es der Wirbelsäule, sich zu verlängern. Es sorgt für Entspannung im Nacken- und Schulterbereich und steigert gleichzeitig den Kraftaufbau in unserem Körperzentrum. Die Atmung verhilft uns zu einem harmonischen Körpergefühl, das die Qualität unserer Bewegungsmuster und unseres Verhaltens generell positiv beeinflusst. Da alle energetischen Systeme, die so genannten Meridiane, über das Zwerchfell verlaufen, fördert eine richtige Atmung den Energiefluss, denn blockierte Energie führt zu Krankheit, fließende Energie fördert die Gesundheit.

Das Prinzip verinnerlichen Zur Vorbereitung einer Übung atmen wir über die Nase ein, während wir mit geöffnetem Mund ausatmen. Ein „höhliges" Ausatmen – „haaa" – mit entspanntem Unterkiefer unterstützt diesen Vorgang. Einige Übungen führen wir in erster Linie durch, um die Atmung selbst zu forcieren („percussive breathing") und auf diese Weise ihre energetisierende Wirkung zu erfahren. Bei anderen Übungen setzen wir die Atmung ein, um Bewegungen zu unterstützen oder zu erleichtern. Wieder andere Bewegungen intensivieren wir durch den Einsatz

GUT ZU WISSEN

Anleitungen für dieses Prinzip können lauten:

- „Atmen Sie durch die Nase ein und durch die leicht geöffneten Lippen wieder aus."
- „Sie atmen in die Seiten des Brustkorbes und in den mittleren Rücken hinein."
- „Zur Vorbereitung auf die folgende Übung einatmen, ..."
- „Mit dem Ausatmen den Bauch nach innen ziehen und ...."
- „Mit dem Einatmen weitet sich der Rippenbogen nach links und rechts, ..."
- „Mit dem Ausatmen schließen Sie den Rippenbogen wieder wie eine Schiebetür."

der Flankenatmung. Der Atem fließt und bestimmt den Rhythmus einer Übung oder ganzer Übungssequenzen.

Physiologische Grundlagen

Das Zwerchfell (Diaphragma) ist verantwortlich für 75 Prozent der Atemarbeit. Es teilt den Leib in Bauchraum und Brustraum und ist unter anderem befestigt an den

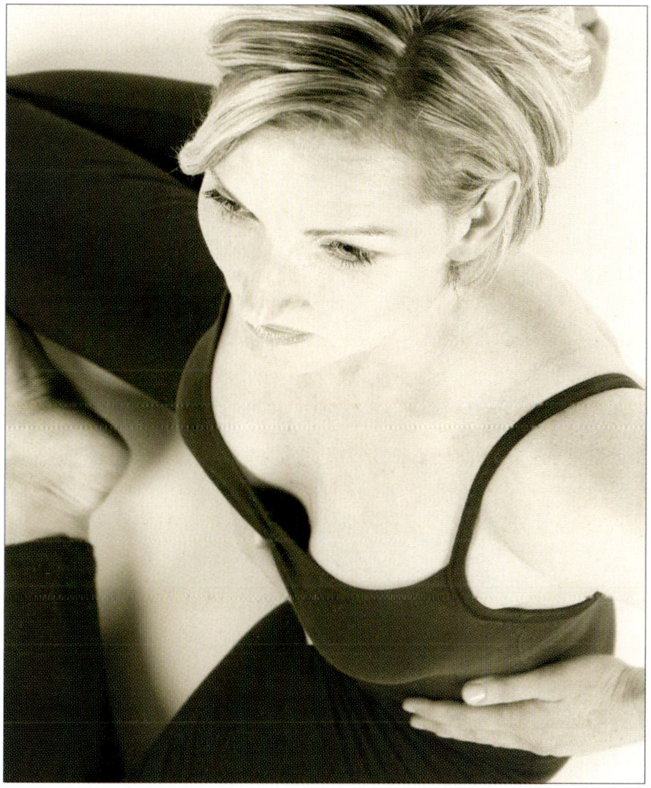

▲ Atmen Sie in die Seiten des Brustkorbs hinein.

unteren sechs Rippen sowie an den ersten drei Lenden wirbeln. Die Zwerchfellschenkel verlaufen abwärts zum tief liegenden Bauchmuskel, dem M. Quadratus Lomborum, und zum Hüftbeuger, dem M. iliopsoas. Diese muskuläre Anordnung bewirkt eine Verbindung zwischen unserer Atmung und unserer Fortbewegung.

Einatmung Beim Einatmen zieht sich das Zwerchfell zusammen, das heißt, seine Kuppe bewegt sich von der zentralen Achse des Körpers aus nach unten. Über seine Muskelfasern zieht es die luftdicht eingepackten Lungen mit sich. Der Beckenboden empfängt die Bauchorgane beim Einatmen wie ein „Slow-Motion-Trampolin". Die Wirbelsäule verlängert sich mit dem Einatmen und hilft auf diese Weise, den Einatmungsraum zu vergrößern. Die Rippen weiten sich nach außen, nach vorne und auch nach oben aus. Für die Körperhaltung ist es wichtig, die Ausdehnung des Brustkorbs als dreidimensionales Ereignis zu empfinden. Weitet er sich nur nach vorn aus, gelangt die Lendenwirbelsäule zu sehr in eine Hohlkreuzstellung.

Ausatmung Beim forcierten Ausatmen dehnt und weitet sich das Zwerchfell, sodass die Bauchorgane sanft nach oben gleiten können. Auch die Muskeln des Beckenbodens schieben die Organe durch Kontraktion wieder aufwärts, was durch eine Kräftigung dieser Muskulatur unterstützt wird. Gleichzeitig senken sich die Rippen mithilfe der Schwerkraft und der Aktivität der Zwischenrippenmuskulatur sowie der quer verlaufenden Bauchmuskeln. Der M. transversus „schnürt" die Taille wie ein lebendiges Mieder zusammen. Dabei nimmt der Durchmesser des unteren Brustkorbs ab, was dazu führt, dass der Schultergürtel leichter entspannen kann.

Falsches Atemverhalten Bei der Brustatmung, die wir ausschließlich für Konditionstraining wie Laufen oder Radfahren nutzen wollen, atmen wir in den oberen Bereich des Brustkorbs ein. Findet die Atmung immer nur auf diese Weise statt, kann eine kontinuierliche Spannung aufgebaut werden, die zu Dysfunktionen im Halswirbelbereich führt, zu Kompressionen im Schulter-Arm-Komplex sowie zu Fehlhaltungen des Kopfes. Eine ineffiziente Atmung, bei der das Weiten und Zusammenziehen des Brustkorbs nicht optimal ausgeschöpft wird, kann eine Blockade in der Brustwirbelsäule sowie Verhärtungen des gesamten Brustkorbs zur Folge haben. Durch die einseitige Ausweitung des vorderen Brustkorbbereichs ist der untere Rippenbogen ständig geweitet, was wiederum zur Folge hat, dass man sich mit dem Oberkörper zurücklehnt und damit in ein Hohlkreuz fällt. Ebenfalls ist ein verhärteter Brustkorb anfällig für Hypermobilität im Lenden- und Halswirbel-Bereich. Eine gleichmäßige Kräfteverteilung über die gesamte Wirbelsäule ist nicht gewährleistet, und Bewegungen, die eigentlich in der Brustwirbelsäule stattfinden, werden von der Lendenwirbelsäule übernommen. Das wiederum führt zu Instabilität in diesem Bereich und damit zu frühzeitigem Gelenkverschleiß; Bandscheibenvorfälle können die Folge sein.

Mobilisation der Wirbelsäule und des Brustkorbs durch die Zwerchfellatmung Durch die Zwerchfell-(Pilates-) Atmung, bei der wir in die Seiten des Brustkorbs und in den mittleren Rücken atmen, wird die Mobilisation der Wirbelsäule und des Brustkorbs optimal gefördert. Das geschieht durch die Ausweitung des Brustkorbs auf drei Ebenen: auf der vertikalen (oben/unten), der transversalen (links/rechts) und der sagittalen (vorne/hinten) Ebene.

- **Vertikal:** Durch das Zusammenziehen und damit auch durch das Absenken des Zwerchfells wird die Längsachse vergrößert. Beim Ausatmen wird der vertikale Durchmesser wieder zu seiner ursprünglichen Länge zurückgeführt.
- **Transversal:** Durch die Außenschwingung der Rippen (der zweiten bis zehnten Rippe) wird der Brustkorb geweitet und somit die horizontale Ebene vergrößert. Die Seitenbereiche der Rippen entfernen sich von der Mittellinie, sodass sich die unteren Rippenbogen nach links und rechts öffnen. Beim Ausatmen gleiten die Rippen wieder zueinander, und der Brustkorb sinkt zusammen.
- **Sagittal:** Durch das Anheben der Rippen wird auch diese Ebene von vorn nach hinten vergrößert. Die Gelenke zwischen Wirbelkörper und Rippen weiten sich beim Einatmen und vergrößern den Abstand zum Brustbein (Sternum). Beim Ausatmen gelangt diese Ebene wieder in die Neutralstellung zurück.

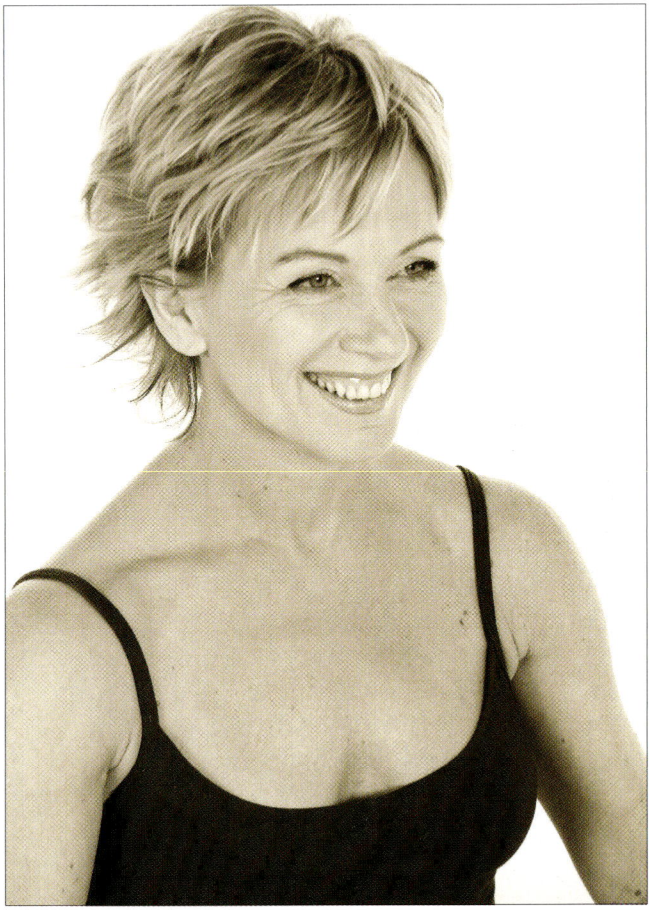

▲ Fließender Atem ist das Lachen der Seele.

Nutzen

Bewusstes Atmen verhilft uns zu harmonischen Bewegungen. Das bewusste Ausatmen ermöglicht uns, auch alle anderen Prinzipien effizient umzusetzen.

Richtiges Atemverhalten ermöglicht:

- das maximale Ausschöpfen der Lungenkapazität,
- den effektiven Austausch von Sauerstoff und Kohlendioxyd.

- das An- und Entspannen der tiefen Bauchmuskulatur,
- die Mobilisation von Wirbelkörpern und Rippengelenken,
- die Reduzierung des Drucks zwischen den Wirbelkörpern,
- die dreidimensionale Ausdehnung des Brustkorbs,
- das Schließen und damit die Integration des unteren Rippenbogens.,
- die Aktivierung der Bauch-, Rücken- und Beckenmuskulatur.
- Entspannung im Gesichts-, Nacken- und Schulterbereich,
- Haltungskorrekturen im Schultergürtel,
- die Stabilisierung der Wirbelsäule in der natürlichen S-Kurve,
- die Mobilisierung der Wirbelsäule,
- die Ökonomisierung der Atemfunktionen durch bewusstes Atmen,
- die Stärkung der Atemhilfsmuskulatur.

Richtiges Atemverhalten verhindert:

- chronische Schmerzen in der Lendenwirbelsäule (LWS),
- einen geweiteten und verhärteten Rippenkorb,
- Verspannungen im Nacken- und Schulterbereich (zervikale Dysfunktion),
- Fehlhaltung der Halswirbelsäule (HWS) und des Kopfes,
- schwache Bauchmuskeln,
- unkontrolliertes Bewegungsverhalten und unkontollierte Rumpfmotorik,
- Müdigkeit,
- eine Unterversorgung der Organe und Zellen mit Sauerstoff,
- Funktionsstörungen in Atmung, Kreislauf und Drüsensystem,,
- ein Absterben von Zellen, d.h. eine Funktionseinschränkung der Organsysteme,
- eine Einschränkung der Atemfunktionen,
- Muskelverspannungen.

Prinzip: Gewichtsverlagerung und Alignment

Die ideale Ausrichtung des Korpers, das so genannte Alignment, wird vielfach als „Haltung" beschrieben. Eine „gute Haltung" hat, wer mit geradem Rücken, aufrecht und nicht gebeugt durchs Leben geht. Haltung ist der wahrnehmbare Ausdruck des Inneren eines Menschen. Wer Haltung zeigt, gleicht die Unregelmäßigkeiten des Lebens aus und reagiert bestenfalls „beweglich". Eine bewusst eingenommene „gute Haltung" manifestiert sich nicht in krampfhaftem Festhalten; sie ist nicht angespannt, sondern wird locker, beweglich und ohne Anstrengung eingenommen. Ziel ist es, die Wirbelsäule in einem ausgewogenen Wechselverhältnis von Druck und Entlastung zu halten. So erhält sie dem Rücken und dem ganzen Menschen Stabilität und Beweglichkeit zugleich – bis ins hohe Lebensalter. Die Wirbelsäule als zentrale Achse des Körpers sollte so lang sein, dass sie dem jeweiligen Körperbau entspricht – ohne zusätzliche, Spannung verursachende Anstrengungen.

Die Bedeutung von Haltung und Balance

Eine gute Haltung ist die Basis für Bewegung. Dabei sind wir nie bewegungslos. Der Körper verliert im Stand immer minimal an Gleichgewicht und erlangt es wieder. Mithilfe der Aktivität von Muskeln, Sehnen und Bändern werden Sprunggelenk, Kniegelenk, Hüftgelenk, Schultern, Wirbelsäule und Kopf ständig stabilisiert und ausbalanciert. Als Messfühler für die Gleichgewichtsregulierung im Stand dienen vorwiegend so genannte Propriozeptoren, die in den Sehnen, Muskeln und Gelenken sitzen und Bestandteil unserer Tiefensensibilität sind. Ebenso besitzen wir Gleichgewichtsorgane im Innenohr und im Auge. „Stehen" ist ein labiles Gleichgewicht. Man hat es nicht, sondern muss es immer wieder neu erwerben.

Die Gewichtsverlagerung steht in Verbindung mit der „Alignment". Wenn wir unseren Körper von zwei Füßen

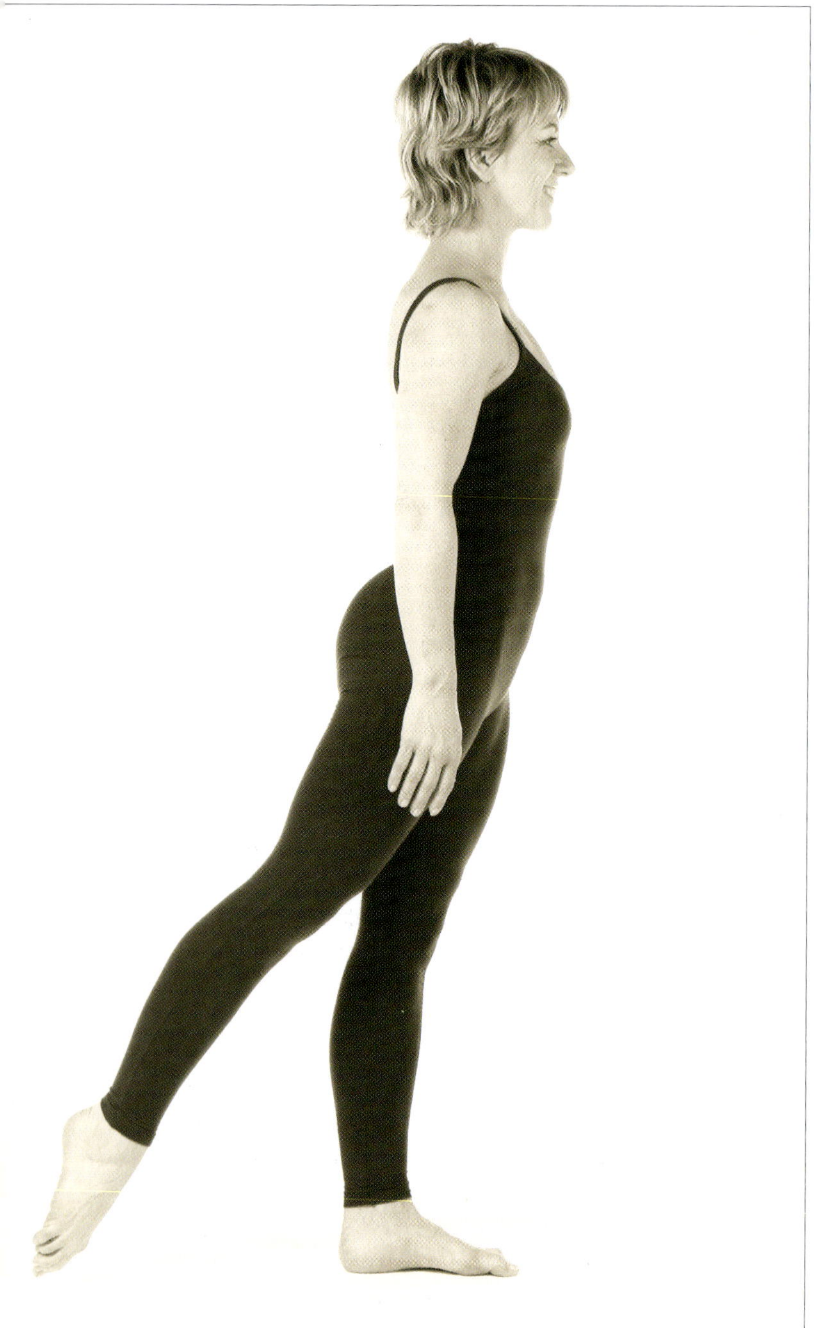

GUT ZU WISSEN

Anleitungen für dieses Prinzip können lauten:

- „Die Fersen befinden sich in einer Linie unter den Sitzbeinhöckern, die Knie zeigen über die Fußspitzen hinaus" (im Stand).
- „Der Schultergürtel befindet sich über dem Becken" (im Sitz und im Stand).
- „Das Kreuzbein, die Brustwirbelsäule und der Hinterkopf haben Kontakt zum Boden" (in der Rückenlage).
- „Die Handballen stehen unter den Schultergelenken, die Knie unter den Hüftgelenken" (im Vierfüßlerstand).
- „Die Stirn ruht auf beiden übereinander gelegten Handrücken" (in der Bauchlage).
- „Sie spüren ein Luftpolster unter der Taille" (in der Seitenlage).
- „Verlagern Sie Ihr Gewicht auf beide Hände, die in einer Linie unter den Schultergelenken platziert sind" (Push-up-Position).

auf einen Fuß stellen, müssen wir zunächst unser Gewicht verlagern. Tun wir das nicht, kippen wir um. Ohne dieses Umkippen fände in unseren Muskeln und Gelenken eine starke Kompensation statt, die als Folge dramatische Beschwerdebilder nach sich zöge. Es ist daher notwendig, eine bewusste Gewichtsverlagerung vorzunehmen, die die Bewegungen ökonomisiert – wir müssen weniger Energie aufwenden – und Verschleißerscheinungen in unseren Gelenken verhindert. Wenn wir einen Schritt vor den anderen setzen, verlagern wir unser „Center of Gravity", also unser Becken, jeweils von einem auf den anderen Fuß. Wir können uns nur fortbewegen, indem wir unsere Schwerpunktmitte einsetzen.

Das Prinzip verinnerlichen Bevor wir mit den Übungen beginnen, müssen wir die einzelnen Grundpositionen sorgfältig aufbauen. Die Alignment wird während der

◀ Bewußte Gewichtsverlagerung gestaltet Ihren Kräftehaushalt ökonomisch.

Übung kontrolliert und mithilfe der anderen Prinzipien korrigiert. Bewusstes Verlagern des Gewichts auf die Hände oder Füße geht mit der korrekten Ausrichtung einher.

Physiologische Grundlagen

Der Begriff „Struktur“ beschreibt in unserem Fall das Prinzip von „Gewichtsverlagerung und Alignment“. Struktur ist gegeben, wenn die einzelnen Körperpartien, sprich Fuß-, Knie- und Hüftgelenke sowie Becken, Schultergürtel, Kopf und Wirbelsäule, untereinander organisiert sind und sich in einem sinnvollen Bezug zur Schwerkraft verhalten. Gelenke, Bänder, Muskeln und Sehnen können nur dann ihrer Funktion gerecht werden, wenn sie nicht durch die Schwerkraft aufgrund von Kippungen und Rotationen beeinträchtigt werden. Wie in der Architektur sollte sich der Körper an der Schwerkraftlinie orientieren und diese nutzen. Eine Brücke, die von schiefen Pfeilern gestützt wird, kann ihren Anforderungen nicht lange gerecht werden. Ebenso fällt ein Haus in sich zusammen, das von krummen Wänden getragen wird. Da wir Menschen im Gegensatz dazu sehr fexibel sind, kippen wir nicht gleich um und können kontinuierlich ausgleichen. Dennoch wirken Kräfte auf unseren Körper ein, die zu Kompensationen führen und damit zu erheblichen Beschwerdebildern.

Wenn also die Schwerpunkte unserer Gelenke bei stehender Haltung senkrecht übereinander angeordnet sind, haben wir eine vertikale Achse erreicht, die mit der Schwerkraftlinie identisch ist. Der uns stützende Boden verursacht einen Gegendruck, wodurch die Schwerkraft neutralisiert wird. Da die Richtung der Stützkraft vom Boden her mit der Schwerkraftlinie des Körpers zusammenfällt, brauchen wir nur wenig Muskelkraft, um zu stehen oder zu gehen. Auf diese Weise halten wir unsere Gesamtstruktur optimal im Gleichgewicht. Sobald aber unsere Gelenke nicht mehr vertikal angeordnet sind, müssen andere Strukturen diese Aufgabe übernehmen. Muskeln, Faszien, Sehnen und Bänder bedürfen eines erhöhten Energieaufwands. Kurzfristig können diese Strukturen dann ein entsprechendes Gleichgewicht aufrechterhalten. Langfristig werden jedoch Verstärkungen und Verkürzungen von Bindegewebsabschnitten die Folge sein; auch Gelenkbeschwerden, Rückenprobleme und sogar organische Beschwerden können auftreten.

Merkmale einer optimalen Körperstruktur

- Die einzelnen Körpersegmente organisieren sich um eine gedachte innere Vertikalachse. Diese Achse fällt mit der Schwerkraftlinie des Bodens zusammen.

- Ein Gleichgewicht zwischen Vorder- und Rückseite des Körpers wird erzielt, wenn sich vor und hinter einer gedachten seitlichen Linie annähernd das gleiche Körpervolumen befindet.

- Zwischen der Vorder- und Rückseite des Körpers sollte ein Spannungsgleichgewicht bestehen. Hierfür sind die Flexibilität und Elastizität des Binde- und Muskelgewebes unbedingte Voraussetzung. Auch sollten die innere und äußere Muskulatur in einem ausgeglichenen Verhältnis zueinander stehen.

- Beide Körperhälften stehen in relativer Symmetrie zueinander, denn aufgrund der inneren, ungleichen organischen Anordnung (ein Herz, eine Leber, eine Milz) kann keine hundertprozentige Gleichheit bestehen. Eine absolute Symmetrie wird ebenfalls durch Rechts- und Linkshändigkeit ausgeschlossen.

- Die Balance der Körperhälften steht im Zusammenhang mit der waagerechten und paarweisen Anordnung der Gelenke auf beide Seiten: Sprung-, Knie-, Hüft-, Hand- und Ellbogengelenke, Schultern und Kiefergelenke sollten sich jeweils auf einer horizontalen Ebene zueinander befinden. Diese Horizontalen stehen in einem 90°-Winkel zu unserer vertikalen Achse, der Wirbelsäule.

Nutzen

Die exakte Ausrichtung und Gewichtsverlagerung des Körpers ist Voraussetzung für ökonomische, effiziente und ausbalancierte Bewegungsabläufe.

Gewichtsverlagerung und Alignment ermöglichen

- das kompensationsfreie Tragen des Körpergewichts,
- freie Beweglichkeit der Gelenke auf allen Ebenen,
- ökonomische Bewegungsmuster,
- die optimale Nutzung der Schwerkraft,
- die Kontrolle bei Gleichgewichtsverlust,
- das effiziente Umgehen mit dem Energiehaushalt,
- das Zusammenfallen der inneren Achse (Wirbelsäule) mit der Schwerkraftlinie.

Gewichtsverlagerung und Alignment verhindern

- das mühelose Stützen des Körpers und der Muskulatur durch das fasziale Netzwerk (Bindegewebshüllen, die die Muskeln umschließen),
- den degenerativen Verschleiß und die Abnutzung der Gelenke,
- die Kompensation von Muskeln durch Kippungen und Rotationen der einzelnen Segmente.

Prinzip: Lockerheit und Entspannung

Immer noch ist die Meinung weit verbreitet, dass mit viel (An-)Spannung viel Kraft aufgebaut werden kann. Genau das Gegenteil ist der Fall. Ein überhöhter Kraftaufwand erschöpft unsere Energiereserven viel zu schnell. Würden wir für jeden Schritt, den wir tun, unsere Muskulatur auf das Äußerste anspannen oder sogar alle verfügbaren Muskeln einsetzen, so wären wir nach wenigen hundert Metern ausgelaugt und todmüde. Entspannte Muskeln und lockere Gelenke sind die Voraussetzung für ökonomische Bewegungen und für die Entwicklung eines kraftvollen und gleichzeitig geschmeidigen Körpers. Ein Muskel, der ständig kontrahiert, wird als Folge auf die Dauer verkürzt werden. Er verliert an Elastizität und Kraft. Muskeln mit einem konstant zu hohen Muskeltonus werden mit der Zeit unterversorgt; sie verkrampfen, verlieren die Fähigkeit, sich zusammenzuziehen, und schwächen schließlich ab.

Die Bedeutung der Lockerheit

Lockerheit und Entspannung stehen in einem direkten Verhältnis zu unserer Vorstellungskraft und unseren Imaginationen. Schon das Bild von „schmelzenden" Muskeln und Knochen bewirkt, dass wir überflüssige Muskelkontraktionen einstellen und entspannen können. In lockerem Zustand erreichen wir mit minimalem Kraftaufwand eine maximale Bewegungsfreiheit. Menschen haben verkürzte Muskeln, weil sie sich verkrampft bewegen, und umgekehrt erzeugen lockere Bewegungen eine entspannte Muskulatur.

Das Prinzip verinnerlichen Beginnen Sie Ihre Trainingseinheit mit Ruhe und Entspannung, und lassen Sie sich Zeit anzukommen. Mit einer kleinen „Körperreise" schärfen Sie Ihre Sinne für die Vorgänge in Ihrem Körper.

GUT ZU WISSEN

Anleitungen für dieses Prinzip können lauten:

- „Stellen Sie sich vor, Ihre Schultern schmelzen wie Butter in der Sonne dahin."
- „Lassen Sie Ihr Kiefergelenk weich werden."
- „Stellen Sie sich vor, Sie haben keine Muskeln und bewegen sich nur mit den Knochen."
- „Ihr Brustbein sinkt zur Wirbelsäule herab."
- „Lassen Sie die Muskeln im Oberschenkel los."

Während der Trainingseinheit bleiben Sie locker und entspannt, indem Sie sich immer wieder motivieren, eine Bewegung „mit so viel Muskelkraft wie nötig und so wenig wie möglich" auszuführen. Lassen Sie Muskeln und Körperpartien, die nicht an einer Bewegung beteiligt sind, einfach los.

So werden Sie das Workout entspannt und locker beenden. Bleiben Sie bis zum Schluss konzentriert, und forschen Sie nach positiven Veränderungen. Fragen Sie sich bewusst: „Was ist anders im Vergleich zum Beginn der Übungsstunde?"

Physiologische Grundlagen

Das vegetative Nervensystem ist in zwei Teile gegliedert, den Sympathikus und den Parasympathikus. Das parasympathische Nervensystem sorgt dafür, dass der Körper in die regenerative Phase gelangt. Die Herzaktivität wird normalisiert, die Atmung verlangsamt sich und die Verdauung wird angeregt. Der Sympathikus hingegen aktiviert alle Körpersysteme, die benötigt werden, um den Körper von Ruhe auf Aktivität umzuschalten. Er lässt den Blutdruck steigen, den Puls schneller schlagen und sorgt dafür, dass das Gewebe mit mehr Sauerstoff versorgt wird.

Zu viel Spannung und Stress machen krank Werden in dieser Phase die aktivierten Resourcen nicht über angemessene Bewegungen abgebaut, ist die Folge Stress in den Muskeln und in allen Organsystemen. Der Pulsschlag ist erhöht, und der Atem verläuft flach und schnell. Die Blutgefäße sind erweitert, die Muskulatur ist angespannt und nur mangelhaft versorgt. Demgegenüber bedeutet Stress für die Organe Erschlaffung. Menschen, die häufig angespannt sind, klagen nicht nur über Schulter- und Nackenbeschwerden, sondern auch über Spannungskopfschmerzen, Schlafprobleme, Erschöpfungszustände und Burnout-Symptome.

Langfristige Folgen von Daueranspannung im Körper sind

- chronische Verspannungen mit schmerzhaften Versteifungen,
- Herz-Kreislauf-Störungen, Bluthochdruck,
- Verdauungsprobleme, Durchblutungsstörungen.

Seelische Folgen sind

- Unruhe, Spannung, Gereiztheit,
- Einengung der Wahrnehmung und des Denkens,
- Negative Situations- und Eigenbewertung.
- Burnout-Syndrom.

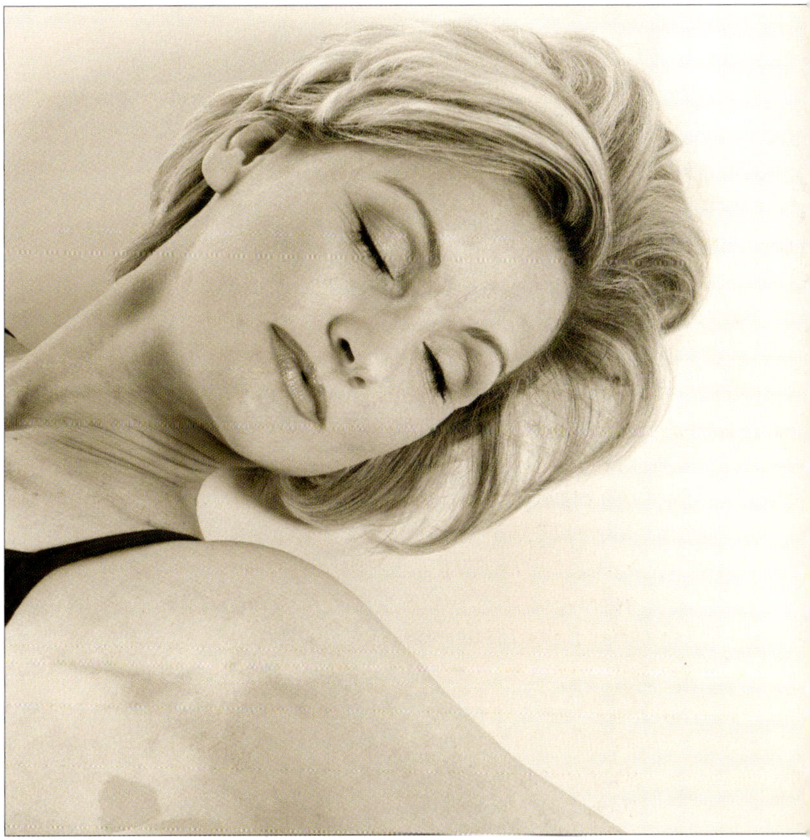

▲ Lassen Sie sich einfach los.

Nutzen

Alle Körperstrukturen, die funktionell nicht an der Bewegung beteiligt sind, bleiben locker und entspannt. Daraus entstehen weiche, fließende Bewegungen. Auf diese Weise wird der Körper von innen nach außen gekräftigt und nicht umgekehrt.

Lockerheit und Entspannung ermöglichen

- den ökonomischen Umgang mit dem Kräftehaushalt,
- die Schonung von Gelenken und Muskeln,
- selektive Bewegungen und isolierten Muskeleinsatz,
- die Steigerung der Bewegungslänge und -weite.
- die Aktivierung der tief liegenden (intrinsischen) Muskulatur.
- die Schaffung eines größtmöglichen Bewegungsfreiraums.
- die Dehnung verkürzter Muskulatur.

Lockerheit und Entspannung verhindern

- die exzessive und einseitige Abnutzung von Gelenken,
- Erschöpfungszustände,
- die geistige Ermüdung,
- Langeweile beim Bewegen,
- Verletzungen,
- eine verkürzte Muskulatur.

Prinzip: Zentrierung

Durch das Pilates-Training entsteht eine Bauchmuskulatur, die ihren Anforderungen bei allen Bewegungen geschmeidig, elastisch und kraftvoll gerecht werden kann. Zentrierung oder „Centering“ bedeutet in der Pilates-Sprache das Aktivieren der Bauch- und/oder Beckenbodenmuskulatur. Joseph Pilates hat diesen Bereich des Körpers das „Powerhouse“ genannt. Hier im Zentrum sammeln sich Kraft und Energie. Von der Mitte aus fließt sie in Arme und Beine sowie in die Wirbelsäule. Nur wenn das Zentrum stark ist, können Arme und Beine effizient bewegt werden.

Die Bedeutung der Zentrierung

Neben der Aktivierung der Beckenbodenmuskulatur werden vor allem die tief liegenden Muskelschichten des Bauchs angesprochen, die die Lendenwirbelsäule und den Brustkorb stützen und aufrecht halten. Die Bauchmuskeln, die in dreidimensionalen Fasern verlaufen, werden ihren Aufgaben entsprechend genutzt und bei den verschiedenen Pilates-Übungen individuell eingesetzt. Der M. Illiopsoas, der zu den tief liegenden Bauchmuskeln zählt, erfährt eine ganz besondere Aufmerksamkeit. Er hat die entscheidende Aufgabe, den Oberkörper mit den Beinen zu verbinden. Diese Integration von Ober- und Unterkörper durch ein starkes Körperzentrum verbessert die Bewegungskoordination und sorgt für effektive Bewegungen.

Zur Zentrierung gehört die „Integration des Rippenbogens“ und das Zusammengleiten und „Runterziehen“ des unteren und vorderen Brustkorbes in Richtung Schambein. Legen Sie beide Hände auf die unteren Rippen, und spüren Sie mit dem Ausatmen diesem Sinken des Brustkorbes nach.

Das Prinzip verinnerlichen Die Konzentration auf das Körperzentrum geht jeder Bewegung voraus. Die Bauchmuskeln spannen sich an, der Rippenbogen integriert, noch bevor der Rumpf in die Extension (Streckung), Flexion (Beugung) oder Rotation (Drehung) geht. Ebenso sind alle stabilisierenden Rumpfmuskeln aktiviert, sobald sich die Extremitäten bewegen wollen. Die Zentrierung funktioniert nur mit der Atmung!

GUT ZU WISSEN

Anleitungen für dieses Prinzip können lauten:
- „Der Nabel berührt die Wirbelsäule."
- „Ziehen Sie die Bauchdecke kraftvoll nach innen."
- „Spannen Sie Bauch und Beckenboden an."
- „Mit der Ausatmung schließen Sie den Rippenbogen."

Die Bauchmuskulatur Der M. transversus abdominis bildet die tiefste Muskelschicht der Bauchmuskeln. Seine Fasern verlaufen in sagittaler Ebene, also von vorn nach hinten, quer durch den Körper. Wenn dieser Muskel aktiv und gut angespannt ist, beschert er uns einen flachen Bauch und eine gelöste Lendenwirbelsäule. Er kann die Taille zuschnüren und weiten, und er unterstützt die Atmung.

Der von oben nach unten verlaufende Bauchmuskel, der M. rectus abdominis, besteht aus mehreren flachen Segmenten und wird von einer bindegewebsartigen Hülle, der Rectusscheide, umschlossen. Er ist derjenige, der das gerngesehene „Six-Pack" liefert, was eigentlich ein „Eight-Pack" ist, denn er ist in acht Abschnitte eingeteilt, die paarig untereinander angeordnet sind. Dieser Muskel ist ein wichtiger Beuger der Wirbelsäule.

Die diagonalen Bauchmuskeln, auch Mm. obliqui genannt, verlaufen rechtwinklig zueinander. Der M. obliquus internus hat einen fächerförmigen, aufsteigenden Verlauf, wobei der M. obliquus externus von oben und außen nach unten zur Mitte verläuft. Die wichtigste Funktion besteht

▼ Bauen Sie sich die Kraft in Ihrer Mitte auf.

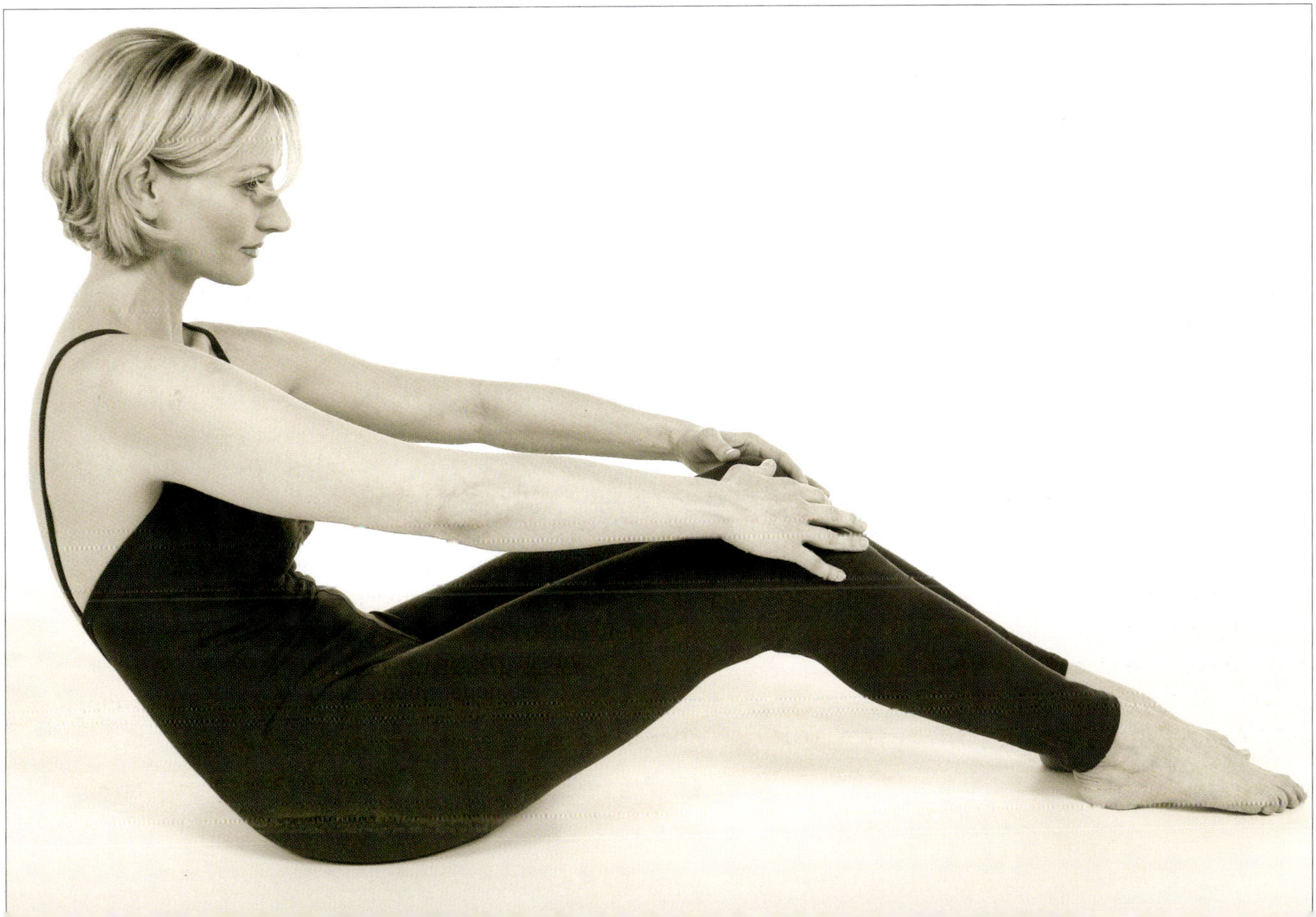

darin, die Bauchorgane in der Bauchhöhle zu halten. Sie tragen zur Rumpfbeugung und Rumpfdrehung bei.

Die Beckenbodenmuskulatur Die Beckenbodenmuskulatur bildet zusammen mit dem zwischengelagerten Bindegewebe ein elastisches Netz, das an den verschiedenen Knochen des Beckens wie eine Hängematte mit Bändern aufgehängt ist. Die Muskeln sind wie ein dachziegelartiger Trichter übereinander angeordnet:

Die Sonderstellung des Hüftbeugers Der M. psoas als Hüftbeuger und tief liegender Bauchmuskel ist in mancherlei Hinsicht einer der wichtigsten Muskeln in unserem Körper. Er verbindet den Oberkörper mit den Beinen und stellt eine Art Integrationsmuskel dar, der als Gegengewicht zum M. rectus abdominus betrachtet werden kann.

Der M. psoas verläuft vom letzten Brustwirbel über die Lendenwirbel bis hin zum Darmbeinkamm, wo er sich mit dem M. illiacus vereint. Gemeinsam setzen sie als M. illiopsoas am so genannten Trochantor minor des Oberschenkelknochens an.

In einem gut strukturierten Körper sollte der M. psoas elastisch auf die Beugung des Körpers reagieren und in Richtung Wirbelsäule zurückweichen. Ein gut funktionierender M. psoas ist ein wichtiger Bestandteil der Bauchmuskulatur, da er für eine Grundspannung der Lendenwirbelsäule sorgt. Durch die Aufrechterhaltung eines angemessenen Abstands zwischen den einzelnen Lendenwirbeln wird eine adäquate Länge der gesamten Lendenwirbelsäule gewährleistet. Wenn der M. psoas also normal funktioniert, das heißt, wenn er bei jeder Beugebewegung an Länge gewinnt, bleiben uns zusammengedrückte und fehlerhaft aufgestellte Lendenwirbel erspart. Eine starke Verschiebung der Lendenwirbelsäule nach vorne impliziert zwangsläufig einen nicht funktionsfähigen bzw. verspannten M. psoas. Die nach vorne gewölbte Bauchwand ist ein weiteres Anzeichen für einen schwachen M. illiopsoas, denn in diesem Fall übernimmt der M. rectus Abdominis die Funktion des M. psoas und ist somit als Gegenspieler unterlegen.

Nutzen

Werden Bewegungen aus einer starken Körpermitte heraus initiiert, so kann die gesamte Muskulatur, vor allem von Armen und Beinen, ökonomischer und kraftsparender eingesetzt werden.

Zentrierung ermöglicht

- die effektive Kräftigung der gesamten Bauch- und Beckenbodenmuskulatur,
- die Integration des Rippenbogens,
- die Stabilisierung der Lendenwirbelsäule,
- die Stützung und Aufrechterhaltung des Oberkörpers,
- die Formung einer schlanke Taille,
- die Beweglichkeit in den Hüftgelenken,
- die Länge in der Wirbelsäule,
- die Flankenatmung,
- die Balance und Körperkontrolle,
- lockeres und entspanntes Bewegen,
- das Meistern von komplexen und fortgeschrittenen Übungen.

Zentrierung verhindert

- Rückenbeschwerden, die aus einer schwachen Körpermitte resultieren,
- strukturelle und muskuläre Dysbalancen,
- die Deplatzierung des Brustkorbs,
- Hyperkyphosen (Rundrücken),
- Beckenfehlstellungen,
- Hyperlordosen (Hohlkreuz).

Prinzip Schultergürtelorganisation

Gehen wir mit hochgezogenen Schultern, hängendem Kopf und nach vorn gebeugtem Oberkörper, können wir sicher sein, kein besonders glückliches und selbstbewusstes Bild abzugeben. Unsere Stimmung ist abhängig von unserer Körperhaltung und umgekehrt. Sind wir in guter Stimmung, so wird sie durch das Einnehmen einer „bedrückten" Haltung bestimmt beeinträchtigt. Und umgekehrt hellt sich eine bedrückte Stimmung durch das Einnehmen einer aufgerichteten Körperhaltung und einen geradeaus gerichteten Blick umgehend auf. So ist uns die Möglichkeit gegeben, uns selbst im wahrsten Sinne des Wortes am Schopf zu packen, uns hochzuziehen und aufzurichten. Der Schultergürtel spiegelt unsere innere Einstellung und Befindlichkeit am besten wider.

Die Bedeutung der Schultergürtelorganisation

Mit diesem Prinzip sind also die korrekte Ausrichtung des Schultergürtels und der ökonomische Einsatz der entsprechenden Muskulatur gemeint. Zum Schultergürtel zählen wir die Schulterblätter, die Schlüsselbeine, die Oberarme in den Schultergelenken sowie das Brustbein und die Brustwirbelsäule.

Eine Deplatzierung der Schulterblätter aufgrund von Muskelschwäche kann folglich die Ursache von massiven Beschwerden in Hals- und Brustwirbelsäule sein. Ihnen und ihrer Schlüsselfunktion bei jeder Arm- und Rumpfbewegung wird besondere Aufmerksamkeit gewidmet.

Das Prinzip verinnerlichen Jede Bewegung beginnt mit der optimalen Ausrichtung des Schultergürtels. Die richtige Anordnung von Schlüsselbeinen, Schulterblättern und Oberarmknochen ist entscheidend für einen entspannten Nacken und für einen starken oberen Rücken. Das Schulterblatt sinkt tief nach unten in Richtung Becken und gewinnt an Abstand zur Wirbelsäule. In horizontaler Anordnung gewährleisten die Schlüsselbeine eine Weite im Brustbereich (bei den Frauen ein weites Dekolleté). Der Oberarmkopf befindet sich dann auf gleicher Ebene mit dem oberen Brustbein. Werden in dieser Anordnung die Muskeln des gesamten Schultergürtels gekräftigt, entsteht ein aufgerichteter Oberkörper, der in seiner offenen Haltung Körperbewusstsein und Selbstsicherheit ausstrahlt.

GUT ZU WISSEN

Anleitungen für dieses Prinzip können lauten:
- „Die Schulterblätter zum Becken ziehen."
- „Einen weiten Abstand zwischen Schultern und Ohren halten."
- „Stellen Sie sich vor, dass die Schulterblätter in die Hosentaschen gleiten."
- „Ihr Arm wird wie eine Schranke gehoben, das Schulterblatt ist das Gegengewicht."

Physiologische Grundlagen

Im Vergleich zum stabilen und hochbelastbaren Beckengürtel stellt der Schultergürtel eine sehr bewegliche und damit für Verschleiß anfälligere Konstruktion dar. Das Schultergelenk, das zu den Kugelgelenken gehört, ist mit seiner kleinen Fläche das beweglichste Gelenk des Körpers, da der Oberarm nur durch Muskeln und nicht durch Knochenführung im Gelenk gehalten wird.

Der Schultergürtel wird hinten durch die Schulterblätter und vorne durch die Schlüsselbeine und das Brustbein gebildet. Das Schlüsselbein ist ein kurzer, in einer S-Kurve geformter Knochen zwischen Brustbein und Schulterblatt. Es ist am äußeren Ende durch ein Gelenk mit dem Schulterblatt verbunden, am inneren durch ein Gelenk mit dem Brustbein. Das Schulterblatt ist ein platter, dreieckiger Knochen mit einer Vorderseite, einer Rückseite, drei Ecken und drei Seiten.

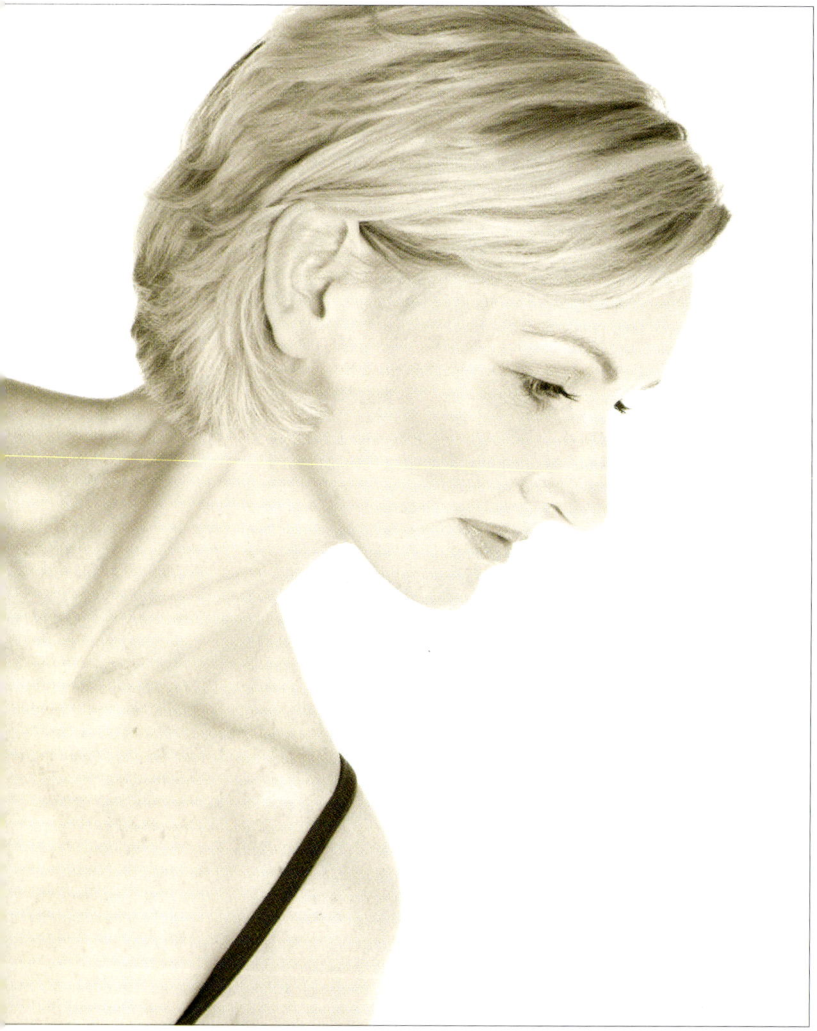

▲ Ein organisierter Schultergürtel verleiht eine offene Haltung und Selbstsicherheit.

Die Mobilität des Schulterblattes Dank der kombinierten Bewegungsmöglichkeiten der Gelenke kann sich das Schulterblatt in verschiedene Richtungen drehen. Wird die Schulter hochgezogen (Elevation), dann kippt das Schulterblatt nach vorne, als läge es auf der Schulter. Wird die Schulter wieder gesenkt (Depression), bewegt sich das Schulterblatt auf den Brustkorb und nach unten in Richtung Becken. Führt man den Arm seitlich an den Körper heran (Adduktion), gleitet das Schulterblatt in Richtung Wirbelsäule. Entfernt sich der Arm seitlich vom Brustkorb (Abduktion) gleitet das Schulterblatt nach außen. Beim Heben bis 90° sinkt der untere Winkel des Schulterblatts nach innen zur Wirbelsäule (innerer Glockenschwung); beim Heben über 90° rotiert das Schulterblatt seitlich nach außen (äußerer Glockenschwung). In beiden Fällen wirkt es durch ein ausbalanciertes Verhältnis der Rücken- und Schulterblattmuskulatur stabilisierend und rutscht nicht nach oben. Das wiederum gewährleistet einen dienlichen Abstand zwischen Ohren und Schultern, als Voraussetzung für einen entspannten Hals und Nacken.

Nutzen

Verspannungen im Hals-Nacken-Bereich können vermieden werden, wenn die obere Rückenmuskulatur die Schulterblätter stabilisieren kann und die Brustwirbelsäule locker und beweglich ist. Es ist die Kombination aus Stabilisation und Mobilisation sowie der Einsatz der Muskulatur ihrer Bestimmung entsprechend, die die Effizienz der Arm- und Schulterbewegungen ausmachen.

Die Schultergürtel-Organisation ermöglicht:

- einen aufgerichteten Oberkörper,
- ein weites Dekolleté,
- Platz für die Lungen,
- die Artikulation und Mobilisation der Wirbelsäule,
- die Arme entlastend zu heben,
- Gewicht mit den Armen ökonomisch zu tragen.

Schultergürtelorganisation verhindert:

- schmerzhafte Verspannungen im Hals- und Nackenbereich,
- Fehlstellungen von Kopf, Brustkorb und Becken,
- Rundrücken und Hängeschultern (aufgrund von muskulärer Schwäche),
- Verschleiß in den Schultergelenken.

Prinzip Bewegungslänge und -weite

Als axiale Ausrichtung unserer Wirbelsäule bezeichnet man die Länge zwischen Scheitel und Steißbein sowie die Weite im Rumpf, also im Schulter- und im Beckengürtel. Länge und Weite sind die Voraussetzung für einen gut strukturierten Körper. Wir stellen uns vor, dass der Kopf sich vom oberen Ende der Wirbelsäule löst und in Richtung Himmel entschwebt und dass das Steißbein nach unten in den Boden sinkt. Dieses Bild vermittelt uns das gute Gefühl einer aufrechten Haltung und somit einer vertikalen Länge.

Als horizontale Weite betrachten wir den Schultergürtel. Die Vorstellung, dass unsere Schlüsselbeine durch die Schultern hindurchfließen, hilft uns dabei, den Oberkörper mit Weite im Brustbereich aufzurichten, ebenso das Bild eines Adlers, der seine Schwingen ausbreitet. Das Becken mit dem Kreuzbein breitet sich in unserer Vorstellung aus wie Pfannkuchenteig, der in eine Schüssel fließt. Die Hüftknochen stellen wir uns als Grübchen neben einem breiten, lächelnden Mund vor. All diese Vorstellungen verleihen uns ein Gefühl für die Weite unseres Körpers.

Arme und Beine verlängern diese vertikalen und horizontalen Achsen, von denen aus wir uns in alle Richtungen bewegen können. Mit raumgreifenden Übungen wollen wir den größtmöglichen Bewegungsradius entstehen lassen, um unseren Bewegungsgrad in den Gelenken zu vergrößern.

Die Bedeutung der Bewegungsweite und -länge

Rudolf von Laban spricht in diesem Zusammenhang von der Kinesphäre, die den persönlichen Bewegungsraum des Menschen darstellt. Diesen kann man sich als bewegliche Kugel vorstellen, in der wir uns bewegen und die wir bei Schritt und Tritt mit uns herumtragen. Arme und Beine, Kopf und Steißbein, die durch die Wirbelsäule miteinander verbunden sind, können die äußere Hülle, die so genannte Peripherie, ausdehnen. Unser Körper füllt also die Kugel aus, und je mehr wir in der Lage sind, uns zu recken und zu strecken, desto größer wird unsere Kugel.

Hinzu kommt der Fokus, also die Ausrichtung der Augen auf die Weite und Tiefe des Raums, die alle Bewegungen begleitet. So bestimmen wir die Richtung, in die wir uns bewegen wollen, vergrößern unseren Blickwinkel und beziehen den umliegenden Raum in unsere Bewegungen mit ein.

Das Prinzip verinnerlichen Der Radius einer Bewegung kann sich nur vergrößern, wenn die oberflächliche Muskulatur entspannt. Mithilfe der Vorstellungskraft und indem wir die Blickrichtung in die Übung integrieren, erlangt unsere Bewegung eine größere Dimension.

GUT ZU WISSEN

Anleitungen für dieses Prinzip können lauten:

- „Spüren Sie die Länge und Weite Ihres Körpers."
- „Der Scheitelpunkt zieht nach oben, das Steißbein sinkt in den Boden."
- „Die Schlüsselbeine fließen durch die Schultergelenke hindurch."
- „Die Fingerspitzen berühren die Wände links und rechts auf beiden Seiten."

Physiologische Grundlagen

Bewegungslänge und -weite können nur durch ein harmonisches Zusammenspiel bzw. Gleichgewicht von Agonisten und Antagonisten entstehen. Die Agonisten sind die Muskeln, die aktiv eine Bewegung entstehen lassen. Beuge ich also meinen Ellenbogen, so ist der vordere Oberarmmuskel, der Bizeps, für diese Bewegung verantwortlich. Der Triceps auf der Rückseite des Arms ist der Gegenspieler und bremst die Bewegung. Auf diese Weise funktioniert die Muskulatur in unserem ganzen Körper. Sie sollte also in Balance sein, das heißt, dass kein Muskel verkürzt oder die Bewegungsmöglichkeit der Gelenke in die eine oder andere Richtung eingeschränkt ist.

Intrinsische und extrinsische Muskulatur Unsere Muskulatur kann in tiefe (= intrinsische) und äußere (= extrinsische) Muskelschichten eingeteilt werden. Die extrinsischen Muskeln haben die Tendenz, den Körper zu stauchen, da sie nur für großen Kraftaufwand bestimmt sind. Die intrinsischen Muskeln tun dies weniger, sie halten vielmehr die Gelenke zentriert. Darüber hinaus erfordert die Aktivität der intrinsischen Muskeln weniger Energie als die der extrinsischen. Sie setzen direkt um das Gelenk an und übernehmen so die Gelenkführung, das heißt, dass das Gelenk „in der Spur" läuft.

Bewegungen sollten daher zunächst von der tief liegenden Muskulatur eingeleitet und dann von der äußeren Muskulatur aufgenommen werden. Die Bewegung erfolgt also aus dem Zentrum des Körpers und geht dann über in die Peripherie.

Die intrinsische Muskulatur ist zudem für die Aufrichtung der Wirbelsäule und für die Stabilisierung der inneren Räume der Gelenke zuständig. Die großen Skelettmuskeln sollten nicht die Aufrichtungsfunktion der tiefen Muskeln übernehmen, sondern eher entspannen. Ziel ist, beide differenziert und harmonisch wirken zu lassen. Daraus resultieren eine aufrechte Haltung und ein gelöster Gang, eine gewisse Leichtigkeit der Bewegung und Flexibilität.

Nutzen

Das ökonomische Zusammenspiel des Sehnen-, Band- und Muskelapparats entlastet die stark beanspruchten Strukturen. Raumgreifende Bewegungen führen zu mehr Bewegungsfluss und Dynamik.

Bewegungslänge und -weite ermöglicht:

- die Vergrößerung des Bewegungsgrades in den Gelenken sowie Abstand zwischen den Wirbelkörpern,
- eine Steigerung der Beweglichkeit,
- ein kontrolliertes Bewegen,
- eine allgemeine Entspannung,
- eine effiziente Schockabsorption der Bandscheiben,
- die sanfte Dehnung der Muskulatur,
- den Raum unter einem besonderen Blickwinkel wahrzunehmen,
- die Mobilisation der Wirbelsäule,
- die Nährstoffversorgung der Bandscheiben und Gelenkkapseln,
- das segmentale Bewegen einzelner Wirbelkörper,
- große Bewegungsamplituden in alle Richtungen (Flexion und Lateralflexion, Extension, Rotation, Translation) ohne Stress in den Gelenken,
- das lockere und entspannte Bewegen im Raum.

Bewegungslänge und -weite verhindert

- verspannte Muskulatur,
- Druck- und Reibungskräfte der Wirbelkörper und in den Gelenken,
- schlechte Körperhaltung und Ausstrahlung,
- gestauchte Gelenke.

Prinzip Gelenkartikulation

Im Mittelpunkt steht die Wirbelsäule, die vertikale Mitte unseres Körpers. Sie ist unsere Achse, die das Gewicht von Kopf, Brustkorb, Becken und der damit verbundenen Gliedmaßen trägt. Sogar unsere Organe hängen in Faszien (bindegewebsartige Hüllen), die Einfluss auf unsere Beweglichkeit und unser Wohlbefinden nehmen, an der Wirbelsäule. Demzufolge ist die Beweglichkeit der Wirbelsäule mit all ihren Wirbelkörpern, Bandscheiben, Gelenken und Gelenkbändern in hohem Maße von Bedeutung. Wenn wir uns die Lasten vorstellen, die wir tagtäglich herumtragen, wird uns vielleicht bewusst, dass nur eine ausbalancierte Muskulatur ihrer stützenden Funktion gerecht werden kann.

Die vertikale Ausrichtung, also die Länge der Wirbelsäule zwischen Scheitel und Steißbein, ist die Voraussetzung für einen gut strukturierten Körper. Wichtig ist dabei zu verstehen, dass wir die Wirbelsäule nicht „ausflachen“ wollen, sondern die natürliche doppelte S-Kurve beibehalten müssen, da sie der gleichmäßigen Kräfteverteilung dient und eine Stütz- und Federfunktion beim Gehen und Laufen hat. Auch schaffen die „Kurven“ Platz für unsere inneren Organe, denn auch sie brauchen Raum und Bewegungsfreiheit.

▼ Gelenkartikulation und Bewegungslänge eröffnen Ihrem Körper neue Dimensionen.

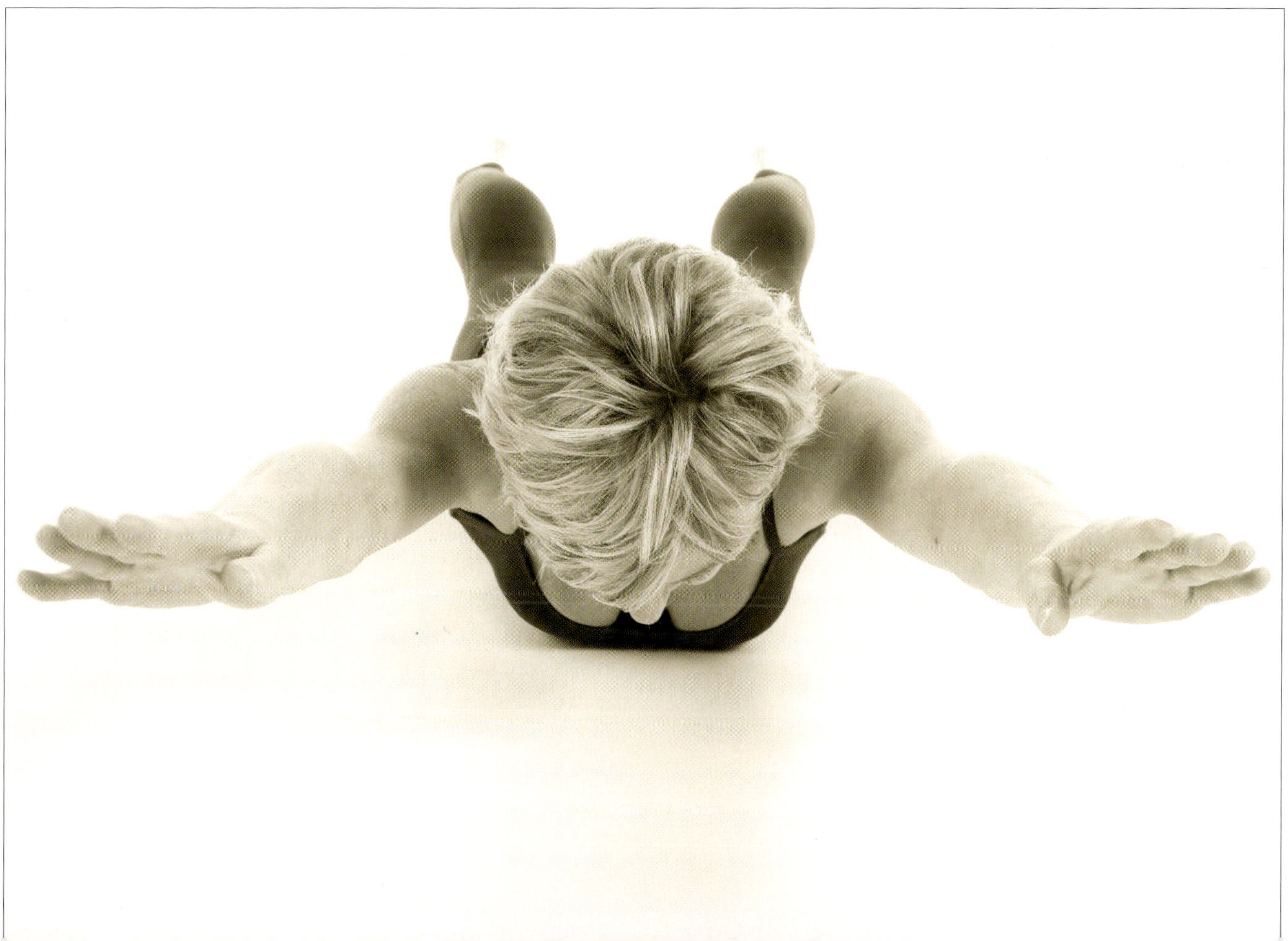

Die kleinen, gelenknahen Muskeln, die die einzelnen Wirbelkörper miteinander verbinden, wollen auf elastische Weise gekräftigt werden, sodass ein geschmeidiges Bewegen der Wirbelsäule in alle Richtungen möglich ist. Hierzu gehören Flexion (Beugung) und Lateralflexion (Seitbeugung), Extension (Streckung), Rotation (Verdrehung) und Translation (Verschiebung).

Die Bedeutung der Gelenkartikulation

Die Beugung des Rumpfes ist die am häufigsten ausgeführteste Bewegung des Menschen, die aus unserem ehemaligen Vierfüßler-Stand herrührt. Ständig setzen wir uns hin und stehen wieder auf, heben etwas vom Boden hoch oder schauen nach unten. Diese Bewegungen können den Verschleiß der Gelenke verursachen, vor allem im Lendenwirbelbereich. Die Gefahr ist hier besonders groß, da Bewegungen in diesem Bereich aufgrund der Anordnung der Wirbelkörper sehr anspruchsvoll sind. Rückenbeschwerden, unter denen in unserer Gesellschaft viele Menschen leiden, kann man jedoch nicht verhindern, indem man diese Beugung vermeidet – wie viele fälschlicherweise glauben. Man muss vielmehr lernen, sich richtig zu bücken!

Das Prinzip „Gelenkartikulation", vor allem in Verbindung mit den Prinzipien „Zentrierung" und „Bewegungslänge und -weite", hilft uns dabei, die Wirbelsäule zu entlasten. Stellen wir uns vor, dass unsere Brustwirbelsäule so blockiert ist, dass wir sie nur als Ganzes bewegen können und nicht jeden einzelnen Wirbelkörper unabhängig voneinander. In diesem Fall müssen die Lenden- und die Halswirbelsäule alle Aufgaben übernehmen. Dies führt dazu, dass deren Abnutzung schnell erreicht ist. Bandscheibenvorfälle sind nicht selten die Folge. Segmentales Bewegen, also die Artikulation der Wirbelsäule, dient der gleichmäßigen Kräfteverteilung und damit einem beweglichen und flexiblen Rücken. Aber auch unsere Extremitäten mit ihren Gelenken können artikuliert werden. Wenn wir den Fuß mit seinen 26 Knochen, die durch Gelenke miteinander verbunden sind, betrachten, können wir erkennen, dass diese zum Teil unabhängig voneinander bewegt werden können. Sich auf diese Weise zu artikulieren, bedeutet letztendlich, sich klar und deutlich „auszudrücken".

Das Prinzip verinnerlichen Die wichtigste Voraussetzung für mehr Beweglichkeit in jedem Gelenk des Körpers ist das Prinzip der Bewegungslänge und -weite. Erst das „Auseinanderziehen" der Gelenkstrukturen und das „Platzschaffen" ermöglicht uns Bewegungen mit „Raum" in den Gelenken und ohne Kompressionen.

GUT ZU WISSEN

Anleitungen für dieses Prinzip können lauten:

- „Rollen Sie Wirbel für Wirbel das Becken auf oder ab."
- „Rollen Sie vom Kopf her Wirbel für Wirbel den Oberkörper auf."
- „Die Wirbelsäule gleitet wie ein Zahnrad in die Matte hinein."

Physiologische Grundlagen

Die Wirbelsäule Sie umfasst 24 einzelne Wirbel, die in einen Halswirbelbereich, einen Brustwirbelbereich und in einen Lendenwirbelbereich unterteilt werden. Das Kreuzbein und das Steißbein sind als Wirbel zusammengewachsen. Die sieben filigranen Halswirbel stützen den Hals und tragen unseren drei bis vier Kilogramm schweren Kopf. Die zwölf Brustwirbel stützen den Brustkorb, den Kopf und den Hals. Sie sind beidseitig mit jeweils zwölf Rippen gelenkig miteinander verbunden. Die fünf Lendenwirbel stützen den oberen Teil des Körpers, den Rumpf und den unteren Rücken. Die Hals- und die Lendenwirbelsäule sind in eine so genannte Lordose (Krümmung nach vorn), die Brustwirbelsäule ist in eine Kyphose (Krümmung nach hinten) gekrümmt. Beide zusammen mit dem Kreuz- und Steißbein bilden die doppelte S-Kurve der Wirbelsäule.

Die Bandscheiben Die Zwischenwirbelscheibe besteht aus Kollagenfasern mit eingelagerten Knorpelzellen und einem zentralen Nukleus (gallertartige Masse). Diese Scheiben ermöglichen die Bewegung zwischen den Wirbelkörpern. Mit zunehmendem Alter verlieren diese Scheiben an Feuchtigkeit und werden dünner, wodurch die Körpergröße abnimmt.

Die Halswirbelsäule (HWS) Die sieben kleinen Halswirbel bewegen den Kopf und den Hals, unterstützt von Gelenkbändern und bandförmigen Nacken- und Halsmuskeln. Der erste Wirbel (Atlas) ist ringförmig angeordnet und besitzt keinen Wirbelkörper. Er liegt ohne Bandscheibe auf dem zweiten Wirbel (Axis). Beide sind zuständig für das Kopfdrehen und Nicken. Die fünf folgenden Halswirbel übernehmen in erster Linie die Streckung, Beugung und Drehung, weniger die Seitbeugung.

Die Brustwirbelsäule (BWS) Die zwölf Brustwirbel haben lange, schlanke Dornfortsätze, einen herzförmigen Wirbelkörper und annähernd vertikal ausgerichtete Gelenkflächen. Sie sind beidseitig gelenkig mit den Rippen verbunden. Die Brustwirbelsäule kann sämtliche Bewegungen ausführen, ist jedoch in ihrer Freiheit durch den Brustkorb, der an der Wirbelsäule ansetzt, deutlich eingeschränkt.

Die Lendenwirbelsäule (LWS) Die fünf Lendenwirbel sind die kräftigsten der gesamten Wirbelsäule, da sie den größten Teil unseres Körpergewichts tragen. Sie ermöglichen einen großen Spielraum für Bewegung, insbesondere in der Beugung, Seitbeugung und Streckung. Die Rotation ist aufgrund der Anordnung der Gelenkflächen am stärksten eingeschränkt.

Nutzen

Bewegungen werden effizienter ausgeführt, wenn alle Gelenkstrukturen ihre volle Bewegungskapazität haben. Die Mobilisierung der Gelenke steuert muskulären Dysbalancen entgegen.

Gelenkartikulation ermöglicht:

- die optimale Mobilisation der Wirbelsäule,
- die gleichmäßige Kräfteverteilung auf alle Abschnitte der Wirbelsäule,
- die Steigerung der Beweglichkeit in alle Bewegungsrichtungen,
- die Ernährung und Gesunderhaltung der Bandscheiben durch Druckbelastung und -entlastung,
- die effiziente Schockabsorption der Bandscheiben,
- das segmentale Bewegen einzelner Wirbelkörper.

Gelenkartikulation verhindert:

- das exzessive Bewegen einzelner Gelenke,
- Druck- und Reibungskräfte, besonders im Hüft- und Schulterbereich sowie in der Wirbelsäule,
- den degenerativen Verschleiß,
- Versteifungen größerer Teilabschnitte der Wirbelsäule.

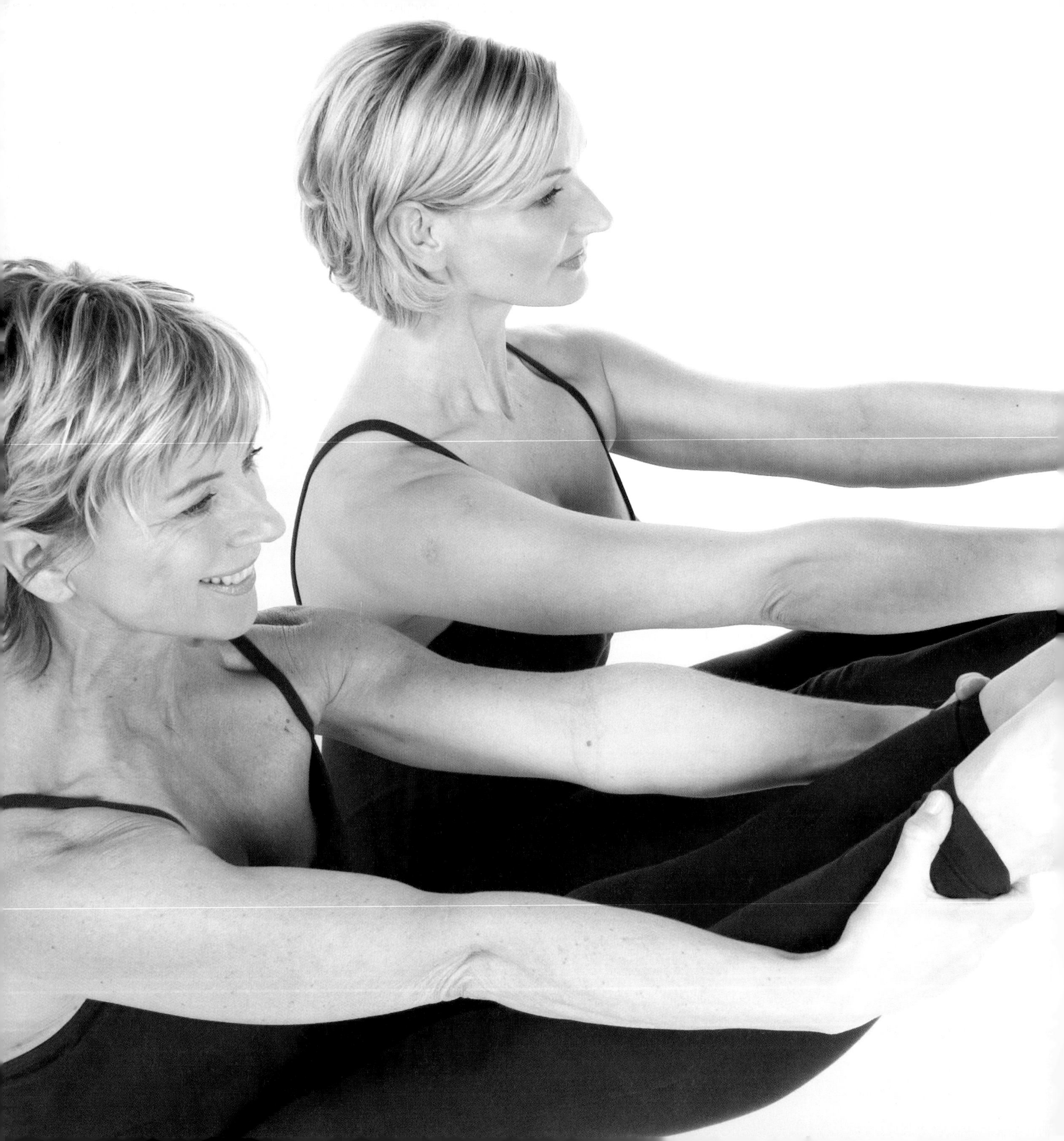

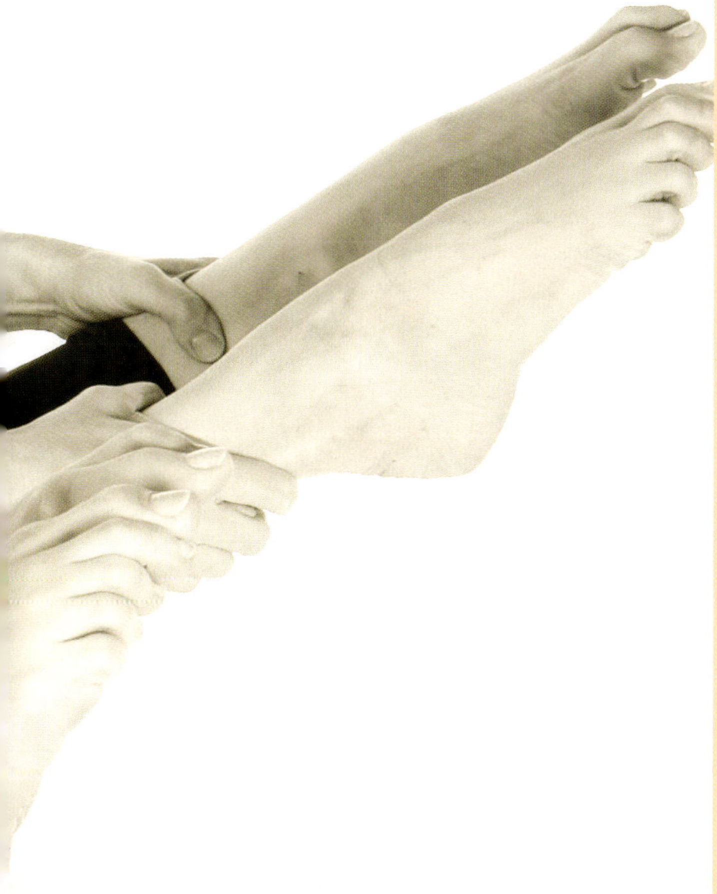

Übungen

Konzentrierte Achtsamkeit und Sorgfalt auf den Körper lenken und aufrechterhalten – das ist die Freude an der Bewegungspräzision und der Körperwahrnehmung, die den „Flow“ erzeugen und die Begeisterung für ein Training wecken.

Pilates Bodymotion – Die Grundpositionen

Die folgenden Übungen sind der Einstieg in die Bewegungsvielfalt dieser Methode

Die Pilates Bodymotion-Übungen werden generell aus den folgenden sechs Grundpositionen heraus begonnen:

- Rückenlage
- Sitz
- Seitenlage
- Bauchlage
- Vierfüßler-Stand
- Stand

Für all diese Positionen ist die Ausrichtung der Gelenke von entscheidender Bedeutung. Dies entspricht dem Prinzip „Gewichtsverlagerung und Alignment" als Voraussetzung für eine ausbalancierte Muskulatur und für eine präzise Bewegungsausführung. Stellen Sie sich vor, Sie bewegen Ihren Körper in gekrümmter und verdrehter Haltung. In diesem Fall stehen Gelenke, Muskeln, Sehnen und Bänder unter starkem Druck. Für ein gelenkschonendes Training ist es wichtig, dass wir unser „Alignment" (also unsere Ausrichtung) während eines Workouts immer wieder neu erkunden und gegebenenfalls korrigieren.

Grundübung: Rückenlage

Die Rückenlage ist in der Pilates-Methode die häufigste Ausgangsstellung. Das liegt daran, dass die Beugung des Rumpfs eine sehr oft ausgeführte Bewegung des Menschen ist. Wir wollen daher unseren Körper zunächst in der Waagerechten schulen. Hierbei achten wir auf folgende Details:

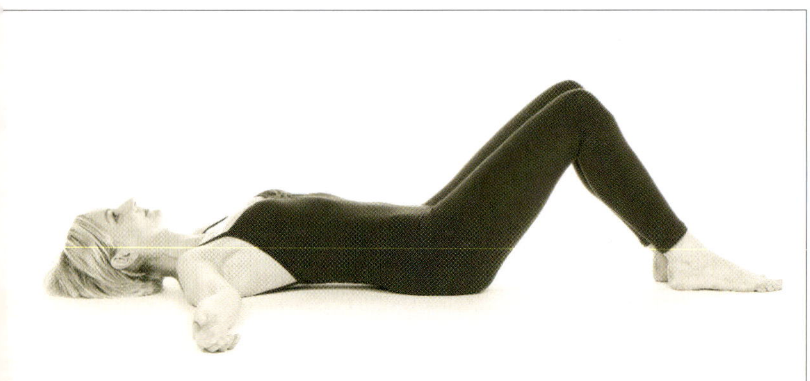

Korrekte Ausführung

- Auflagepunkte des Körpers sind Fußsohlen, Kreuzbein, Brustwirbelsäule (BWS), Schultergürtel, Arme und Hinterkopf.
- Lendenwirbelsäule (LWS) und Halswirbelsäule (HWS) sind leicht gebogen, sodass sie den Boden nicht berühren.
- Das Becken ist in einer mittleren, neutralen Stellung ausgerichtet, das Schambein befindet sich dann parallel zum Boden. Die natürliche Kurve der Lendenwirbelsäule bleibt bestehen. Unter dem unteren Rücken zwischen Kreuzbein und Brustwirbelsäule kann man dann einen kleinen Hohlraum fühlen.
- Der Schultergürtel liegt bei weit ausgebreiteten Armen „schwer" am Boden.
- Der untere Rippenbogen sinkt entspannt zum Rücken.

- Die Beine sind aufgestellt, die Fußsohlen liegen entspannt am Boden.
- Die Fersen befinden sich auf einer gedachten Linie zu den Sitzbeinhöckern und stehen, je nach Beinlänge, etwa 40 cm vom Becken entfernt – so weit nur, dass das Becken „neutral“ bleiben kann.
- Die Knie sind parallel ausgerichtet und zeigen über die Fußspitzen.

Grundübung: Sitz

Bei Übungen in dieser Grundposition haben wir die Gelegenheit, unsere Haltung am Schreibtisch, am Esstisch oder im Auto zu trainieren. Unbewusst haben sich häufig Fehler eingeschlichen, die nicht selten zu Beschwerden im Rücken führen können. Die Beine können für diese Übung unterschiedlich positioniert werden. Entweder wie unten oder im „Schneidersitz“. Alternativ können beide Beine im Sitz ausgestreckt werden, was eine sehr flexible hintere Beinmuskulatur sowie eine bewegliche Wirbelsäule erfordert. Ein Sitzpolster erleichtert die korrekte Aufrichtung der Wirbelsäule. Auf folgende Details ist zu achten:

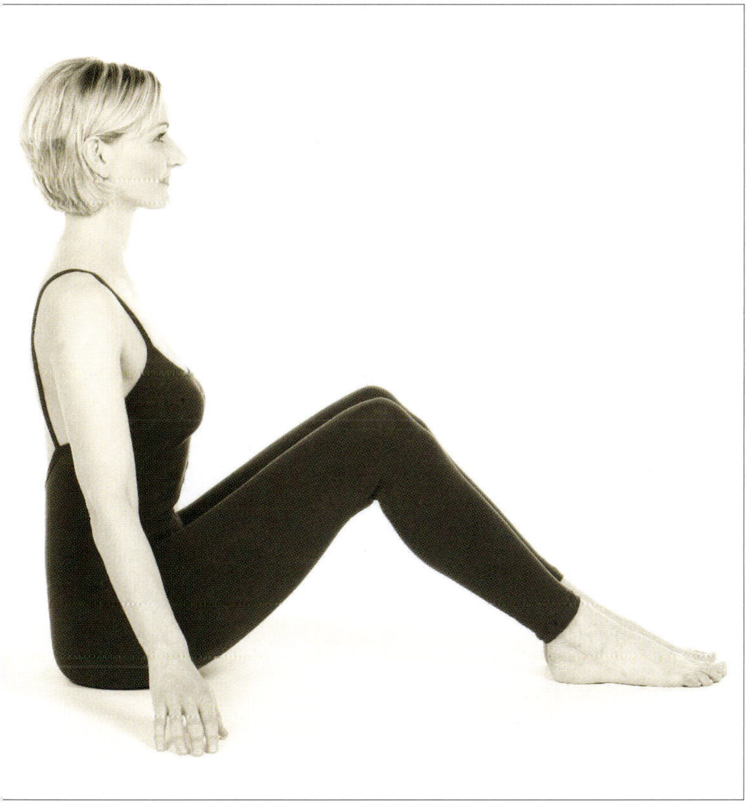

Korrekte Ausführung

- Sie spüren das Gewicht des Oberkörpers auf beiden Sitzbeinhöckern.
- Das Becken ist in neutraler Stellung ausgerichtet, das heißt, beide Hüftknochen zeigen geradeaus nach vorn.
- Der Schultergürtel befindet sich genau über dem Becken, das Brustbein zeigt nach vorn.
- Das Dekolleté ist weit geöffnet, die Schultergelenke ziehen nach außen.
- Die Schultern fallen locker und entspannt nach unten.
- Der Nacken ist lang, der Kopf „ruht“ auf dem oberen Ende der Wirbelsäule.
- Strecken Sie die Wirbelsäule aus.
- Die Beine sind parallel zueinander aufgestellt, die Knie zeigen über die Fußspitzen.

GUT ZU WISSEN

Stellen Sie sich einmal vor, Ihre Sitzbeinhöcker wären kleine Füße, die Ihren Rumpf tragen. Sie können mit ihnen gehen, in dem Sie einen „Fuß“ vor den anderen setzen und sich so mit kleinen Hüftschwüngen vorwärts bewegen.

Grundübung: Seitenlage

Die Seitenlage ist eine ziemlich ungewohnte Position, die wir in Alltagsbewegungen eher selten ausführen. Trotzdem sind Übungen in dieser Perspektive sehr sinnvoll, da sie nicht nur die entsprechende Muskulatur trainieren, sondern auch unsere Körperwahrnehmung schulen. Arm- und Beinpositionen können variieren, man kann sich auf verschiedenste Art und Weise abstützen, wie Sie an den folgenden Übungen erkennen können. In der Seitenlage achten wir auf bestimmte Aspekte:

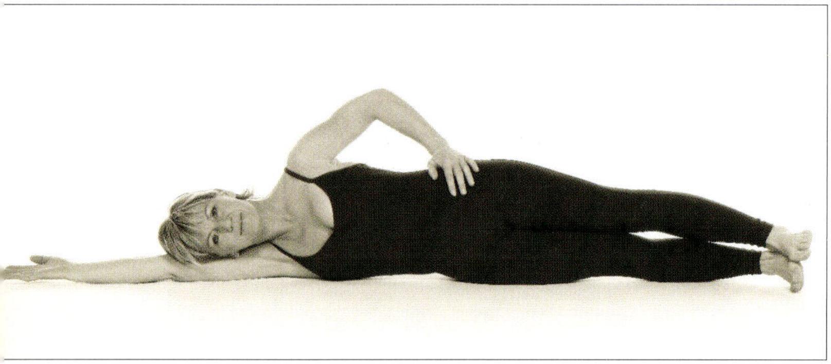

Korrekte Ausführung

- Hinterkopf, Rücken, Kreuzbein und Fersen liegen seitlich auf einer Linie, als lägen wir mit dem Rücken an einer Wand.
- Die Hüftknochen stehen senkrecht übereinander, sodass unsere Taille „aufgebaut", das heißt angespannt ist; eine Art „Luftkissen" liegt seitlich unter der Lendenwirbelsäule.
- Die Schultern liegen in einer Linie übereinander; wir ziehen sie von den Ohren weg in Richtung Becken.
- Der Kopf ruht auf dem ausgestreckten Arm.
- Der Nacken ist lang und entspannt.
- Von vorne betrachtet ist die Wirbelsäule in einer langen geraden Linie ausgerichtet; von oben betrachtet gleicht sie einer doppelten S-Kurve.

Tipp

Sie können Ihre Beine auch beugen, sodass Sie eine größere Unterstützungsfläche am Boden haben. Kommen Sie dafür zunächst in die neutrale Rückenlage mit aufgestellten Beinen und legen Sie sich dann zur Seite.

Grundübung: Bauchlage

In der Bauchlage üben wir Bewegungen aus, die die gesamte hintere Muskelkette kräftigen und die Wirbelsäule strecken. Übungen in dieser Position können sehr anstrengend sein, wenn die Rückenmuskulatur untrainiert und die Wirbelsäule durch Haltungsschwächen gebeugt ist. Verschiedene Armstellungen und Stützpositionen können in solchen Fällen helfen. Wir achten besonders auf folgende Aspekte:

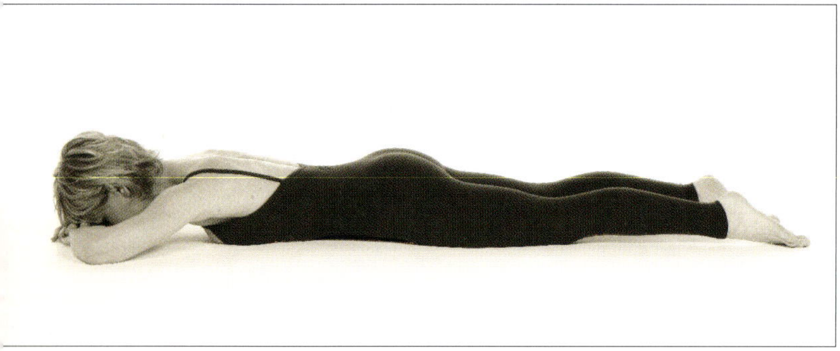

Korrekte Ausführung

- Die Stirn ruht auf den übereinander gelegten Handrücken.
- Der Nacken ist lang und entspannt.

- Die Schulterblätter ziehen sanft in Richtung Becken.
- Wir ziehen den Bauch ein, sodass die Bauchdecke sich in Richtung Rücken bewegt und die Lendenwirbelsäule stützt.
- Wir halten die Beine locker parallel zueinander; sie können auch nach außen gedreht werden.

Tipp

Atmen Sie in der Bauchlage bewusst in den hinteren, unteren Rippenbogen ein. Wenn Sie sich beim Ausatmen auf das Schließen der vorderen Rippen und das Anheben der tiefen Bauchmuskeln konzentrieren, spüren Sie eine wohltuende Entspannung in den Muskeln rechts und links von der Lendenwirbelsäule. So können Sie Verspannungen lösen.

Grundübung: Vierfüßler-Stand

Diese Position eignet sich sehr gut zur Stabilisierung des Rumpfes in der Stützposition. Bauch- und Rückenmuskeln werden hierbei gleichermaßen gekräftigt. Stützübungen mit Fokus auf der Schultergürtelorganisation verbessern unsere Haltung und damit auch unsere Ausstrahlung. Wenn Arme und Beine aus dieser Position weggestreckt und heran gezogen werden, schulen wir damit isolierte Bewegungen in Schulter- und Hüftgelenken. Besonders ist dann auf das Prinzip „Gewichtsverlagerung und Alignment" zu achten. Wichtig sind weiterhin folgende Details:

Korrekte Ausführung

- Die natürliche doppelte S-Kurve der Wirbelsäule bleibt bestehen.
- Der Hinterkopf, die Brustwirbelsäule und das Kreuzbein berühren einen imaginären Stab, der auf dem Rücken liegt.
- Das Becken ist so ausgerichtet, dass wir eine Teetasse auf dem Kreuzbein balancieren könnten, sie würde nicht abrutschen.
- Das Brustbein wird Richtung Wirbelsäule gehoben, als wollten wir es von vorn zwischen die Schulterblätter ziehen.
- Die Handballen befinden sich genau senkrecht, unter den Schultergelenken, die Knie stehen genau unter den Hüftgelenken. Wir bauen also ein Rechteck mit unserem Rumpf und unseren Gliedmaßen.
- Richten Sie Ihren Blick auf den Boden. Der Kopf zieht sich lang aus dem Brustkorb heraus und wird nur so weit angehoben, dass der Nacken „faltenfrei" bleibt.

Tipp

Wenn Ihnen in dieser Position die Handgelenke schmerzen, dann stützen Sie sich zunächst mit den Unterarmen am Boden ab.

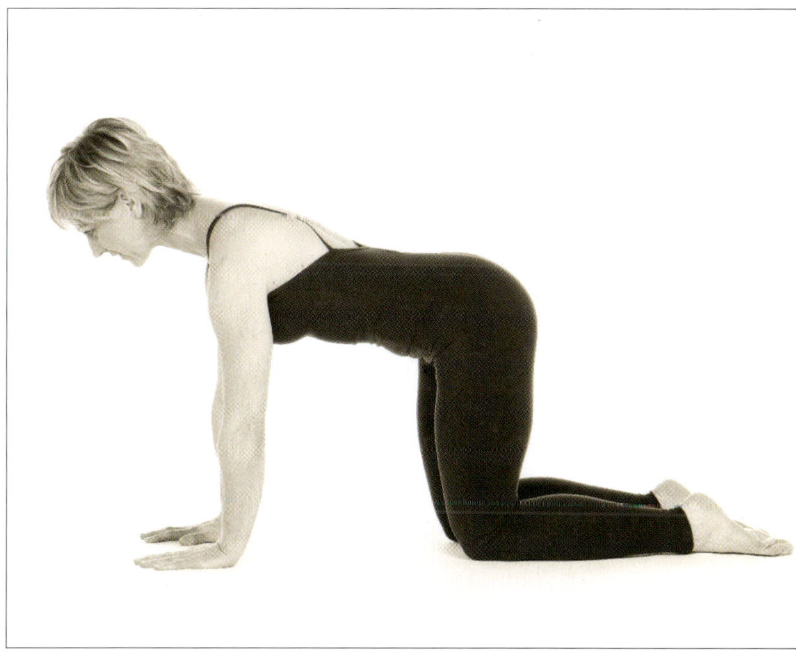

Grundübung: Stand

Wir können unser Workout auch im Stand beginnen. Das ruhige und konzentrierte „Ankommen“ fällt uns zu Beginn einer Stunde im Stehen leichter, da es einen sanften Übergang zum konzentrierten Training ermöglicht. Wir können einige Atemübungen ausführen, die wir später liegend oder sitzend wiederholen. Wir lenken unsere Aufmerksamkeit auf eine korrekte Körperhaltung als Vorbereitung auf Balance-Übungen. Im Stand orientieren wir uns an folgenden Anhaltspunkten:

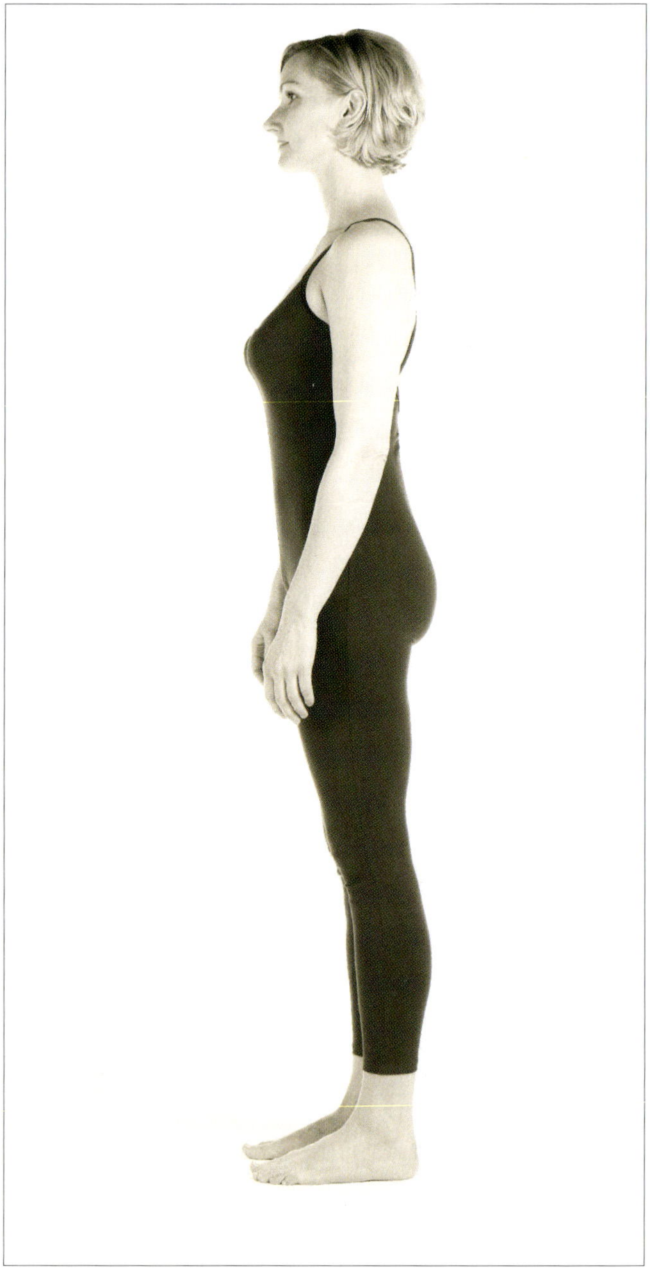

Korrekte Ausführung

- Die Füße stehen parallel zueinander und fußbreit voneinander entfernt; die Zehen zeigen nach vorne.
- Die Fersen stehen in einer Linie unter den Sitzbeinhöckern. Die Beine sind lang gestreckt, ohne Spannung in den Oberschenkeln.
- Die Kniescheiben zeigen in Richtung der Zehen.
- Das Becken ist neutral ausgerichtet, sodass beide Hüftknochen nach vorne zeigen; Steißbein und Sitzbeinhöcker zeigen zum Boden.
- Der Schultergürtel befindet sich über dem Becken, sodass Hüft- und Schultergelenke auf zwei senkrecht verlaufenden Linien ruhen.
- Die Arme hängen locker nach unten. Schultergelenke, Ellbogen und Handgelenke befinden sich in einer Linie.
- Der Kopf ruht auf der Wirbelsäule, die in einer langen, natürlichen doppelten S-Kurve (Kurve in der Lenden- und in der Halswirbelsäule) vom obersten Halswirbel bis zum Steißbein verläuft.

Tipp

Ihre Sitzbeinhöcker finden Sie, wenn Sie beide Hände seitlich unter das Gesäß legen. Tasten Sie nach den spitzen, knöchernen „Höckern“ rechts und links vor Ihrem Steißbein. Sie liegen handbreit auseinander und sind über die tiefen Beckenbodenmuskeln miteinander verbunden.

Pilates Bodymotion Basis-Übungen

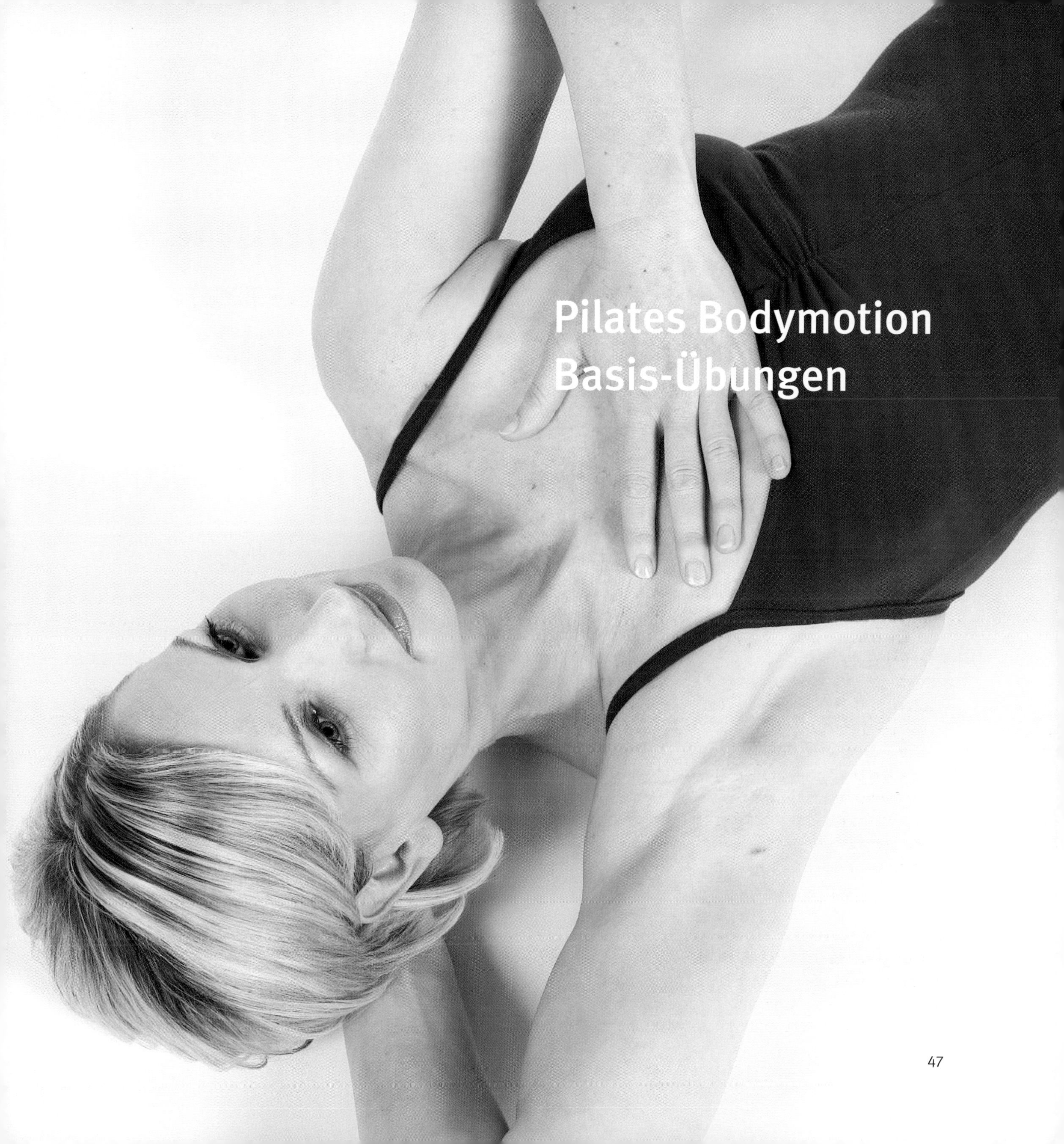

Midback Breathing

Atmung, Zentrierung, Bewegungslänge und -weite, Entspannung und Lockerheit, Schultergürtelorganisation.

Diese Übung schult das bewusste Ein- und Ausatmen, wobei der Rippenbogen sich öffnet und schließt. Der Brustkorb und die Brustwirbelsäule werden mobilisiert und die tiefen Bauchmuskeln aktiviert.

Korrekte Ausführung

- Atmen Sie durch die Nase ein, der Atem fließt in den seitlichen Brustkorb und in den mittleren Rücken.
- Die Schultern bleiben beim Einatmen locker.
- Entspannte Gesichts-, Nacken- und Schultermuskulatur.
- Die Länge der Wirbelsäule beibehalten.
- Der Scheitel des Kopfs zieht nach oben, während das Steißbein in Richtung Boden sinkt.
- Der Rippenbogen öffnet sich beim Einatmen nach links und rechts.
- Der Rippenbogen zieht sich beim Ausatmen wieder zusammen.
- Beim Ausatmen senken sich die Schulterblätter in Richtung Becken.
- Das Brustbein sinkt beim Ausatmen sanft nach unten und entspannt.
- Ziehen Sie die Bauchdecke ein in Richtung Wirbelsäule.
- Die natürliche doppelte S-Kurve in der Wirbelsäule und die neutrale Beckenposition beibehalten.
- Beide Sitzbeinhöcker sind in Kontakt mit dem Boden.

Modifikation

Diese Übung kann erleichtert werden, indem man sie auf einem Stuhl oder großen Sitzball ausführt.

Ein um den Brustkorb gelegtes Stretchband, ein Handtuch oder ein Schal verleiht Ihnen durch den sanften Widerstand ein besseres Gespür für die Bewegung des Brustkorbs.

Die Übung kann in die verschiedenen Grundpositionen einfließen, und auch überall im Alltag kann ein kleines „Workout“ stattfinden: im Stehen an der Bushaltestelle, beim Spazierengehen mit dem Hund oder vor dem Einschlafen in der Seitenlage.

BILDLICHE VORSTELLUNG

- Stellen Sie sich eine Ziehharmonika vor, wenn Sie ein- und ausatmen.
- Stellen Sie sich vor, dass Ihr Nabel beim Ausatmen die Wirbelsäule berühren möchte.
- Stellen Sie sich vor, die Bauchmuskeln ziehen in die Länge, Weite und Tiefe.
- Stellen Sie sich vor, ein Stein fällt ins Wasser, und die Wellen verströmen in alle Richtungen.
- Stellen Sie sich einen Trichter vor, wie er sich vom Brustkorb abwärts verjüngt.
- Stellen Sie sich eine Wespentaille vor.

Tipp

Öffnen Sie beim Ausatmen den Mund, sodass Sie ein „höhliges“ Ausatmungsgeräusch von sich geben. Die verbrauchte Luft kann ungebremst entweichen, und durch die tiefe und forcierte Ausatmung können Sie Ihr Körperzentrum perfekt aktivieren. Weiterhin ist eine entspannte Kiefermuskulatur eine bedeutende Voraussetzung für einen lockeren und entspannten Schultergürtel.

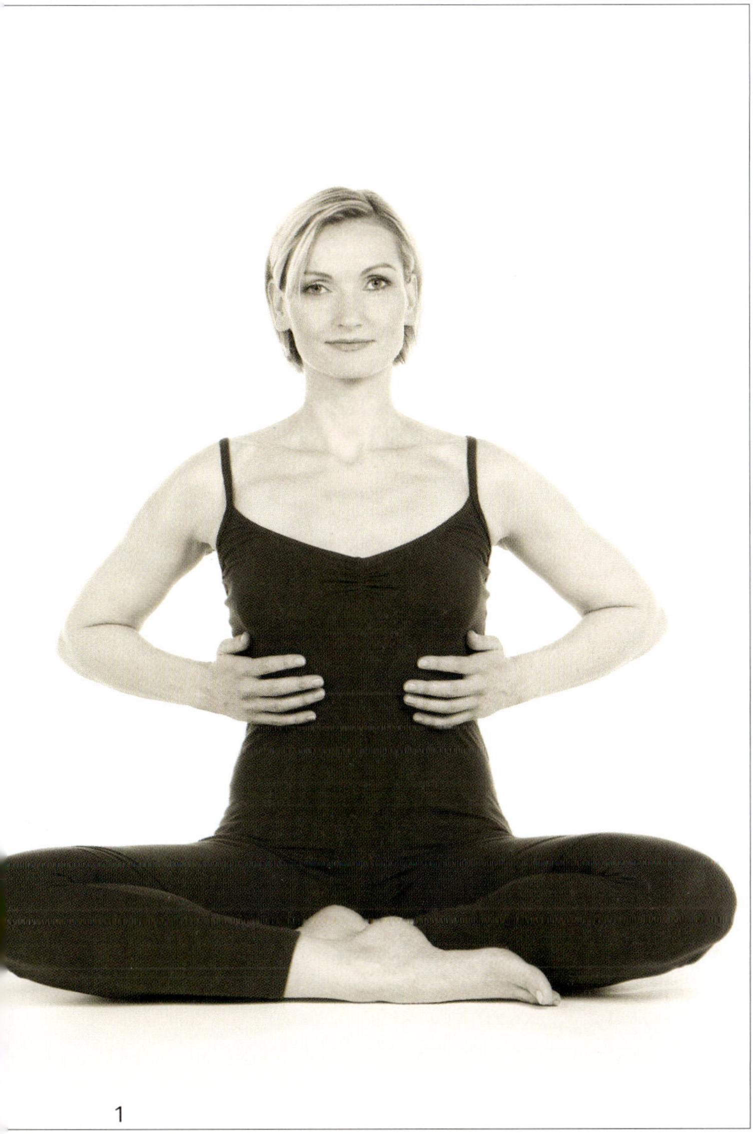

1

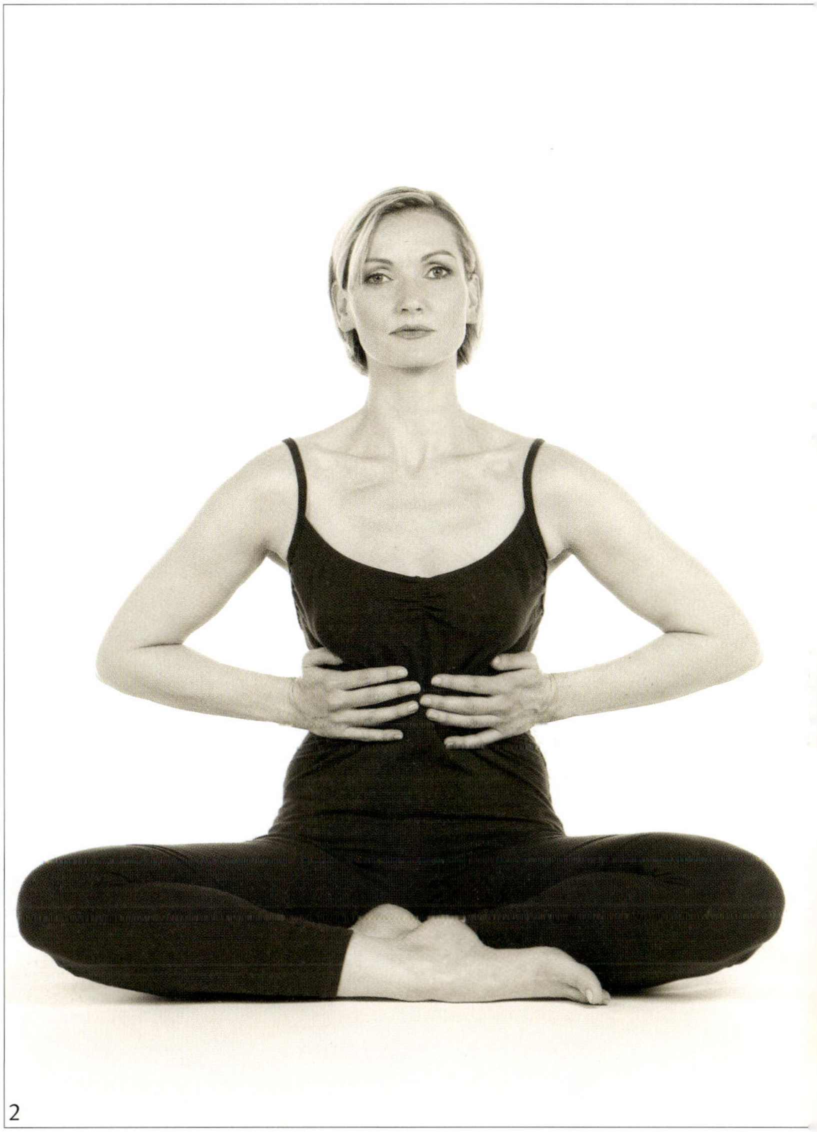

2

1. Durch die Nase einatmen und den Atem bis in den mittleren Rücken fließen lassen. Der Brustkorb weitet sich, und der Rippenbogen öffnet sich zu den Seiten hin.

2. Mit dem Ausatmen durch den Mund die Bauchdecke aktiv zum Rücken ziehen. Sich auf das Zusammenziehen des unteren Rippenbogens konzentrieren, bei gleichzeitiger Entspannung des Nackens und des Schultergürtels. Mit jedem weiteren Atemzug bleibt die Bauchdecke flach. Wiederholung bis zu achtmal.

Low Abs I bis III

Zentrierung, Atmung, Bewegungslänge und -weite, Lockerheit und Entspannung.

Diese Übung fördert das Bewusstsein für die natürliche Kurve der Lendenwirbelsäule, zugleich kräftigt sie die Bauchmuskulatur, vor allem den tief liegenden M. iliopsoas. Der gesamte Rumpf wird stabilisiert, und die Hüftgelenke werden durch die isolierte Beinbewegung mobilisiert.

Korrekte Ausführung

- Natürliche S-Kurve in der Wirbelsäule und neutrale Beckenposition beibehalten.
- Länge in der Wirbelsäule.
- Die Füße lösen sich erst vom Boden, wenn das Körperzentrum über das Ausatmen kraftvoll aufgebaut ist.
- Die Bauchdecke spannt sich an und zieht sich zusammen in Richtung Wirbelsäule.
- Entspannte Gesichts-, Nacken- und Schultermuskulatur.
- Die Oberschenkelmuskulatur bleibt ganz locker und entspannt.
- Die Knie gleiten auf einem Viertel Kreisabschnitt bis über die Hüfte und zurück.
- Der Rumpf bleibt stabil und unbewegt.
- Fließende Beinbewegungen.

Modifikation

Wenn wir die Füße auf eine erhöhte Unterlage stellen, z. B. auf einen Hocker oder auf mehrere dicke Bücher, wird der Abstand zum Boden geringer und die Übung leichter. Noch leichter wird es, wenn wir die Füße so gegen eine Wand stellen, dass die Beine rechtwinklig ausgerichtet sind.

Tipp

Bei dieser Übung stellen wir die Zentrierung in den Vordergrund. Lassen Sie sich mit der Beinbewegung Zeit: Nutzen Sie zwei Drittel der Ausatmung, um mit den tiefen Bauchmuskeln die Lendenwirbelsäule erst in ihrer neutralen Form zu stabilisieren. Zum Ende der Ausatmung folgt isoliert die Beinbewegung.

BILDLICHE VORSTELLUNG

- Ihre Knie werden durch Marionettenfäden bewegt.
- Stellen Sie sich vor, Ihr Steißbein drängt sich nach vorne und der Scheitel nach hinten.
- Stellen Sie sich ein kleines Luftkissen unter Ihrer Lendenwirbelsäule vor.
- Stellen Sie sich vor, eine Wasserwelle fließt unter Ihrem Oberschenkel und hebt die Beine sanft an.
- Stellen Sie sich vor, Ihr Nabel berührt die Wirbelsäule.
- Ihr Knie zieht den Oberschenkel sanft aus der Hüfte heraus, während Ihr Kreuzbein in der Matte Wurzeln schlägt.
- Ihre Oberschenkelknochen bewegen sich im Hüftgelenk, wie eine Tür, die sich in einem Scharniergelenk öffnet und schließt.

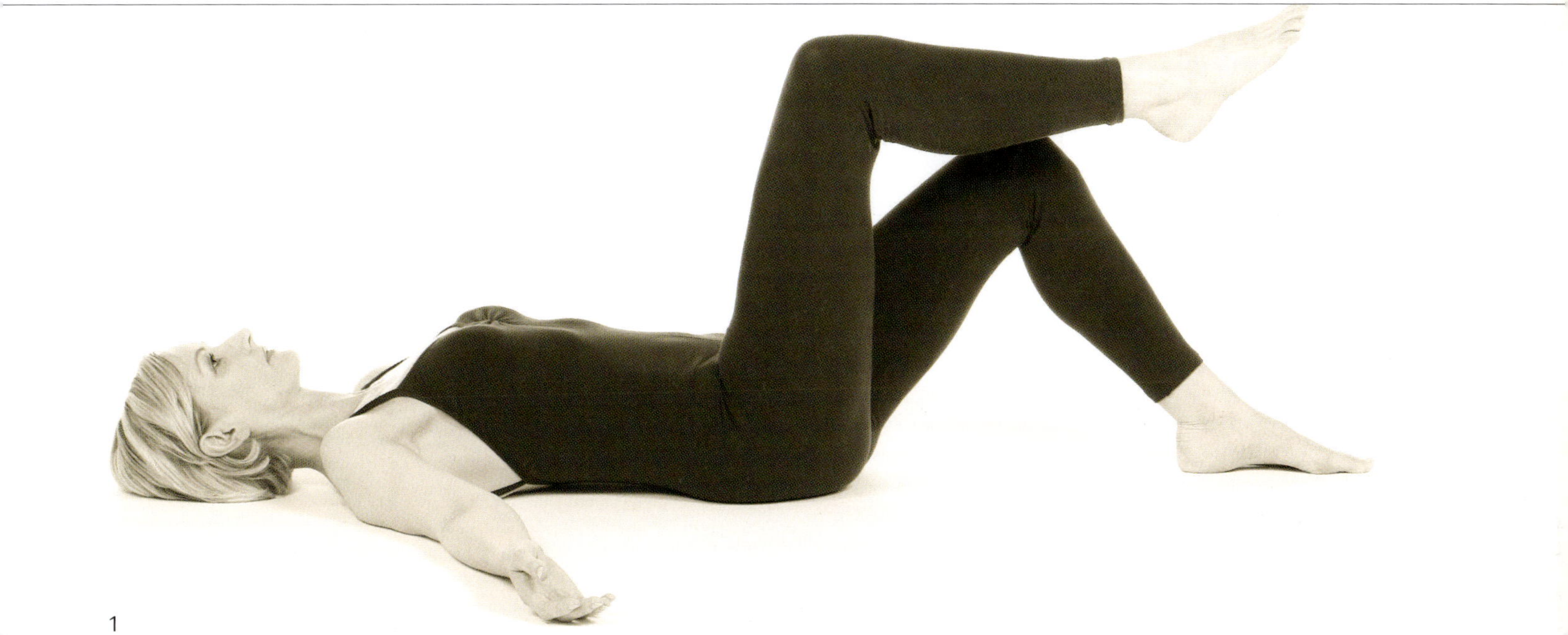

1

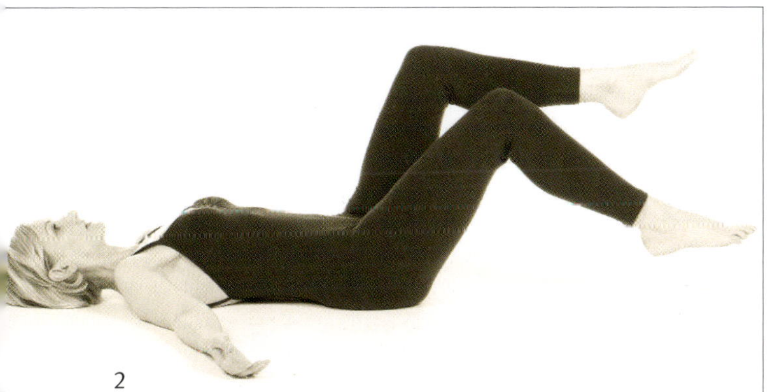

2

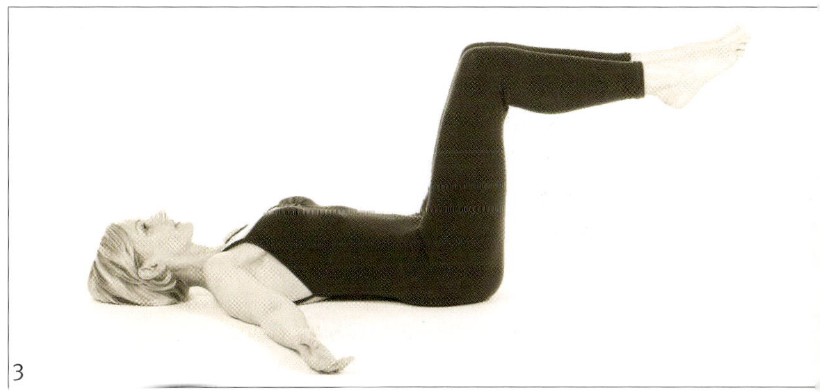

3

Low Abs I, Ausgangsstellung: Sie liegen in neutraler Rückenlage, die Beine sind aufgestellt, sodass sich die Fersen auf einer gedachten Linie zu den Sitzbeinhöckern befinden. Atmen Sie in den seitlichen Brustkorb ein.

1. Mit dem Ausatmen ziehen Sie den Bauch nach innen und heben Sie dann ein gebeugtes Bein in Richtung Oberkörper bis über die Hüfte. Atmen Sie erneut ein, und lassen Sie das Bein mit dem Ausatmen wieder in die Ausgangsstellung sinken. Wiederholen Sie die Übung im Wechsel von rechts und links drei- bis viermal.

Low Abs II, Ausgangsstellung wie oben:

2. Mit dem Ausatmen heben Sie ein Knie nach dem anderen bis über die Hüfte. Atmen Sie erneut ein. Mit dem Ausatmen führen Sie die Füße nacheinander wieder locker zum Boden in die Ausgangsposition. Wiederholen Sie, mal mit links beginnend, mal mit rechts, jeweils drei- bis viermal.

Low Abs III, Ausgangsstellung wie oben: Atmen Sie in den seitlichen Brustkorb ein.

3. Mit dem Ausatmen heben Sie beide Knie gleichzeitig bis über die Hüften. Atmen Sie erneut ein, mit dem Ausatmen sinken beide Beine wieder gleichzeitig zurück in die Ausgangsposition. Wiederholen Sie die Übung drei- bis viermal.

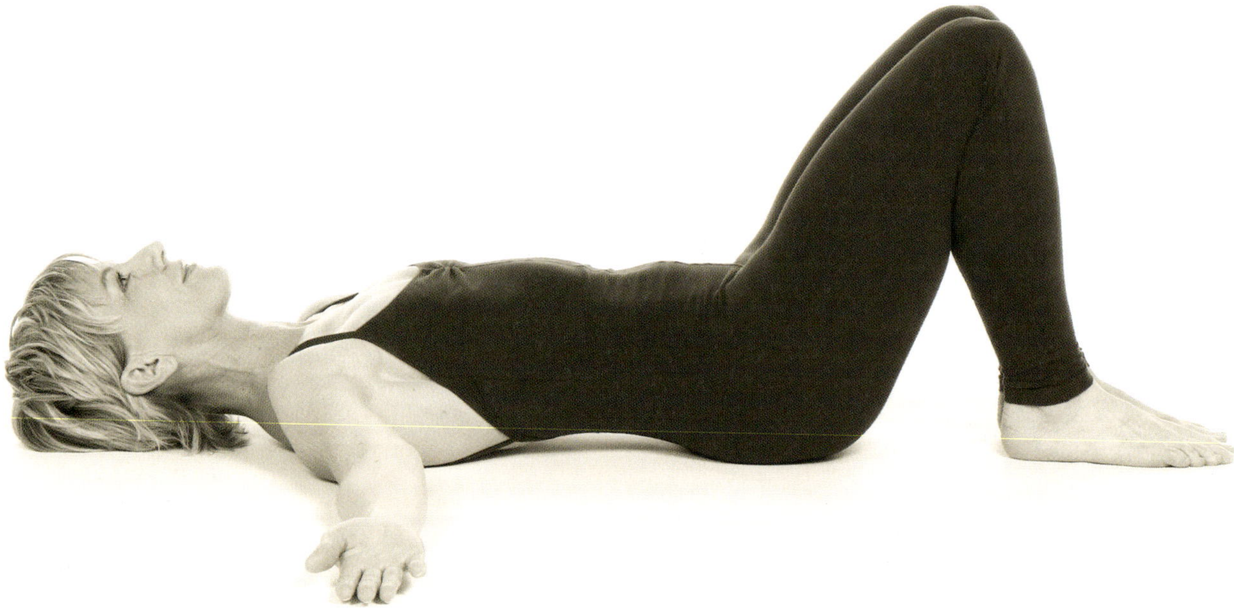

1

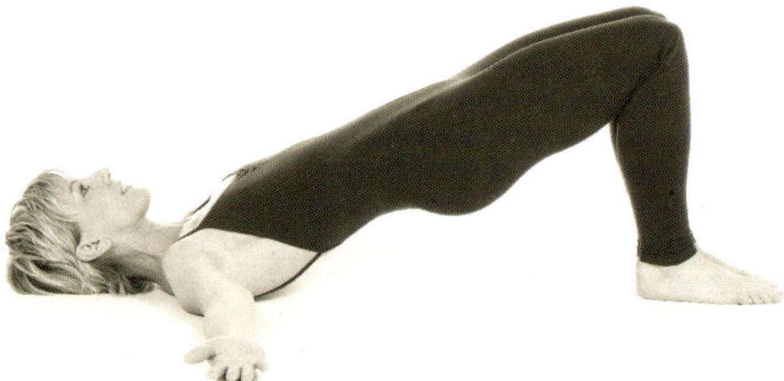

2

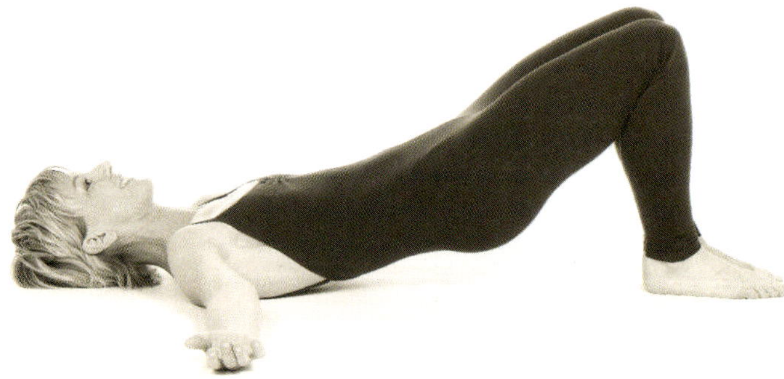

3

1. Rückenlage mit aufgestellten Füßen, nah am Gesäß. Atmen Sie zur Vorbereitung in den seitlichen Brustkorb ein.

Mit dem Ausatmen aktivieren Sie den Beckenboden, ziehen die Bauchdecke zur Wirbelsäule und rollen, mit dem Steißbein beginnend, den Rücken Wirbel für Wirbel vom Boden auf.

2. Sie spüren das Gewicht Ihres Körpers auf den Schulterblättern und den Füßen. Atmen Sie erneut ein. Mit dem Ausatmen lassen Sie dann das Brustbein in Richtung Matte sinken.

3. Rollen Sie den Rücken wieder Wirbel für Wirbel auf den Boden zurück, und wiederholen Sie die Übung zwei- bis dreimal.

Bridging

Gelenkartikulation, Atmung, Zentrierung, Alignment und Gewichtsverlagerung, Bewegungslänge und -weite.

Beim Bridging wird die Wirbelsäule durch das schrittweise Auf- und Abrollen der einzelnen Wirbelkörper optimal mobilisiert und gestreckt. Bei guter Konzentration auf die Bewegung entdecken wir, dass wir die einzelnen Wirbelkörper unabhängig voneinander bewegen können.

Korrekte Ausführung

- Fußgelenke, Knie und Hüftgelenke in einer Linie halten (Parallele Alignment der Beine).
- Die Knie ziehen in Richtung der Zehen.
- Entspannung der Gesäßmuskeln und, wenn möglich, der Beinrückseiten.
- Entspannung von Nacken und Schultergürtel.
- Das Aufrollen einleiten, indem Sie die Sitzbeinhöcker zu den Kniekehlen gezogen werden.
- Die einzelnen Wirbel unabhängig voneinander bewegen.
- Nur so weit nach oben aufrollen, wie man die Rippen ausatmend zusammen und nach unten zum Becken ziehen kann (Rippen-Becken-Integration).
- Die tiefen Bauchmuskeln bleiben aktiviert.
- Das Abrollen durch das Sinken des Brustbeines einleiten.

Modifikation

Ein Partner, der uns ein Handtuch um das Becken schlingt, nimmt uns beim Auf- und Abrollen das Gewicht des Beckens ab; zugleich entspannen wir die Rückenmuskulatur besser.

Wir können die Wirbelsäule noch intensiver mobilisieren, wenn wir das Handtuch in unterschiedlichen Höhenlagen zusätzlich zur Seite hin- und herschieben (Translation) bzw. in einem Stufenmuster auf- und abrollen.

BILDLICHE VORSTELLUNG

- Stellen Sie sich eine Perlenkette vor, die aus einer Schatulle genommen wird. Die einzelnen Perlen verlassen nacheinander den Boden.
- Beim Abrollen stellen Sie sich vor, mit jedem einzelnen Wirbel eine Weintraube zu zerdrücken.
- Stellen Sie sich vor, die einzelnen Wirbel wären durch Gummibänder miteinander verbunden. Bevor Sie einen Wirbel ablegen, ziehen Sie das Band noch ein wenig mehr in die Länge.

Tipp

Wenn Sie ein starkes Hohlkreuz mit Verspannungen haben, profitieren Sie von dieser Übung. Die Beugung im Lendenwirbelbereich wird durch eine Aktivierung der tief liegenden Bauchmuskeln ermöglicht. Die Rückenstreckmuskulatur lernt, sich zu verlängern und zu entspannen. Das tut gut!

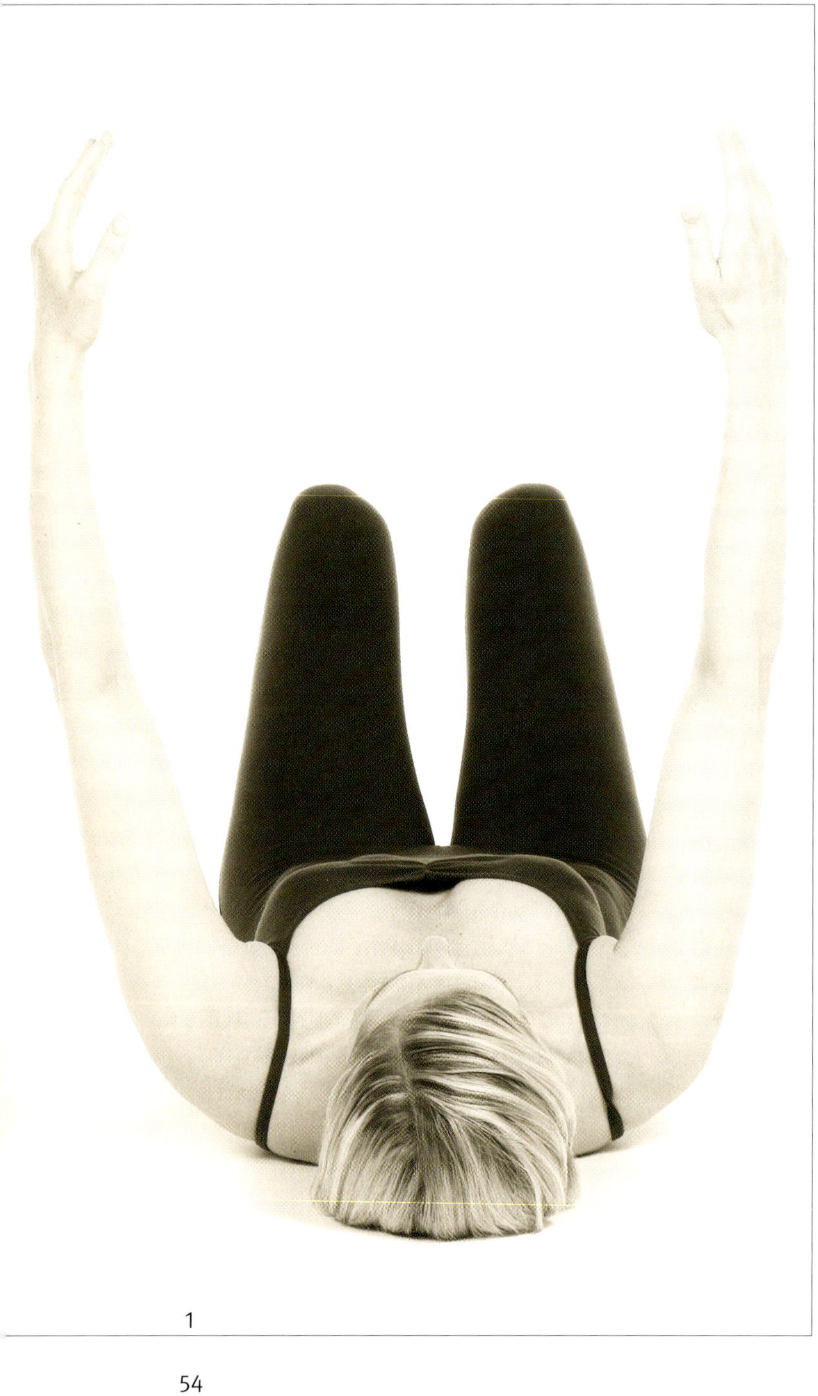

1

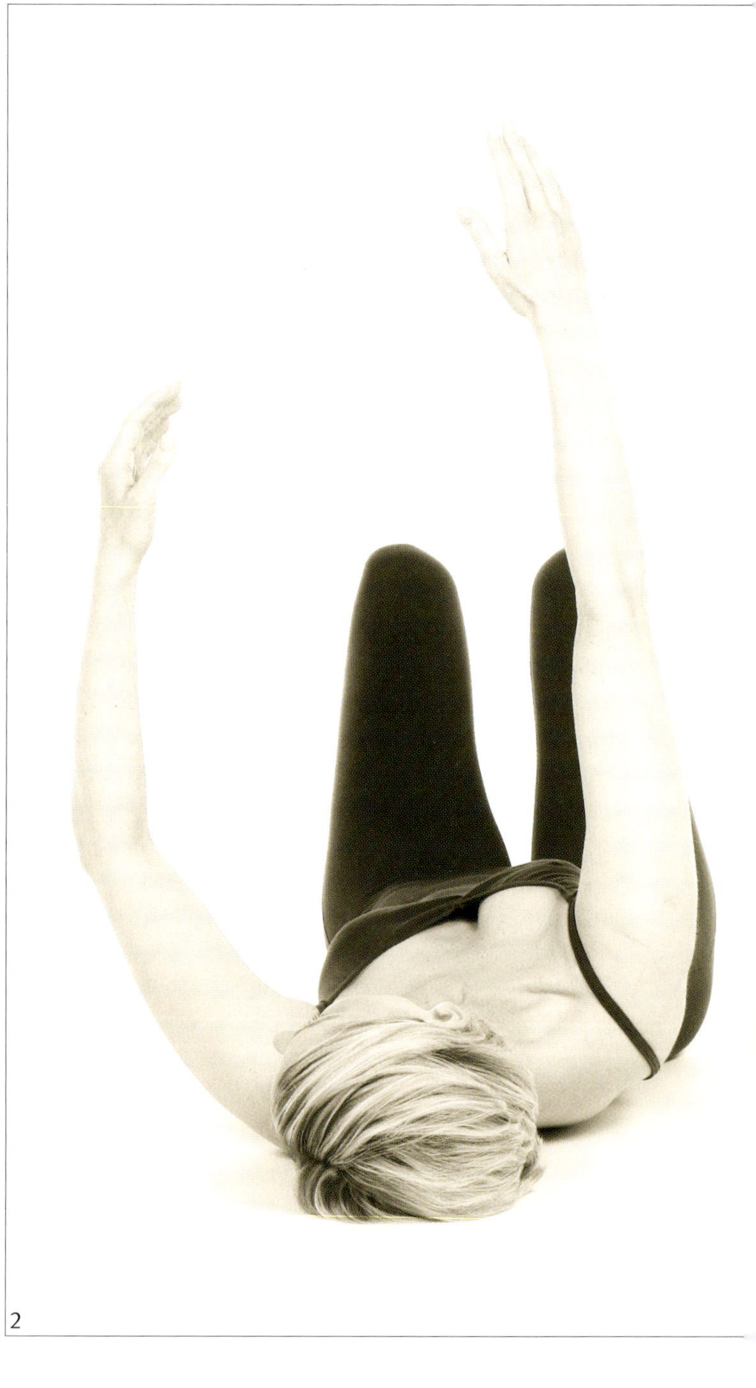

2

Puppet Arms

Schultergürtelorganisation, Lockerheit und Entspannung, Atmung, Bewegungslänge und -weite.

Diese Übung ist wunderbar geeignet, einen verspannten Hals und Nacken zu lockern und den gesamten Schultergürtel zu mobilisieren. Hierbei geht es darum, die Schwerkraft zu nutzen und das Gewicht der Schultern an den Boden abzugeben.

Korrekte Ausführung

- Entspannter Körper, insbesondere die Muskulatur im Gesicht, im Nacken und in den Schultern.
- Großer Abstand zwischen Schultern und Ohren.
- Der Arm zieht bis zum Ende des Einatmens nach oben und hebt dabei das Schulterblatt vom Boden ab.
- Lassen Sie das Schulterblatt ausatmend wieder in die Ausgangsstellung zurückfallen.
- Der Kopf rollt bei entspannter Nackenmuskulatur sanft zur Seite.

Modifikation

Ein kleines unter den Kopf gelegtes Kissen macht die Übung entspannender und weicher. Legen Sie ein großes, eng gerolltes Badehandtuch unter Ihren Kopf und die Wirbelsäule, dann haben Sie noch mehr Bewegungsfreiheit im Schultergürtel.

Tipp

Lassen Sie Ihren Arm von einem Partner wie von einem Marionettenspieler sanft bewegen. Wenn Sie entspannen und Ihre Muskeln locker lassen, werden Sie staunen, welche Bewegungsmöglichkeiten Sie in Ihrem Schultergelenk entdecken.

BILDLICHE VORSTELLUNG

- Stellen Sie sich vor, dass ein Marionettenfaden an Ihrer Hand befestigt ist, dann abgeschnitten wird und die Schulter anschließend auf den Boden zurückfällt.
- Stellen Sie sich vor, Ihr Arm wird an diesem Marionettenfaden nach oben zur Decke gezogen.
- Stellen Sie sich vor, Ihre Schulterblätter rutschen hinten am Brustkorb entlang bis nach unten in die Hosentaschen.

1. In der neutralen Rückenlage sind beide Arme zur Decke angehoben. Mit dem Einatmen strecken Sie einen Arm nach oben …

2. … bis das Schulterblatt komplett von der Unterlage abhebt und der Kopf locker auf die Seite rollt. Mit dem Ausatmen lassen Sie die Schultern zum Boden zurückfallen (plumpsen), wobei der Arm gehoben und locker im Schultergelenk gehalten wird.

Arm Circles

Schultergürtelorganisation, Atmung, Bewegungslänge und -weite, Zentrierung, Lockerheit und Entspannung.

Die Arm Circles stabilisieren den Schultergürtel und kräftigen die obere Rückenmuskulatur. Durch die kreisenden Bewegungen werden gleichzeitig die Schultergelenke mobilisiert. Da die Bewegung durch die in Richtung Becken ziehenden Schulterblätter initiiert wird, verringert sich die Spannung in der Nackenmuskulatur.

Korrekte Ausführung

- Nutzen Sie die Ausatmung, um die Schulterblätter bewusst in Richtung Becken zu ziehen und die Arme anzuheben.
- Die Arme sind entspannt, fühlen sich locker und lang an.
- Der Nacken bleibt lang und entspannt, das Kinn befindet sich in einer Linie zum Brustbein.
- Den Rippenbogen integrieren; vgl. Prinzip Zentrierung!
- Den Brustkorb in den Boden sinken lassen, sodass er ganz aufliegt.
- Die Arme beschreiben große Halbkreise.

Modifikation

Bei Blockaden und Verspannungen im Schultergürtel und im Nackenbereich können der Kopf und der obere Rücken auf ein Kissen gelegt werden. Vor allem, wenn Sie einen Rundrücken haben, kann dies eine sehr geeignete Hilfestellung sein. Auch eine eingeschränkte Beweglichkeit in den Schultergelenken kann durch das Beugen der Ellenbogen überwunden werden.

Um die Koordinationsfähigkeit zu steigern, können Armkreise sehr gut mit dem „Bridging“ kombiniert werden.

Tipp

Lassen Sie sich Zeit: Bewegen Sie Ihre Arme zunächst einmal nur mit der Ausatmung nach oben und nach unten. Konzentrieren Sie sich dabei ganz auf das sanfte Abwärtsgleiten der Schulterblätter vor einer jeden Armbewegung. Spüren Sie Ihrer gelösten Nackenmuskulatur nach.

BILDLICHE VORSTELLUNG

- Stellen Sie sich vor, Sie wollen mit den Armen einen Abdruck im Boden hinterlassen.
- Stellen Sie sich vor, Sie lassen die Schulterblätter in die Hosentaschen gleiten, bevor die Arme sich nach oben oder zur Seite bewegen.
- Malen Sie mit Ihren Fingerspitzen einen bunten Regenbogen an den Horizont.

Variationen

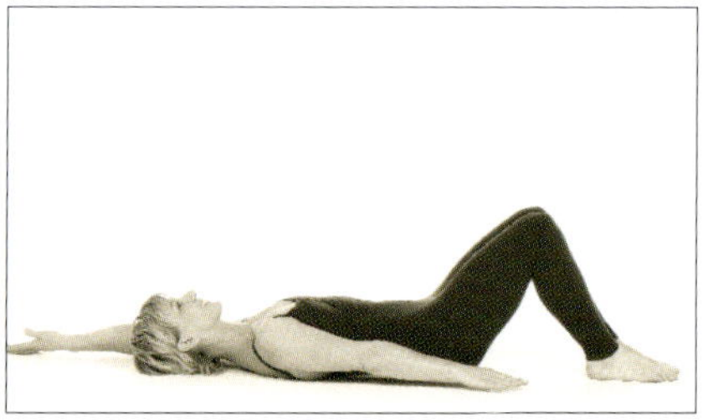

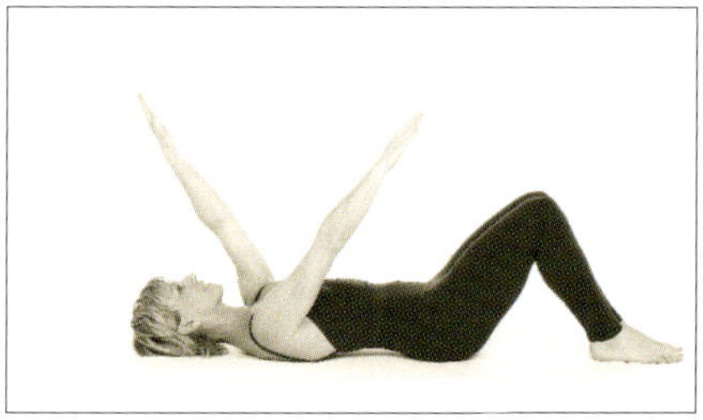

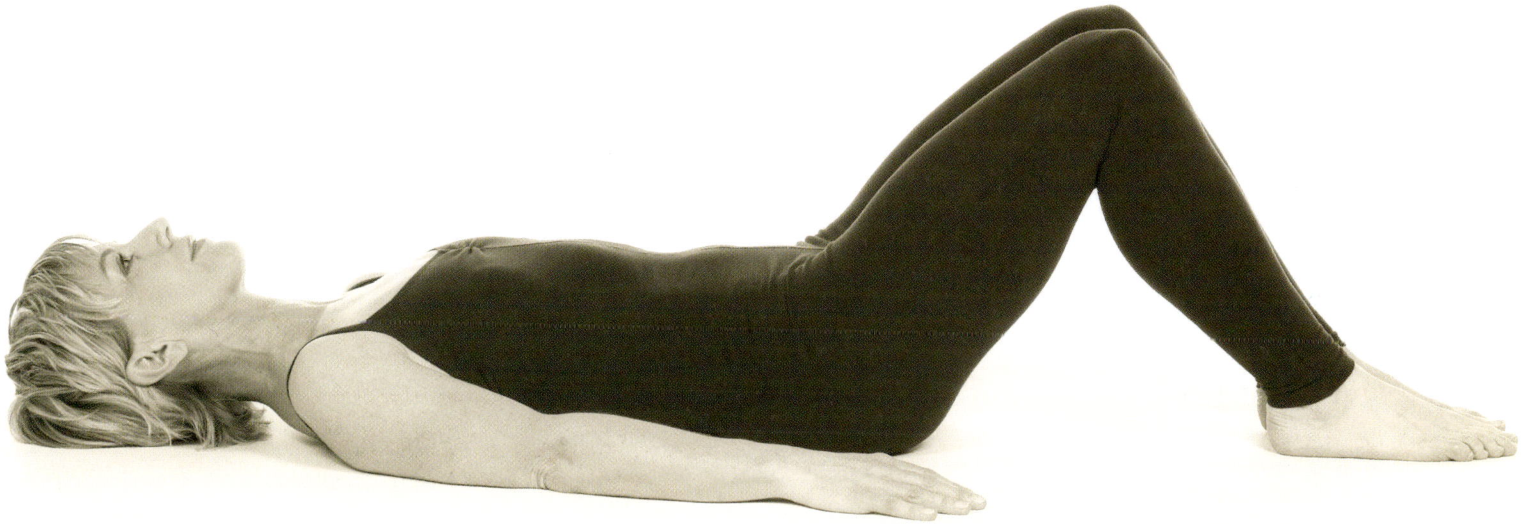

1

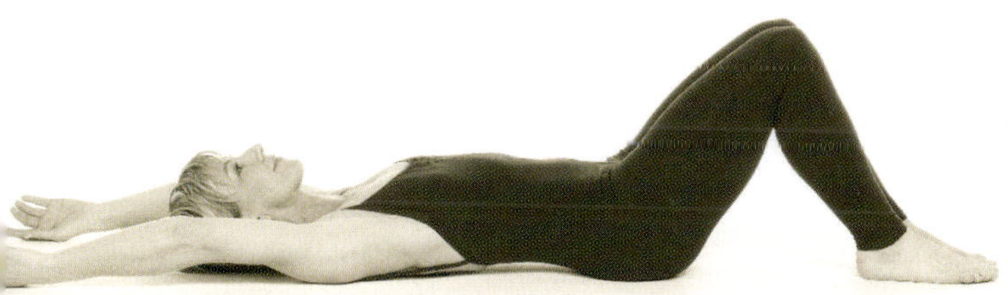

2

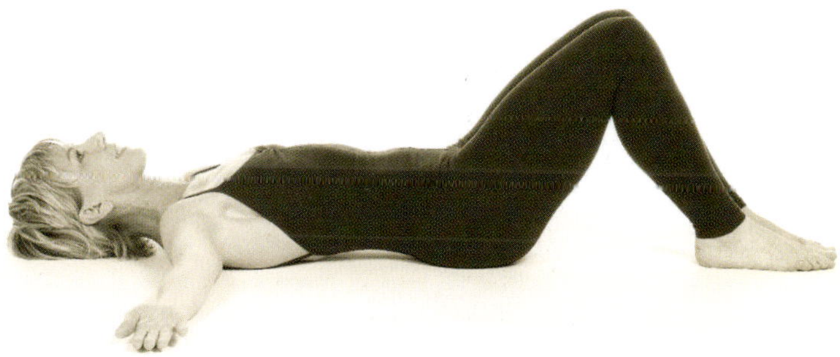

3

1. Atmen Sie zur Vorbereitung in den seitlichen Brustkorb ein.

2. Mit dem Ausatmen ziehen Sie die Schulterblätter in Richtung Becken, heben die Arme und legen sie dann neben dem Kopf ab.

3. Mit dem Einatmen gleiten die Arme in einem seitlichen Halbkreis über den Boden wieder zurück in die Ausgangslage, um mit der Ausatmung neu zu beginnen. Wiederholen Sie die Übung vier- bis sechsmal, und wechseln Sie dann die Richtung des Kreisens.

Rocking

Lockerheit und Entspannung, Bewegungslänge und -weite.

Diese Übung, die eher aus der Feldenkrais-Methode stammt, ist besonders gut geeignet, Gelenke und Muskeln bei Verspannungen und Blockaden im ganzen Körper zu lockern und zu lösen. Die Wirbelsäule wird mobilisiert.

- Spüren Sie die Schwingung vom Becken aus über die Wirbelsäule bis hin zum Kopf.
- Wenn der Kopf nach hinten fällt, fällt das Becken nach vorne in die entgegengesetzte Bewegung, dann umgekehrt.

Korrekte Ausführung

- Durch den sanften Druck auf die Fußsohlen schaukeln Becken, Wirbelsäule und Kopf vor und zurück.
- Im ganzen Körper locker und gelöst bleiben.
- Das Becken kippt nach vorne und nach hinten. Dabei krümmt sich die Lendenwirbelsäule in ein leichtes Hohlkreuz und flacht im nächsten Augenblick nach unten ab.

Modifikation

Ein Partner kann helfen, indem er seine Hände auf Ihre Oberschenkel legt und das Schaukeln durch sanften, rhythmischen Druck bzw. Loslassen begleitet. So kann diese Übung noch effektiver helfen, zu entspannen. Wird das Becken zusätzlich rhythmisch von links nach rechts geschaukelt, geht eine seitliche Schwingung durch die Wirbelsäule.

BILDLICHE VORSTELLUNG

- Stellen Sie sich Ihr Skelett vor, wie es am Boden liegt und in allen Gelenken klappert.
- Ihr Körper schwingt so mühelos wie die Wellen eines seidenen Tuchs, das über den Boden flattert.
- Stellen Sie sich vor, eine Flüssigkeit schwappt durch Ihren Körper.

Tipp

Gehen Sie während des „Rockings" aufmerksam durch Ihren Körper. Wo können Sie noch mehr lockerlassen? Spüren Sie Ihren entspannten Körperstrukturen nach! „Loslassen" ist hier eine deutliche Herausforderung an die Muskeln.

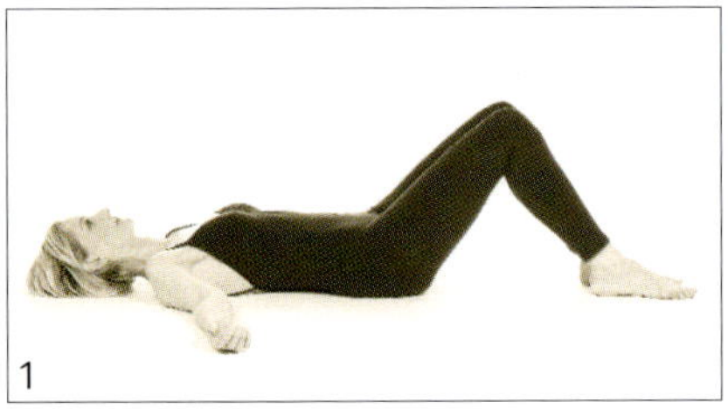
1

1. Atmen Sie ruhig und regelmäßig. Üben Sie eine sanfte Schub- und Druckbewegung auf die Fußsohlen aus, und lassen Sie Ihren Rumpf diesen „schaukelnden" Bewegungen folgen.

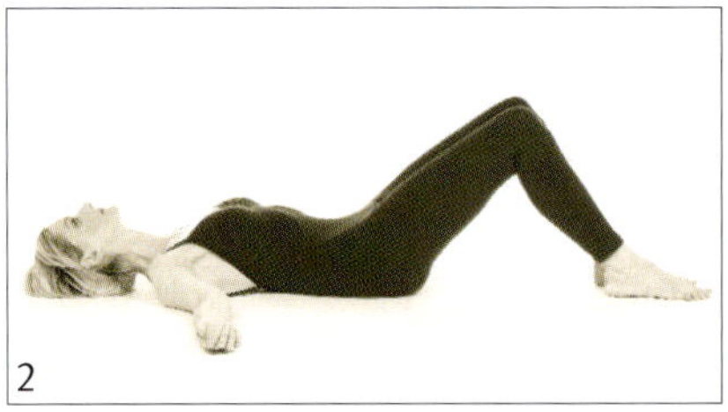
2

2. Das Becken kippt zurück, die Lendenwirbelsäule flacht ab, und der Kopf gleitet in den Nacken.

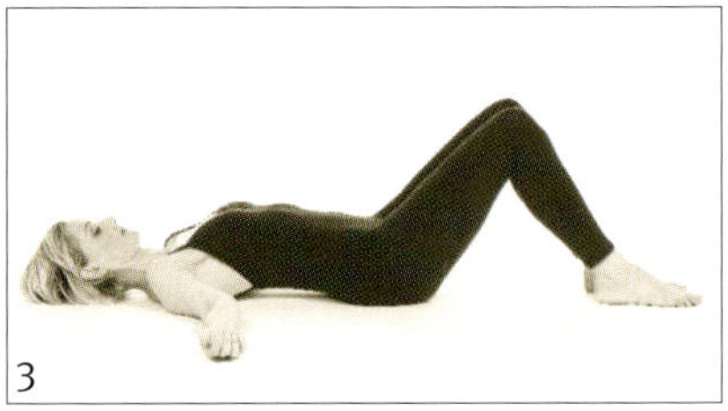
3

3. Im nächsten Augenblick kippt das Becken nach vorn, und die Lendenwirbelsäule krümmt sich in eine Hohlkreuzstellung. Das Kinn gleitet auf den Brustkorb.

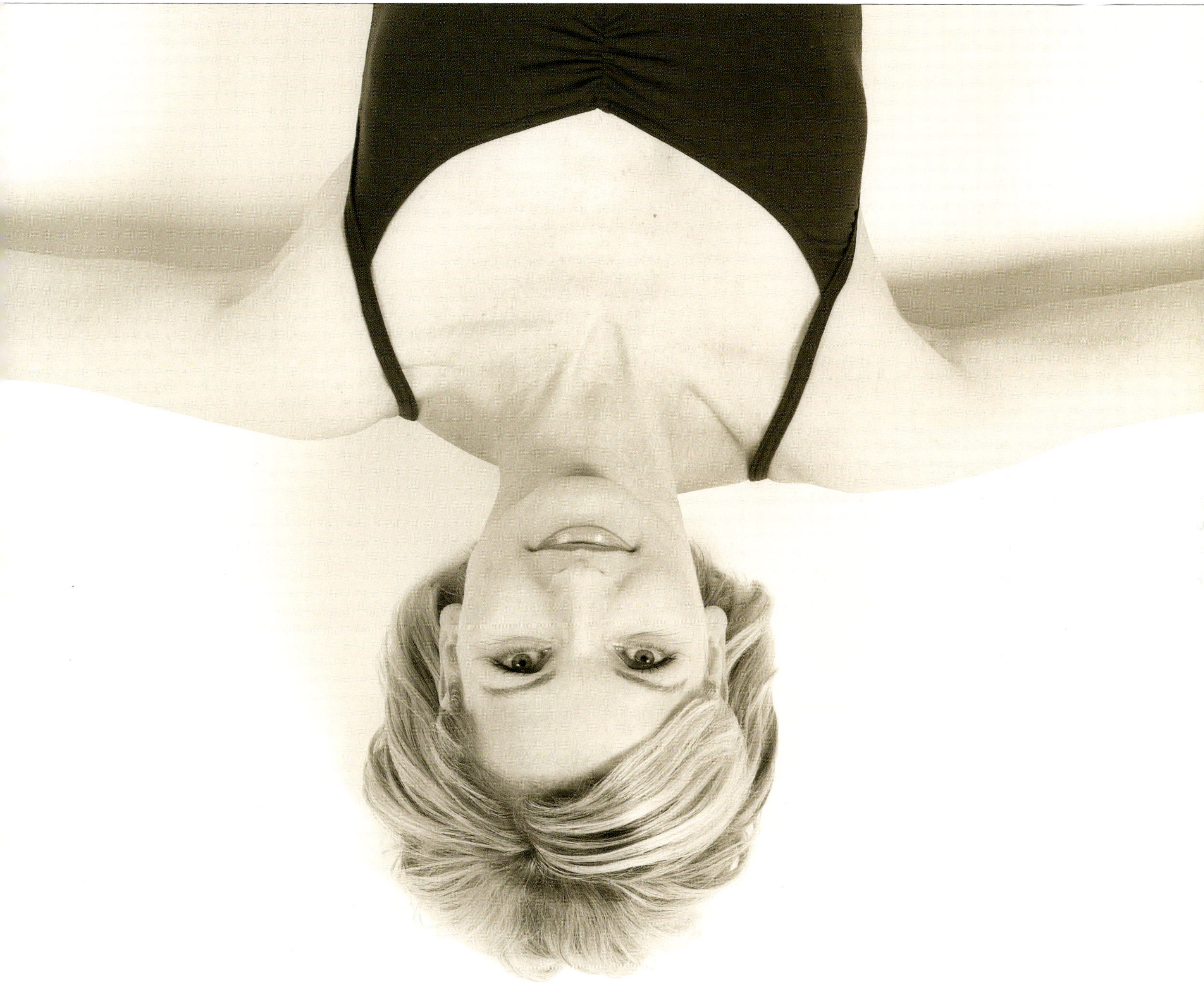

Floating Arms

Schultergürtelorganisation, Atmung, Bewegungslänge und -weite, Lockerheit und Entspannung, Zentrierung.

Mit dieser Übung werden Sie Ihre Nackenverspannungen los. In aufrechter Haltung kräftigt diese Übung die obere Rückenmuskulatur und stabilisiert den Schultergürtel. Sie lehrt das gelenkschonende, ökonomische Anheben der Arme.

Korrekte Ausführung

- Das Gewicht des Körpers gleichmäßig auf beiden Sitzbeinhöckern spüren.
- Bauch- und Beckenbodenspannung beibehalten.
- Horizontale Weite der Schlüsselbeine spüren.
- Die Schulterblätter initiieren die Bewegung, indem sie aktiv zum Becken ziehen.
- Weiter Abstand zwischen Scheitel und Steißbein sowie Schultern und Ohren.
- Den Rippenbogen integrieren.
- Die Arme nur bis unter die Schulterhöhe anheben.
- Entspannte, lockere und lange Arme.

Modifikation

Auf einem Stuhl oder Sitzball ausgeführt, kann diese Übung auch für Entspannung am Schreibtisch sorgen. Mit zwei leichten Gewichten auf den Schultern wird das Gefühl für das Senken der Schultern verstärkt. Das gleiche Gefühl haben wir, wenn wir nur einen Arm heben, während die andere Hand das Sinken des Schultergürtels mit sanftem Druck unterstützt. Eine zusätzliche, sehr angenehme Dehnung der Nackenmuskulatur erreichen Sie, wenn Sie den Kopf in die Gegenrichtung – weg vom sich hebenden Arm – neigen.

Tipp

Lernen Sie auch bei Alltagsbewegungen durch das aktive Herunterziehen der Schulterblätter Ihre Nackenmuskulatur zu entspannen, bevor Sie Ihre Arme anheben. Genießen Sie die Weite in Ihrem Schultergürtel mal beim Zähneputzen oder beim Recken und Strecken nach langer Schreibtischarbeit.

BILDLICHE VORSTELLUNG

- Wie bei einer Eisenbahnschranke hebt sich der Arm dadurch, dass das Gegengewicht nach unten sinkt.
- Stellen Sie sich vor Sie sind ein Vogel, der seine Flügel zum Trocknen ausbreitet.
- Stellen Sie sich vor, Sie sind ein Hampelmann, dessen Schulterblätter mit einem Faden verbunden sind. Wird er nach unten gezogen, heben sich die Arme.
- Stellen Sie sich vor, Sie haben als Gewicht zwei kleine Rucksäckchen an Ihren Schulterblättern.

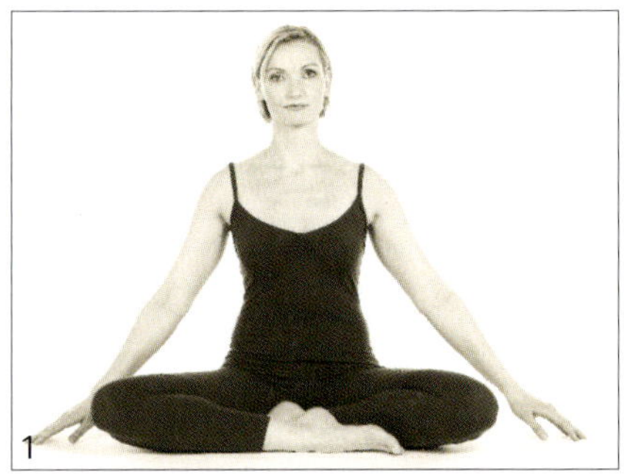

1

1. Atmen Sie in den seitlichen Brustkorb ein. Mit dem Ausatmen ziehen Sie zunächst die Schulterblätter in Richtung Becken. Die Fingerspitzen gleiten über den Boden nach außen. Dann erst heben Sie die Arme, ...

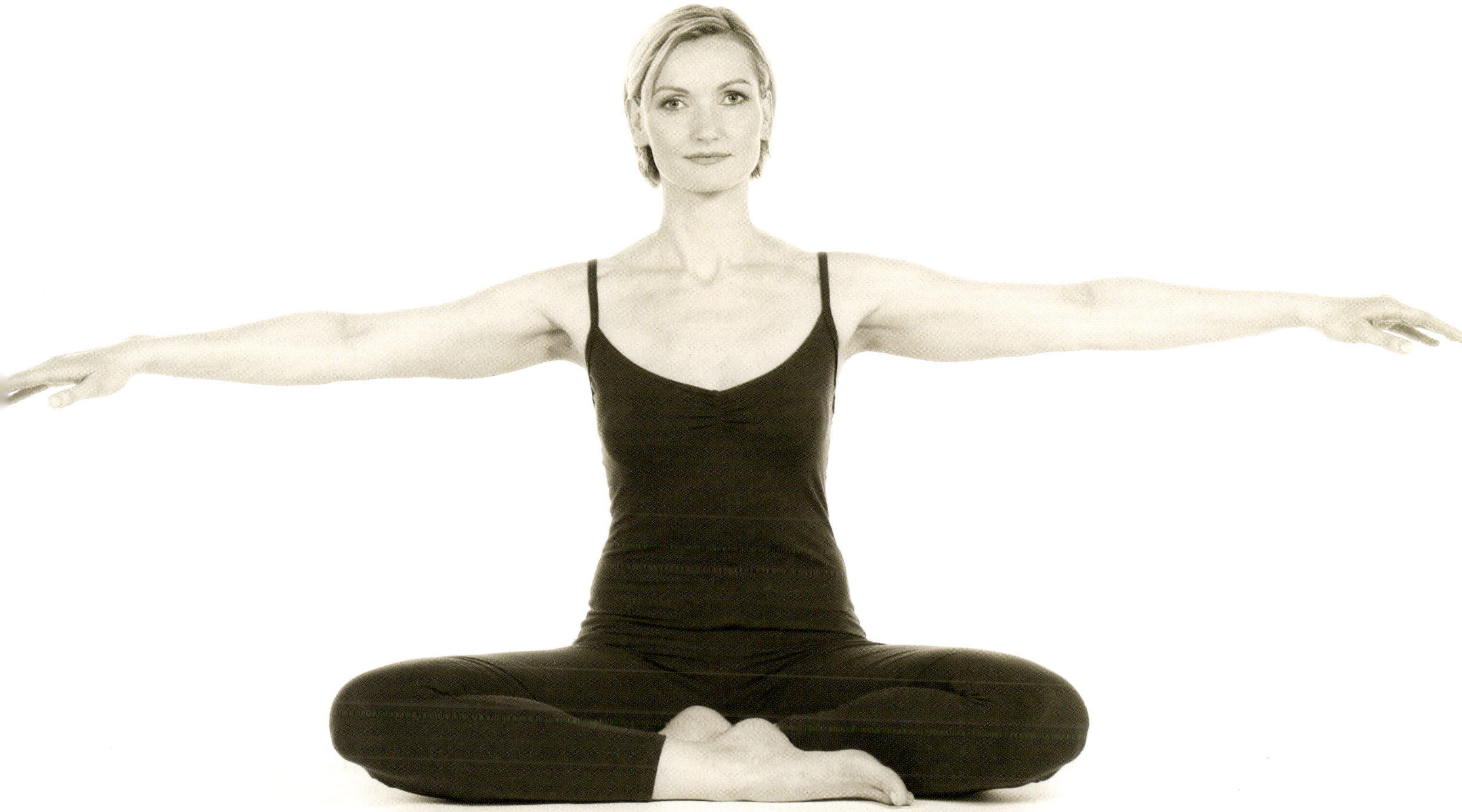

2

2. .. bis diese sich weit auseinander gezogen unterhalb des Schultergürtels befinden. Die Arme mit dem Einatmen wieder senken, um sie mit dem Ausatmen erneut zu heben. Wiederholen Sie die Übung bis zu achtmal.

Stretching Dog

Bewegungslänge und -weite, Atmung, Zentrierung, Gewichtsverlagerung und Alignment, Schultergürtelorganisation.

Die Übung fördert ein Gefühl für die Länge der Wirbelsäule und für die Weite des Schulter- und Beckengürtels. Der Rumpf wird stabilisiert und kontrolliert: Die Bauchmuskeln werden gekräftigt, weil sie sich entgegen der Schwerkraft hochziehen müssen. Die ökonomischen Bewegungen der Schulter- und Hüftgelenke werden geschult.

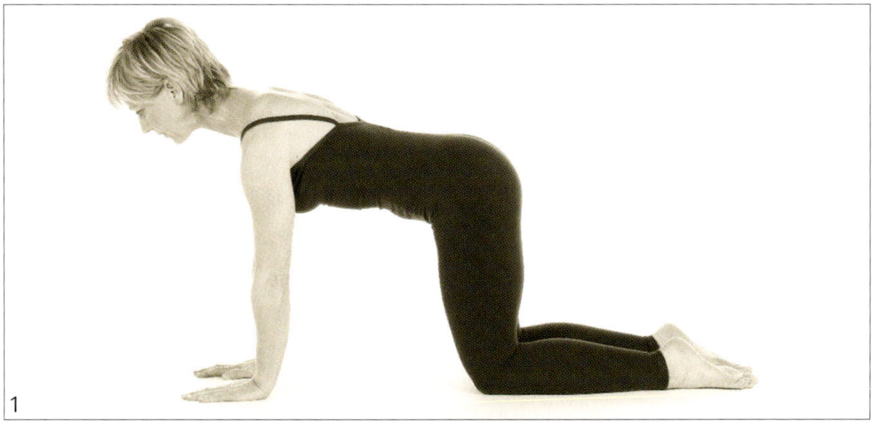
1

Korrekte Ausführung

- Die doppelte S-Kurve der Wirbelsäule beibehalten.
- Das Brustbein bleibt angehoben, die Bauchmuskeln „tragen“ die Lendenwirbelsäule, ohne sie auszuflachen.
- Länge in der Wirbelsäule, Weite im Schulter- und im Beckengürtel.
- Die Schulterblätter ziehen aktiv in Richtung Becken.
- Das Becken bleibt in der Neutralstellung.
- Den Blick auf den Boden richten und den Nacken lang halten.
- Arme und Beine bewegen sich von einem zentrierten Rumpf aus in die Länge.

Modifikation

Um den Rumpf besser kontrollieren zu können, kann man sich mit dem Oberkörper über einen von der Höhe her passenden Stuhl oder Hocker legen. Wenn Sie sich einen Stab oder Besenstiel auf den Rücken legen, erhöhen Sie Ihre Wahrnehmung der doppelten S-Kurve sowie der Stabilität des Rumpfes. Hinterkopf, Brustwirbelsäule und Kreuzbein berühren den Stab.

Tipp

Sie können sich langsam an diese Übung herantasten, indem Sie zunächst nur einen Arm oder ein Bein heben. Eine Herausforderung an Balance und Körperkontrolle stellt das gleichzeitige Heben von rechtem Arm und rechtem Bein bzw. linkem Arm und linkem Bein dar. Hierzu müssen Sie vorher Ihr Gewicht sorgfältig verlagern.

BILDLICHE VORSTELLUNG

- Stellen Sie sich vor, ein Arm und ein Bein liegen auf einem Tisch.
- Stellen Sie sich vor, Ihr Steißbein verlängert sich wie ein Krokodilschwanz, und Ihr Scheitel wird durch einen Magneten nach vorne gezogen.
- Ihre Hand und Ihr Fußrücken streichen über einen warmen, flauschigen Teppich, bevor Sie Ihren Arm und Ihr Bein über die Länge anheben.

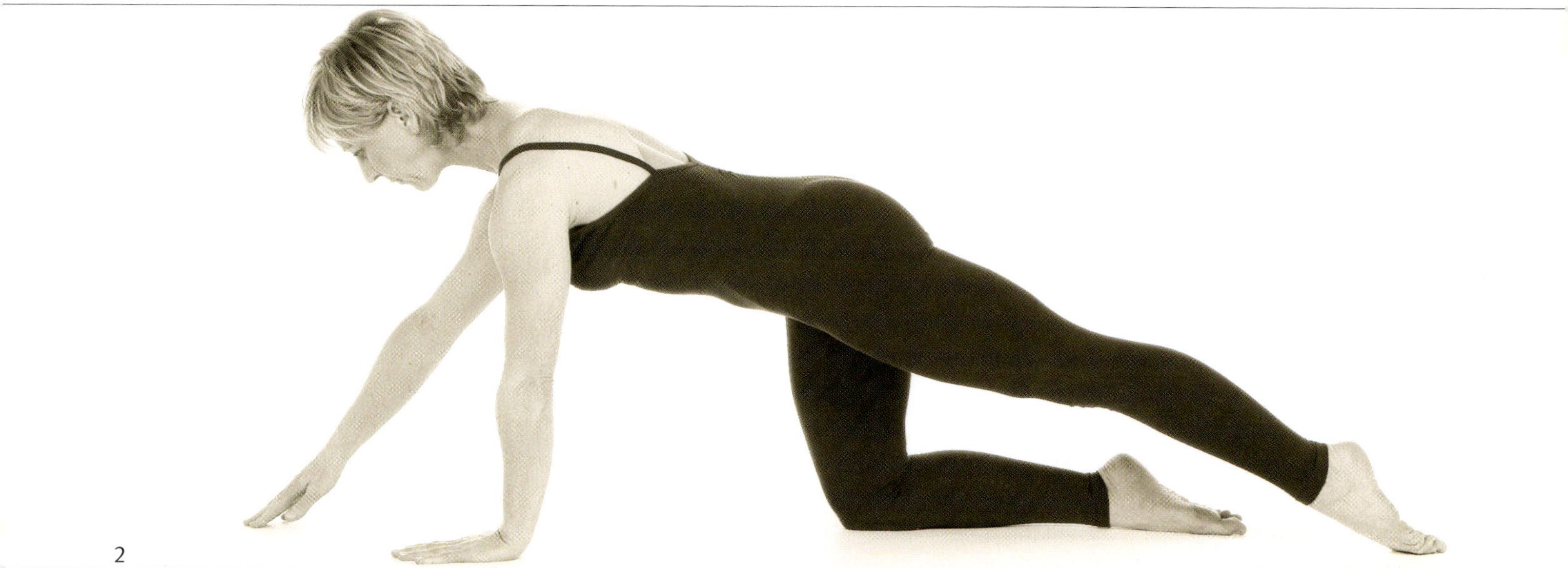

2

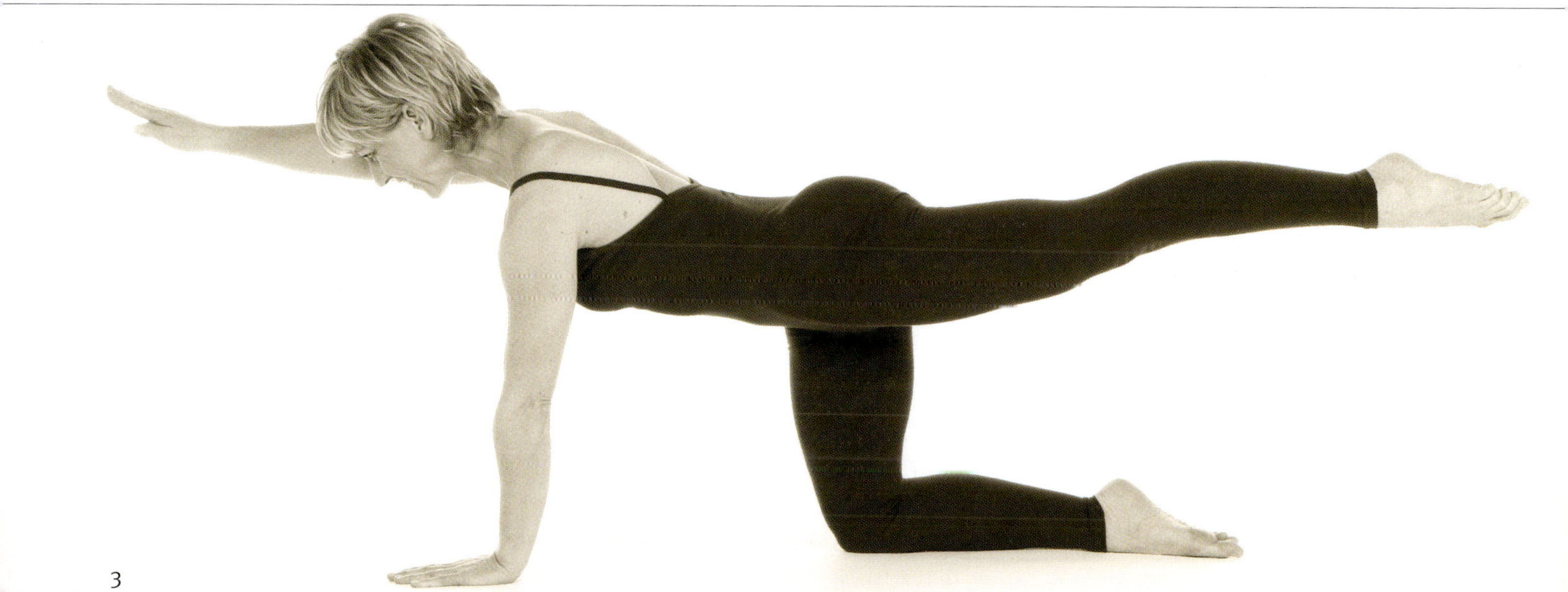

3

1. Im Vierfüßler-Stand atmen Sie zur Vorbereitung ein.

2. Mit dem Ausatmen führen Sie den rechten Arm mit ausgestreckten Fingerspitzen über den Boden nach vorne. Gleichzeitig gleitet der Fußrücken des linken Fußes über den Boden nach hinten.

3. Wenn der Arm ganz ausgestreckt ist, heben Sie ihn an, bis er in einer Höhe mit der Wirbelsäule ist. Wenn das Bein ganz ausgestreckt ist, heben Sie es an, bis es ebenfalls die Höhe der Wirbelsäule erreicht hat.

Mit dem Einatmen senken Sie Arm und Bein wieder auf den Boden zurück. Wiederholen Sie die Übung auf der anderen Seite und jeweils bis zu viermal.

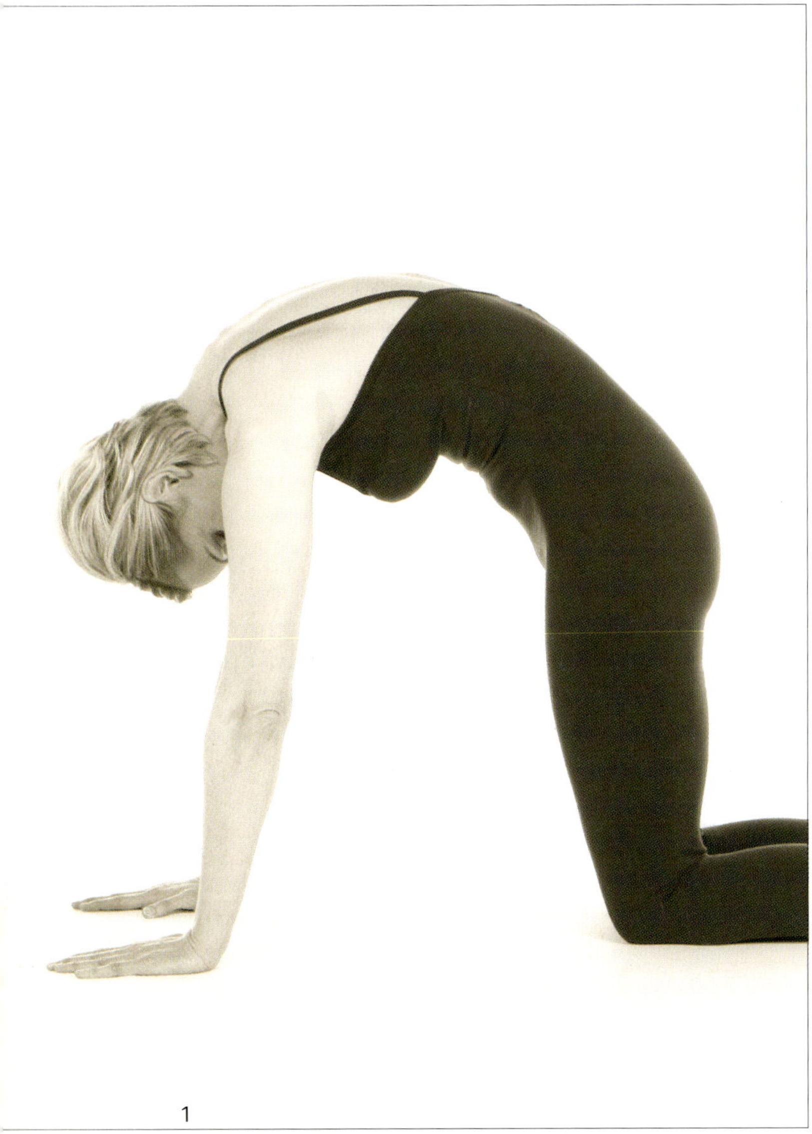

1

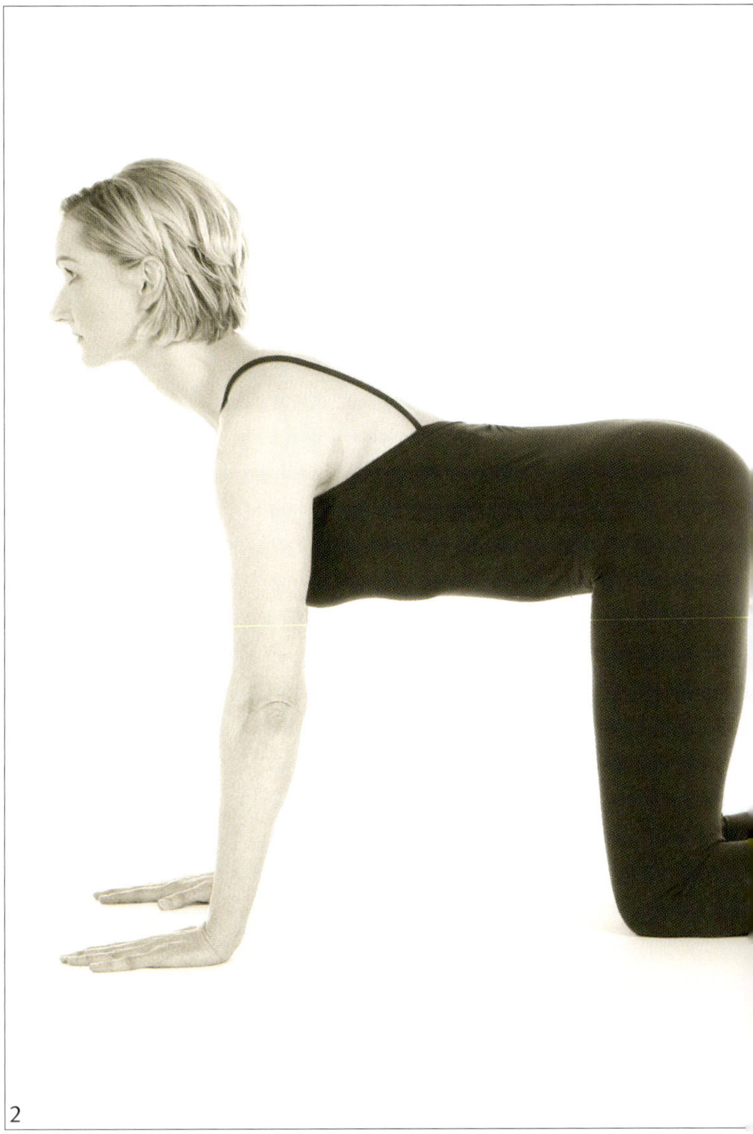

2

Im Vierfüßler-Stand atmen Sie zur Vorbereitung ein.

1. Mit dem Ausatmen aktivieren Sie die Bauchmuskeln und machen einen Katzenbuckel, sodass Ihr Scheitel und das Steißbein in Richtung Boden zeigen. Mit dem Einatmen strecken Sie die Wirbelsäule, bis sie wieder in der Ausgangsposition ist.

2. Mit dem Ausatmen ziehen Sie erneut die Bauchmuskeln in Richtung Wirbelsäule und gehen ins Hohlkreuz. Dabei zeigen Scheitel und Steißbein nach oben zur Decke. Mit dem Einatmen kommen Sie wieder in die Ausgangsstellung zurück. Wiederholen Sie jede Bewegung dreimal.

Mad Cat Stretch

Gelenkartikulation, Bewegungslänge und -weite, Atmung, Zentrierung, Gewichtsverlagerung und Alignment, Schultergürtelorganisation.

Der „Mad Cat Stretch“ schult das Bewusstsein für die Bewegung der gesamten Wirbelsäule, die zugleich mobilisiert wird. Die Rückenmuskulatur wird gedehnt und die Bauchmuskulatur gekräftigt.

Korrekte Ausführung

- Länge in der Wirbelsäule, Weite im Schulter- und im Beckengürtel.
- Die Hände unter den Schultergelenken, die Knie unter den Hüftgelenken platzieren.
- Die Bewegungen der Wirbelsäule werden über die Bauchmuskeln eingeleitet.
- Die Bauchdecke hebt und stützt die Lendenwirbelsäule, vor allem in der Beugung und Streckung.
- Kopf und Steißbein parallel zueinander bewegen.
- Die doppelte S-Kurve der Wirbelsäule als Ausgangsposition bewahren.

Modifikation

Wenn Sie sich bäuchlings über einen großen Ball beugen, kann der Rücken entspannen. Lassen Sie Kopf und Becken in dieser Position locker und schwer nach unten hängen. Legt Ihnen ein Partner den Ball auf den Rücken, können Sie die Streckung der gesamten Wirbelsäule besonders gut nachspüren.

BILDLICHE VORSTELLUNG

- Stellen Sie sich vor, wie eine Katze „buckelt“, wenn sie wütend ist, und wie sich dabei ihre Nackenhaare sträuben.
- Ihr Rücken biegt sich mal nach oben, mal nach unten.

Tipp

Verharren Sie einige Atemzüge in einer Position, und intensivieren Sie mit der Ausatmung die jeweilige Krümmung der Wirbelsäule. Die Schultern werden in Richtung Becken gezogen, und der Nacken bleibt „faltenfrei“.

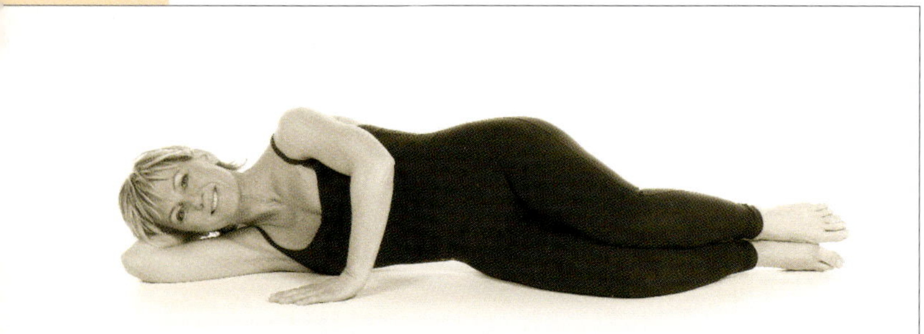

1

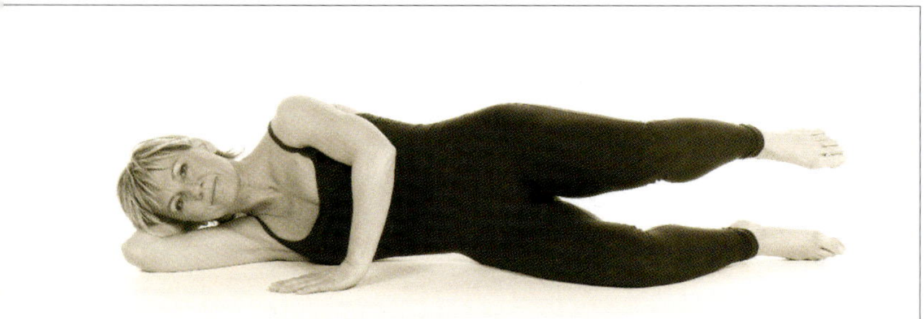

2

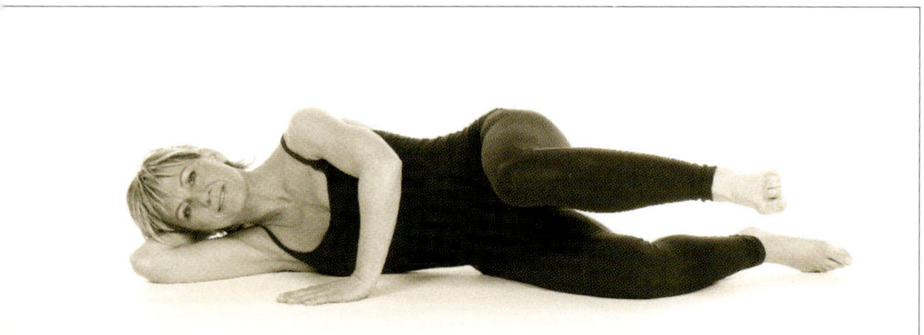

3

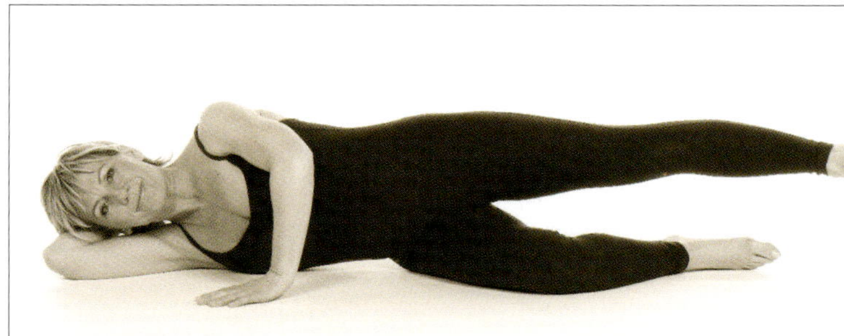

4

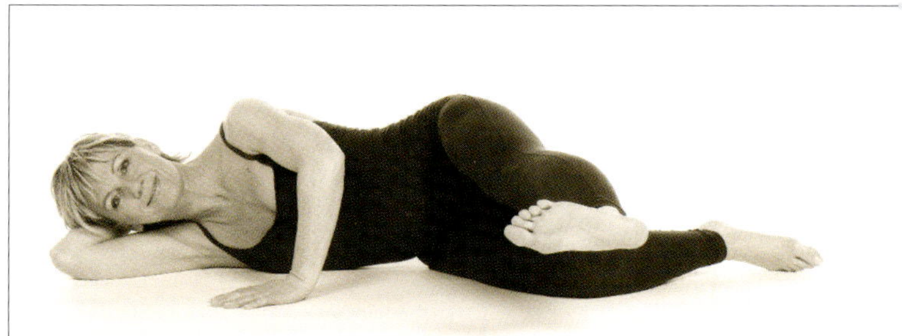

5

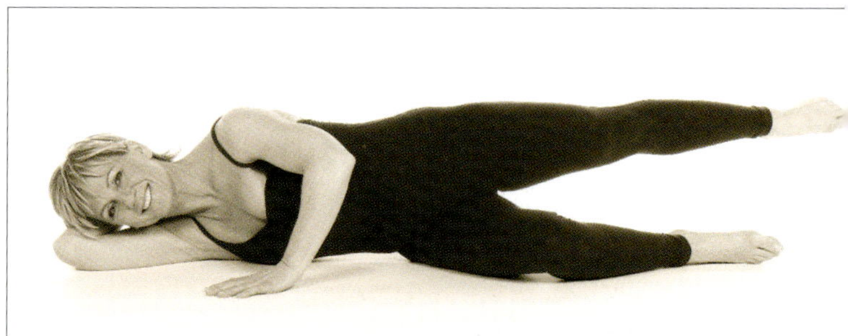

6

1. Neutrale Seitenlage: Sie atmen zur Vorbereitung ein, mit der Ausatmung stabilisieren Sie den Rumpf.

2. Sie heben das obere Bein ausatmend in gebeugter Position leicht an. Senken Sie das Bein mit dem Einatmen wieder, und wiederholen Sie diese Bewegung fünf- bis achtmal. Wechseln Sie dann die Seite.

3. Variation: Mit dem Einatmen führen Sie das obere Knie nach vorne. Mit dem Ausatmen geht es zurück bis in die Hüftstreckung. Der Rumpf bleibt ganz stabil. Das Bein schwebt parallel zum Boden vor und zurück.

4. Variation: Atmen Sie zur Vorbereitung in den seitlichen Brustkorb ein, und heben Sie mit dem Ausatmen das obere Bein in der Linie der Wirbelsäule an. Mit dem Einatmen senken Sie es wieder. Wiederholen Sie die Übung fünf- bis achtmal, und wechseln Sie dann die Seite.

5. Variation: Führen Sie mit dem Einatmen das gestreckte Bein parallel zum Boden nach vorne. Dabei bleibt die Lendenwirbelsäule neutral. Der Fuß ist geflext.

6. Mit dem Ausatmen führen Sie das gestreckte Bein zurück bis in die Hüftstreckung. Achten Sie auf Ihre Rippenintegration. Der Fuß ist diesmal gestreckt. Wiederholen Sie die Übung fünf- bis achtmal. Wechseln Sie dann die Seite.

Abduction

Atmung, Zentrierung, Bewegungslänge und -weite, Schultergürtelorganisation.

Diese Übung ist hervorragend geeignet, die schräg verlaufenden Bauchmuskeln, die seitlichen Oberschenkelmuskeln und die Gesäßmuskeln zu kräftigen. In stabiler Seitenlage wird zudem die Rumpfmuskulatur gekräftigt. Wir üben aus dieser Position heraus alle Bewegungsmöglichkeiten des Hüftgelenks und legen den Fokus auf das Bewegungsausmaß.

Korrekte Ausführung

- Die Beckenposition bleibt durch das Anheben des Beines unverändert.
- Der Bewegungsradius des Beins orientiert sich jeweils an der neutralen Beckenstellung.
- Behalten Sie die Rippen-Becken-Integration durch ein starkes Körperzentrum.
- Ziehen Sie den Bauchnabel in Richtung Wirbelsäule, und stabilisieren Sie so den Rumpf.
- Das Bein bewegt sich in der Variation immer in gleichem Abstand zum Boden.
- Das untere Bein behält Bodenkontakt.
- Das obere Bein bewegt sich isoliert auf einem stabilisierten Rumpf.

Modifikation

Wenn Sie ein zusammengerolltes Handtuch unter den Kopf legen, kann die Halswirbelsäule entspannen. Legen Sie ein Polster unter die Taille, wird die Lendenwirbelsäule gestützt. Sie können das Gefühl für diese Grundposition verstärken, wenn Sie sich rückseitig gegen eine Wand legen und den Kontakt zur Wand an Hinterkopf, Brustwirbelsäule, Kreuzbein und Fußsohlen spüren (nur in der ersten Variation).

Tipp

Mit der folgenden Variation verlängern Sie Ihre Beine! In der Seitenlage sind beide Beine gestreckt. Atmen Sie vorbereitend ein, und beugen Sie mit der Ausatmung das obere Bein, sodass das Knie zur Decke zeigt. Die Fußspitze wandert an der Beininnenseite bis zum Knie. Becken und Rumpf bleiben stabil. Mit der Ausatmung aktivieren Sie Ihre Körpermitte und strecken das obere Bein. Die Fußspitze zeigt zur Decke. In einem großen Bogen wird das Bein gehoben und gesenkt.

BILDLICHE VORSTELLUNG

- Scheitel und Steißbein werden wie eine Ziehharmonika auseinander gezogen.
- Unter der Taille liegt ein kleines Küken, das die Übung unbeschadet überstehen soll.
- Das Bein öffnet und schließt sich wie ein Fischmaul – sanft und fließend.
- Die Bewegung des Beins gleicht dem Aufschwingen einer Saloon-Tür. Der Rahmen der Tür bleibt stabil.
- Auf der oberen Hüfte steht ein Sektglas.
- Stellen Sie sich vor, Ihre Beine sind zwei Meter länger als in Wirklichkeit – bis wohin reichen Sie?

Cobra

Gelenkartikulation, Atmung, Zentrierung, Schultergürtelorganisation, Bewegungslänge und -weite.

Die „Cobra" verhilft zur sanften Mobilisation der Brustwirbelsäule bei gleichzeitiger Stabilisation des Schultergürtels; Oberarm- und Schulterblattmuskeln werden gekräftigt. Die so genannte Rippen-Becken-Integration bestimmt das Bewegungsausmaß.

Korrekte Ausführung

- Gestreckte Wirbelsäule.
- Streckung der Brustwirbelsäule – Wirbel für Wirbel.
- Das Brustbein „schaut" nach vorne.
- Den Oberkörper durch Verlagerung des Gewichts auf die Oberarme aufrichten.
- Entspannung von Nacken und Schultergürtel.
- Die Schultergelenke ziehen weit nach außen.
- Richten Sie den Oberkörper so weit auf, dass Sie die Verbindung von Rippenbogen und Beckenkamm spüren können.
- Die Bauchmuskeln stützen den unteren Rücken, sodass die Lendenwirbelsäule nicht gestaucht wird.

Modifikation

Um den Lendenwirbelsäulenbereich zu entlasten, kann man ein zusammengerolltes Handtuch oder ein kleines Kissen unter die Hüftknochen legen. Sie erleichtern die Übung, wenn Sie die Stirn in der Ausgangsstellung auf die übereinander gelegten Handrücken legen und den Schultergürtel nur ein kleines Stück vom Boden abheben, sodass der untere Rippenbogen am Boden bleiben kann.

Tipp

Bleiben Sie einige Atemzüge in dieser Position, und studieren Sie sorgfältig Ihre Körperposition: Ziehen Sie einmal die Schulterblattspitzen noch etwas tiefer. Richten Sie bei der zweiten Ausatmung Ihren Nacken und Ihren Kopf noch mehr auf. Bei einem dritten Ausatmen erinnern Sie sich an Ihr Körperzentrum und ziehen den Bauchnabel bis unter das Brustbein. Schließlich lassen Sie auch noch Ihre Gesäß- und Ihre Beinmuskulatur locker! So perfektionieren Sie Ihre „Cobra"!

BILDLICHE VORSTELLUNG

- Stellen Sie sich eine Schildkröte vor, deren Kopf aus ihrem Panzer hervorschaut.
- Stellen Sie sich einen lang geschwungenen Schwanenhals vor.
- Stellen Sie sich die Krümmung einer langen Banane vor.

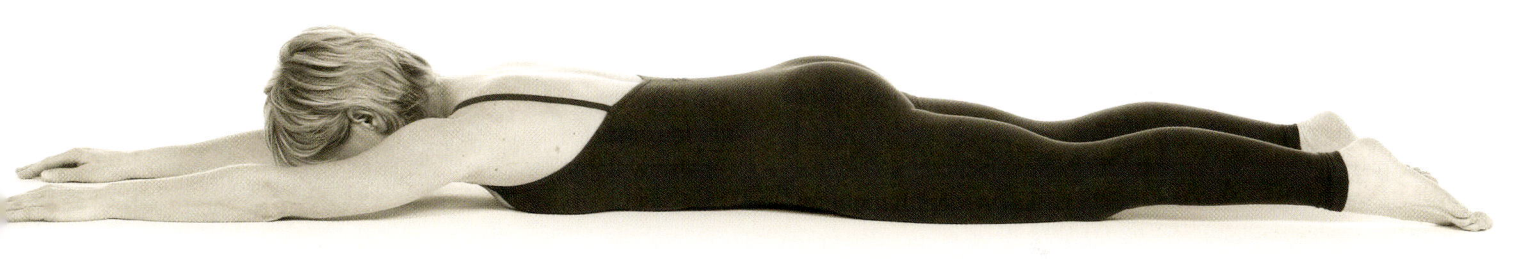

1

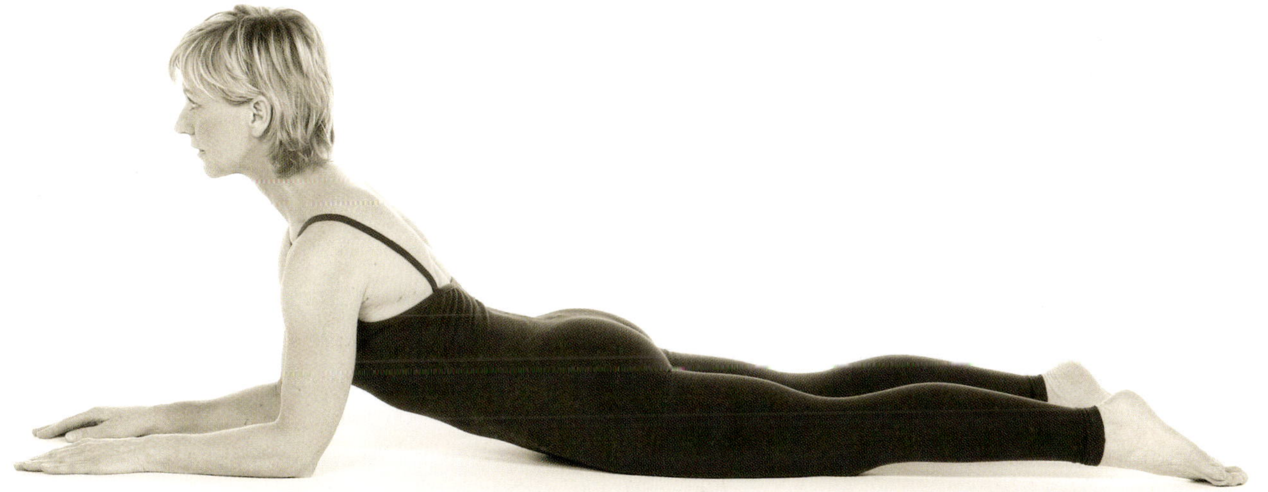

2

1. Neutrale Bauchlage, die Arme liegen gestreckt neben dem Kopf. Sie atmen in den seitlichen Brustkorb ein. Mit dem Ausatmen ziehen Sie die Bauchdecke in Richtung Wirbelsäule und die Schulterblätter in Richtung Becken.

2. Sie winkeln die Arme an, sodass die Ellenbogen unter den Schultern stehen und die Unterarme parallel nach vorne zeigen. Langsam richten Sie den Oberkörper auf, bis sein Gewicht auf den Unterarmen ruht. Sie atmen erneut ein, um mit der Ausatmung auf den Boden zurückzugleiten. Wiederholen Sie die Übung dreimal.

Roll Down

Gelenkartikulation, Atmung, Zentrierung, Bewegungslänge und -weite, Gewichtsverlagerung und Alignment, Schultergürtelorganisation, Lockerheit und Entspannung.

Diese Übung verbessert die Körperhaltung und unsere Wahrnehmung von ihr. Sie streckt die Wirbelsäule in ihrer gesamten Länge und mobilisiert sie in den verschiedenen Abschnitten. Die gesamte rückwärtige Muskelkette wird gedehnt, wovon vor allem die oft verkürzte Rückenstreckmuskulatur und die Muskeln der Beinrückseite profitieren. Mit dem aufmerksamen Abrollen der Wirbelsäule lernen wir auch im Alltag den Rumpf auf korrekte Weise zu beugen und einen Verschleiß der Bandscheiben zu vermeiden.

Korrekte Ausführung

- Atmen Sie immer vorbereitend ein, um mit der Ausatmung auf und ab zu rollen.
- Lang, weit und aufrecht stehen.
- Entspannung im ganzen Körper (vor allem der Füße, Oberschenkel, Arme und Hände).
- Strecken Sie sich vor jedem Abrollen noch einmal mit dem Scheitel zur Decke.
- Wirbel für Wirbel vom Kopf in Richtung Boden abrollen und wieder zurück.
- Rollen Sie ab, ohne zusammenzusinken!
- Die Bauchdecke stützt den unteren Rücken.
- Kontrolle der Balance durch das Zentrum.
- Die Kniegelenke bleiben lang und gestreckt (nicht blockiert!).
- Schauen Sie durch den Spalt zwischen den Beinen nach hinten, wenn Sie unten angelangt sind.
- Vom Steißbein beginnend Wirbel für Wirbel wieder in die aufrechte Haltung aufrollen.
- Das Becken richtet sich über den Füßen auf, der Schultergürtel über dem Becken. Der Kopf „schwebt“ zum Schluss, so Ihr Eindruck, weit über dem Schultergürtel.

Modifikation

Wenn Sie diese Übung mit dem Rücken an der Wand ausführen, haben Sie beim Auf- und Abrollen eine Stütze. Zudem verhindert die Wand ein Ausweichen des Beckens nach hinten. Als Variation können die Knie gebeugt oder der Atemrhythmus verändert werden. Beim Einatmen innehalten, beim Ausatmen auf- oder abrollen.

BILDLICHE VORSTELLUNG

- Stellen Sie sich das Bild einer Tulpe vor: Zuerst wächst der Stängel aus der Blumenvase, dann erst lässt die Tulpe Ihren Blütenkopf nach unten hängen.
- Stellen Sie sich vor, Sie haben beim Aufrollen ein Gewicht am Steißbein, das das Becken nach unten zieht.
- Stellen Sie sich ein Rollo vor, das an einer Schnur aufgerollt wird.

Tipp

So verhindern Sie Druck und Reibungen zwischen den Bandscheiben und Wirbelkörpern: Beugen Sie sich über die Streckung nach vorne (statt zusammenzusacken). Benutzen Sie jedes einzelne Segment der Wirbelsäule. Spüren Sie auch hier die unterstützende Kraft der Atmung. Wenn Sie in einer Position mehrmals ein- und ausatmen, vergrößern Sie den Abstand zwischen den Wirbelkörpern.

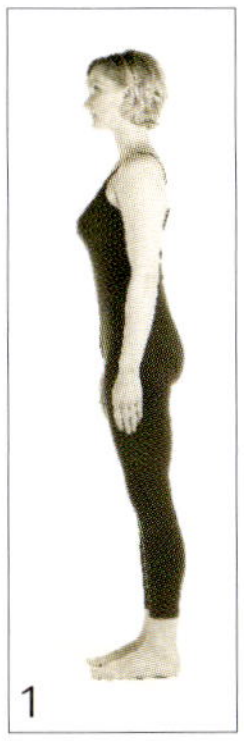
1

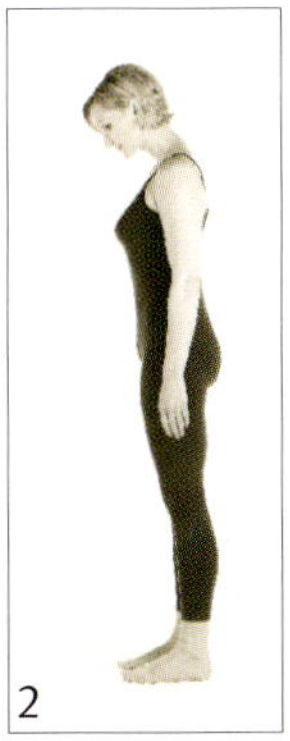
2

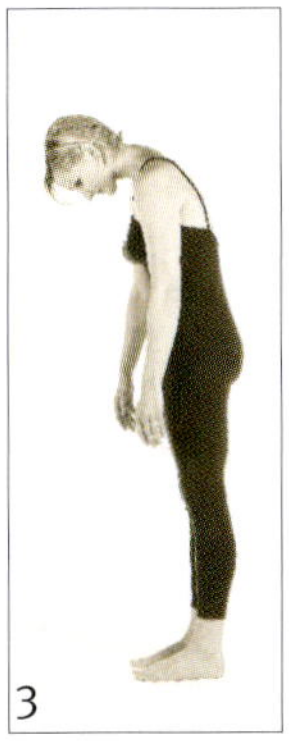
3

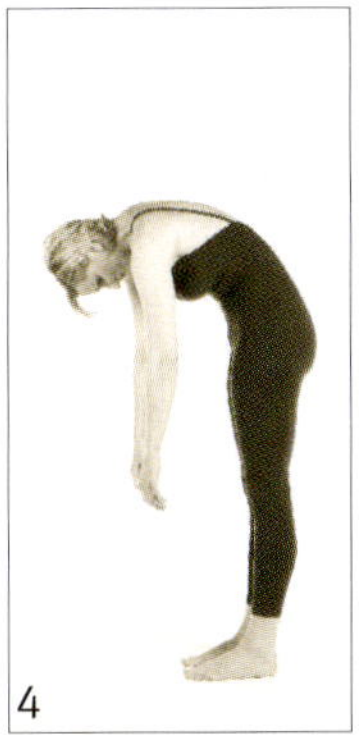
4

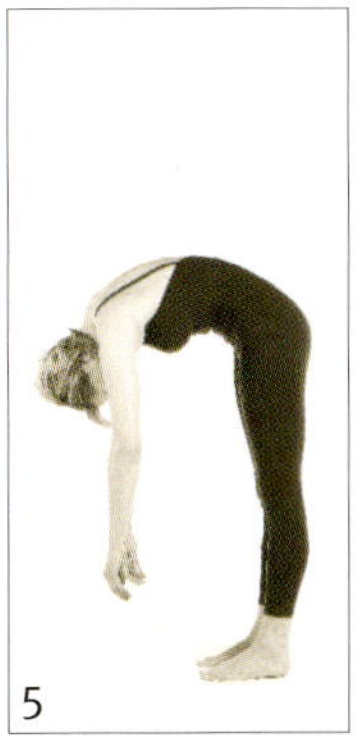
5

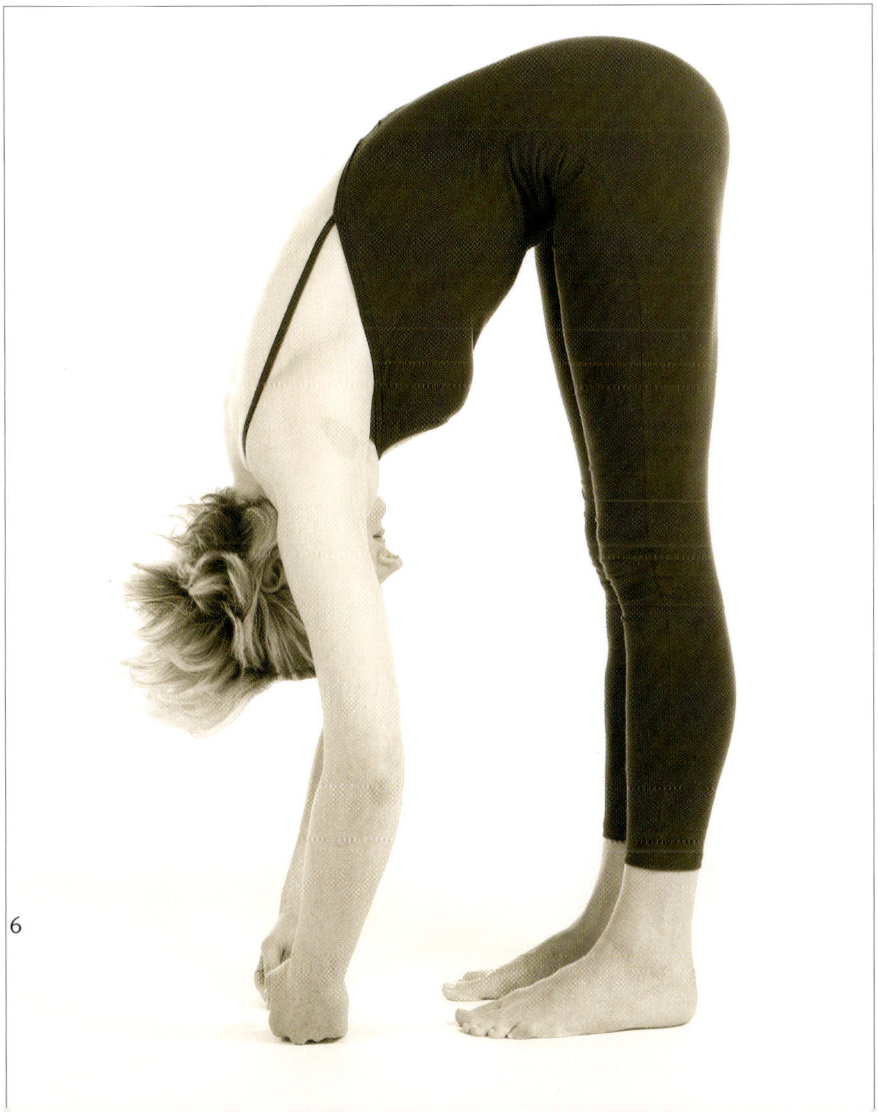
6

1. Im Stehen spüren Sie die Länge der Wirbelsäule und die Weite des Rumpfs. Halten Sie den ganzen Körper locker und gelöst. Atmen Sie vorbereitend ein, und strecken Sie den Scheitel Ihres Kopfes weit nach oben zur Decke.

2. Mit dem Ausatmen lassen Sie die Schulterblätter sinken und rollen den Kopf zuerst nach unten. Mit dem nächsten Ausatmen rollen Sie ihn in umgekehrter Richtung wieder in die Ausgangsposition zurück. Atmen Sie erneut ein.

3. Mit dem Ausatmen rollen Sie Kopf und Schultergürtel Wirbel für Wirbel ab, mit dem nächsten Ausatmen wieder in die Ausgangsposition zurück.

4. Mit dem nächsten Ausatmen rollen Sie Kopf, Schultergürtel und Brustkorb ab. Mit dem Ausatmen rollen Sie wieder in die Ausgangsposition zurück.

5. Dann rollen Sie bis zur Lendenwirbelsäule und wieder zurück.

6. Schließlich rollen Sie Wirbel für Wirbel ab, bis die Hände (wenn möglich) den Boden berühren. Der Bauch zieht mit sanfter Spannung zum Rücken, aber Arme und Hände, Beine und Füße sowie Nacken und Schultern sind locker und entspannt. Mit dem nächsten Ausatmen rollen Sie Wirbel für Wirbel wieder in die aufrechte Haltung zurück, wobei die tiefen Bauchmuskeln die Wirbelsäule stützen. Einmal wiederholen.

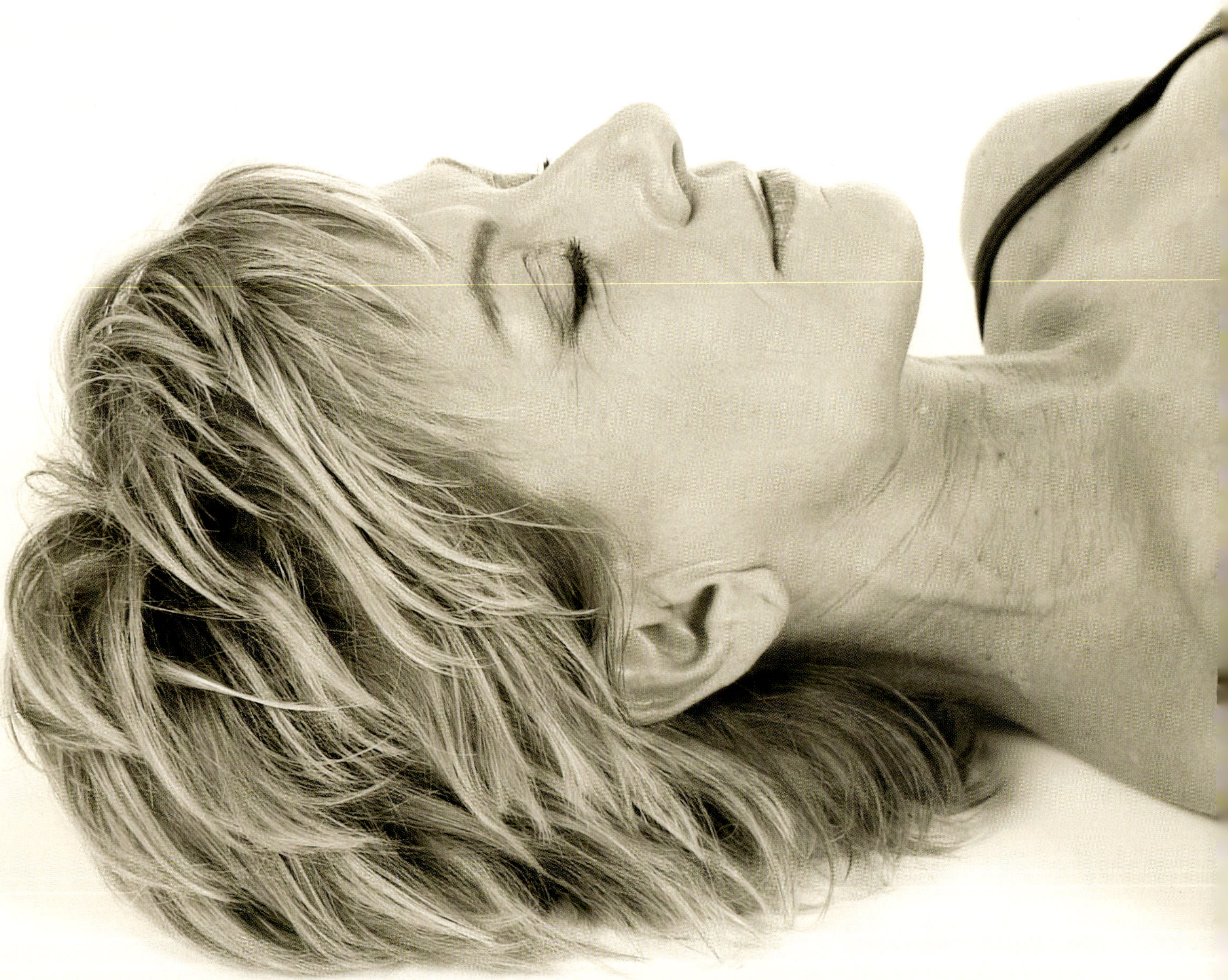

Pilates Bodymotion Anfänger-Übungen

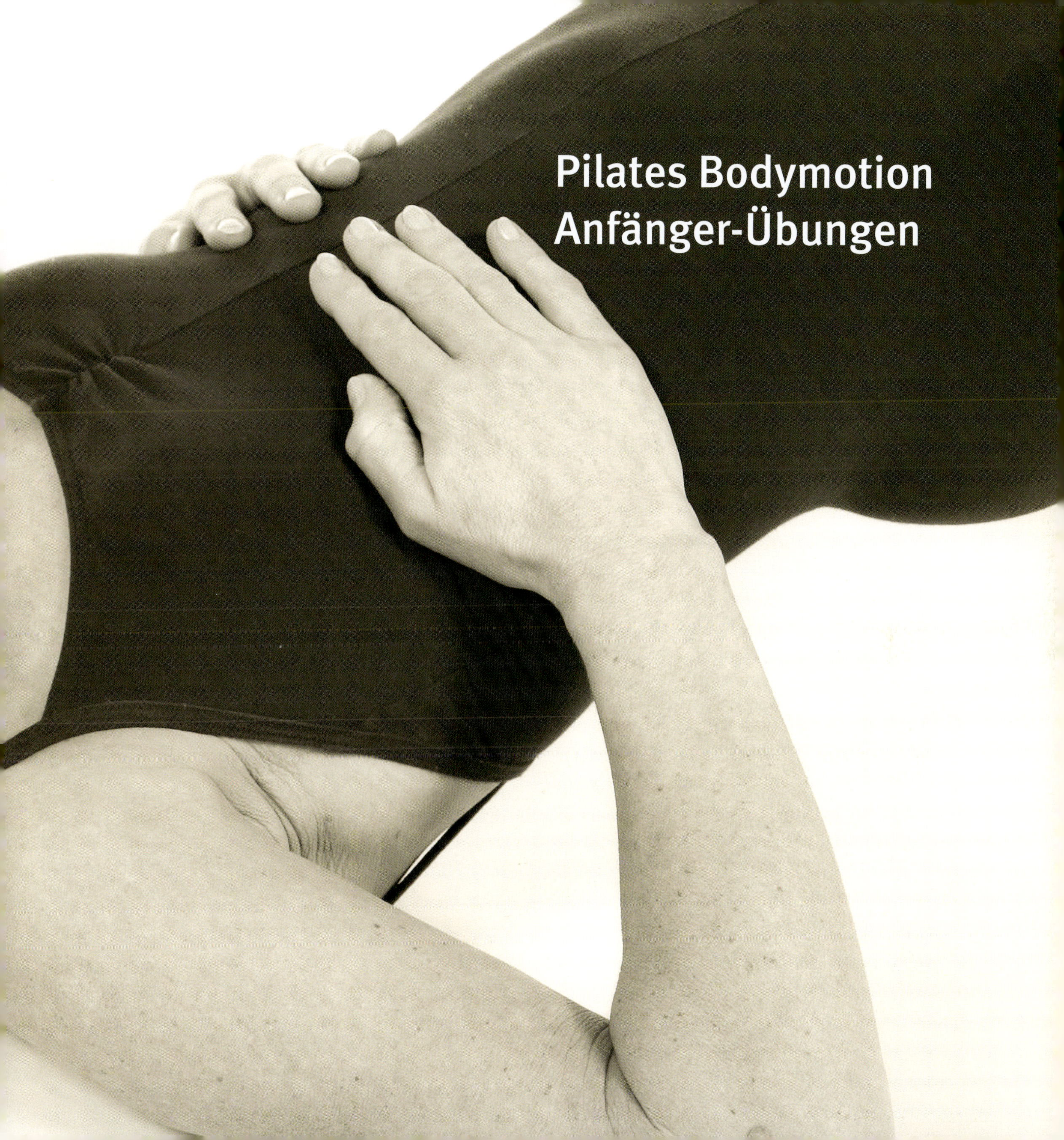

Assisted Roll-Up und Curl Down

Gelenkartikulation, Atmung, Bewegungslänge und -weite, Lockerheit und Entspannung, Schultergürtelorganisation.

Beim „Assisted Roll-Up" werden die Bauchmuskeln gekräftigt und die Wirbelsäule korrekt gebeugt. Der Beckenboden wird bewusst angespannt und auf diese Weise gekräftigt. Durch das Rollen wird zugleich die Wirbelsäule mobilisiert. Es ist sehr wichtig für uns, diese Bewegung korrekt auszuführen, da wir die Wirbelsäule im Alltag sehr häufig beugen.

Korrekte Ausführung

- Aktivieren Sie vor dem Abrollen die Beckenbodenmuskulatur.
- Mit den Bauchmuskeln das Becken kippen und so das Zurückrollen einleiten.
- Der Bauchnabel zieht in Richtung Lendenwirbelsäule – bis unter den Rippenbogen.
- Die Schulterblätter aktiv in Richtung Becken ziehen.
- Schultern, Nacken und Gesichtsmuskeln bleiben entspannt.
- Das Gewicht der Beine an die Hände abgeben.
- Das Brustbein sinkt, der Nacken wird lang, Raum lassen zwischen Kinn und Brustbein.
- Vom Kopf aus Wirbel für Wirbel aufrollen.
- Fließende, gleichmäßige Bewegungen.
- Die Bauchmuskeln steuern die Bewegung wie ein Motor oder eine Bremse.

Modifikation

Wenn Sie ein Handtuch aufrollen und unter die Lendenwirbelsäule legen, wird das Aufrollen erleichtert. Sie können zur Entlastung auch ein Handtuch um die Oberschenkel legen. Der Nacken bleibt entspannt, und wir können die Schultern leichter fallen lassen. Das Auf- und Abrollen wird intensiviert, wenn Sie sich nicht an den Oberschenkeln festhalten, sondern die Arme nach oben und nach vorne hin ausstrecken.

BILDLICHE VORSTELLUNG

- Der Unterkiefer schwebt wie auf Wolken.
- Sie rollen wie eine Kugel sanft nach oben.
- Sie haben einen Airbag zwischen Schultern und Ohren.
- Sie ziehen die Schulterblätter tief nach unten – bis in die Hosentaschen.
- Zwei an den Knien befestigte Fäden ziehen Sie mühelos nach vorne.
- Beim Zurückrollen stellen Sie sich vor, Sie möchten jeden einzelnen Wirbel im weichen Sand abdrucken.

Tipp

Atmen Sie beim Erlernen dieser Übung mehrmals während eines Auf- oder Abrollens ein und aus. So haben Sie mehr Zeit, sich auf das exakte Rollen „Wirbel für Wirbel" zu konzentrieren. Je entspannter Sie Ihren Oberkörper lassen, desto weniger Kraft wird diese Bewegung Sie kosten.

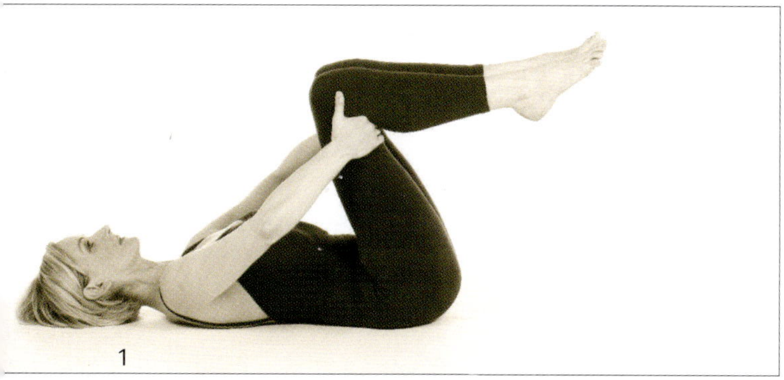
1

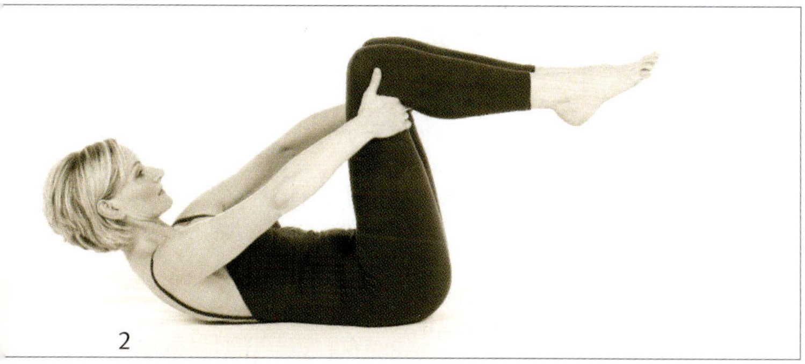
2

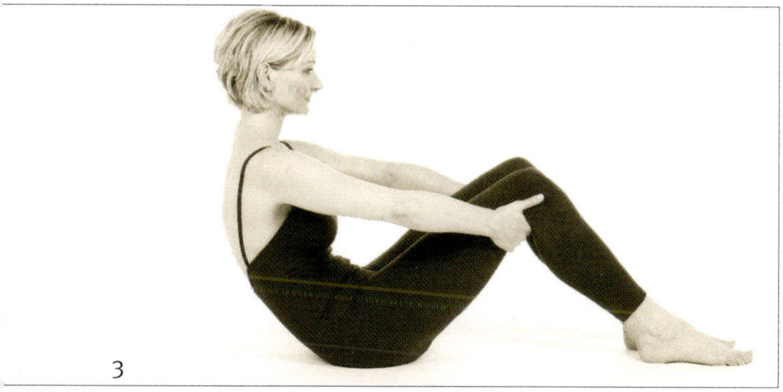
3

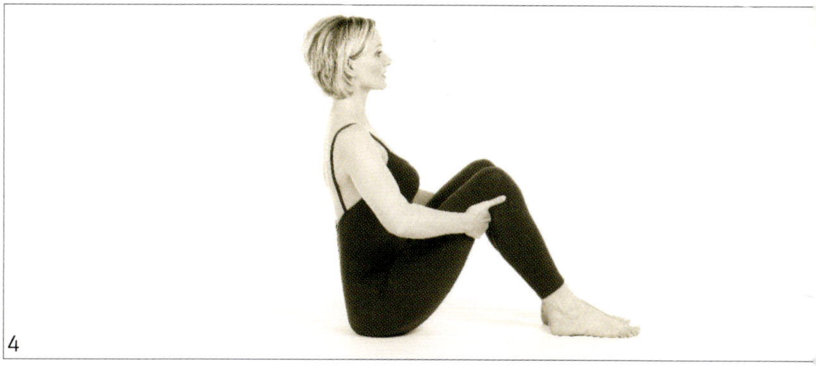
4

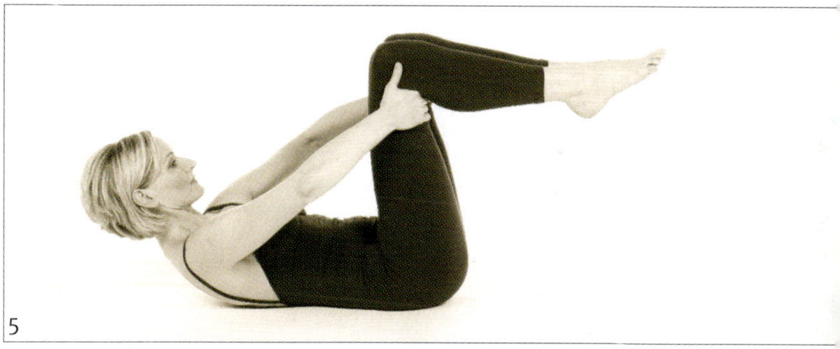
5

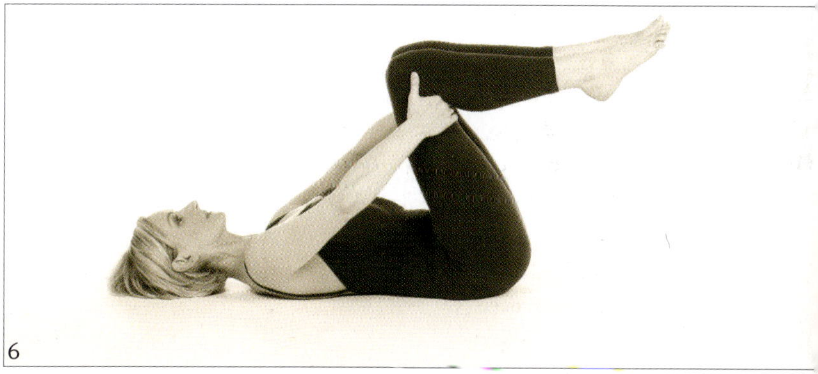
6

1. In der Rückenlage greifen Ihre Hände in die Kniekehlen. Atmen Sie zur Vorbereitung in den seitlichen Brustkorb ein.

2. Mit dem Ausatmen lassen Sie das Brustbein sinken, das Kinn zur Brust fallen und heben den Kopf an. Sie schauen nach vorne auf die Knie. Die Rippen ziehen in Richtung Schambein und der Bauchnabel nach innen. Geben Sie das Gewicht der Beine an die Hände ab. Der Kopf fällt sanft nach vorne, und über die aktiven Bauchmuskeln rollen Sie den Oberkörper auf.

3. Sie kommen in die Sitzposition und setzen beide Füße auf den Boden.

4. Mit dem Einatmen richten Sie das Becken und den Rücken gerade auf, bis Sie die gestreckte Sitzposition erreicht haben.

5. Mit dem Ausatmen aktivieren Sie die Beckenbodenmuskulatur und ziehen dann den Bauchnabel zur Wirbelsäule. Der untere Rücken rundet sich, ...

6. ... und Sie rollen vom Steißbein über das Kreuzbein und die Lendenwirbelsäule zurück auf die Matte.

Wiederholen Sie diese Übung bis zu viermal.

Single Leg Stretch

Zentrierung, Atmung, Bewegungslänge und -weite, Schultergürtelorganisation.

Diese Übung kräftigt die gesamte Bauchmuskulatur. Vor allem der tief liegende Hüftbeuger und Bauchmuskel, der M. illiopsoas, wird aktiviert. Das Beugen und Strecken der Hüftgelenke dehnt und kräftigt diesen Muskel gleichzeitig. Zudem wird die Koordination von Atmung und Bewegung geschult.

Korrekte Ausführung

- Neutrale Beckenstellung.
- Bauch- und Beckenbodenspannung halten.
- Nacken, Schultergürtel und Brustbein entspannen.
- Integration des Rippenbogens.
- Der gesamte Rumpf bleibt kontrolliert und ruhig, während sich Arme und Beine bewegen.
- Präzises Bewegen der Beine in eine lange Streckung und exakte Beugung.
- Gleichseitig eine Hand an den Unterschenkel legen, die gegenüberliegende Hand ans Knie.

Modifikation

Sie können den Oberkörper unterstützen, indem Sie ein großes Kissen unter die Brustwirbelsäule und den Nacken legen. Wenn Sie beide Hände hinter dem Kopf verschränken, kräftigen Sie die Bauchmuskeln noch intensiver. Variieren Sie auch hier einmal das Atemmuster. Testen Sie es beispielsweise, zweimal ein- und einmal lange auszuatmen. Passen Sie die Beinbewegung der Atmung an.

BILDLICHE VORSTELLUNG

- Sie wollen mit Ihren Fußspitzen die gegenüberliegende Wand berühren.
- Die Knochen der Beine ziehen sich mit jeder Streckung ein wenig weiter aus der Hüfte heraus.
- Der untere Rumpf ist wie mit Wurzeln fest mit dem Boden verwachsen.
- Die Beine bewegen sich wie in einer Spur.

Tipp

Üben Sie diese Bewegung zunächst in einer einfachen Variation: Fassen Sie mit beiden Händen an das gebeugte Knie. Wenn Sie das Knie nur bis über Ihre Hüfte heranziehen, können Sie sich gut auf die neutrale Beckenstellung konzentrieren. Strecken Sie weiterhin das andere Bein nur so tief nach unten, wie Ihre Bauchmuskeln diesen großen Hebel halten können.

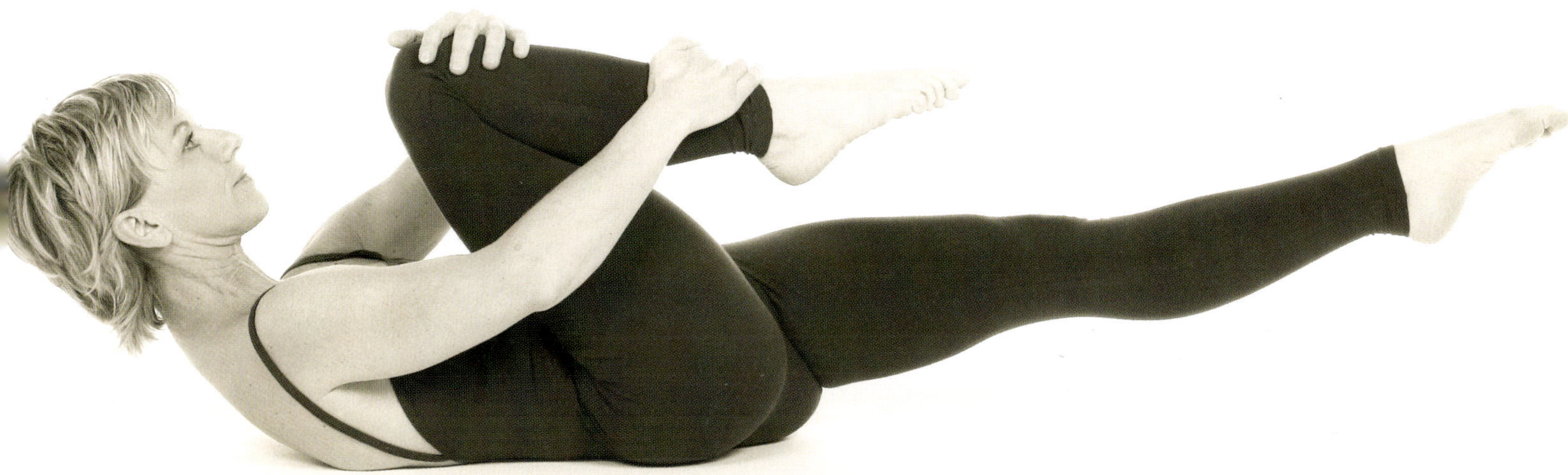

1

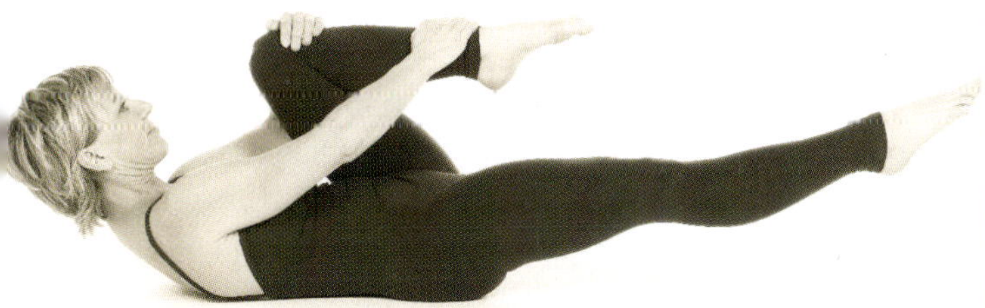

2

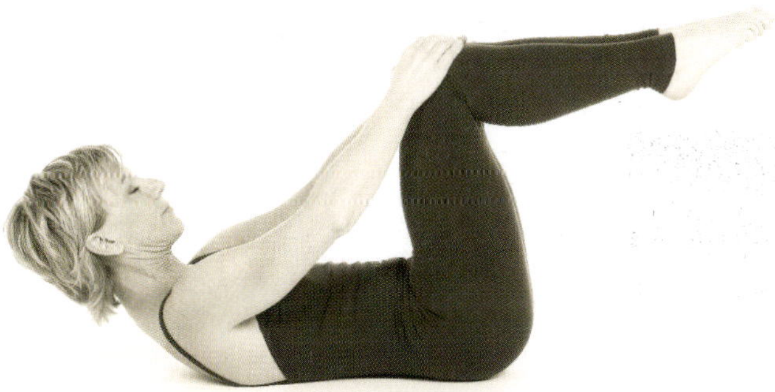

3

Sie liegen mit zu 90° angewinkelten Beinen am Boden. Atmen Sie vorbereitend ein.

1. Mit dem Ausatmen rollen Sie Kopf und Schultergürtel vom Boden auf. Sie strecken gleichzeitig das linke Bein diagonal nach vorn; das rechte Bein bleibt gebeugt. Legen Sie die linke Hand ans rechte Knie und die rechte Hand von außen an den rechten Unterschenkel.

2. Anschließend wechseln Sie die Bein- und Handposition. Dabei atmen Sie zweimal durch die Nase ein und zweimal durch den Mund wieder aus, während Sie die Beine abwechselnd beugen und strecken. Wiederholen Sie die Übung in diesem Atemrhythmus bis zu zehnmal.

3. Mit dem Einatmen kommen Sie zum Abschluss der Übung: Sie beugen beide Beine und legen die Hände auf die Knie.

Dann rollen Sie den Oberkörper ausatmend auf die Matte zurück, bis Sie die Ausgangsstellung wieder erreicht haben. Bis zu zweimal wiederholen.

Shoulder Bridge

Gelenkartikulation, Gewichtsverlagerung und Alignment, Zentrierung, Atmung, Bewegungslänge und -weite, Schultergürtelorganisation.

Die Wirbelsäule wird, wie auch beim „Bridging", mobilisiert. Hinzu kommt die Rumpfstabilisierung. Die Bewegung des Beins fördert zudem die Beweglichkeit des Hüftgelenks, denn das Becken bleibt absolut ruhig und kontrolliert. Die Rückseite des Standbeines und das Gesäß werden gekräftigt. Gleichzeitig werden die Hüftgelenksmuskeln gedehnt.

Korrekte Ausführung

- Paralleles Alignment der Fuß-, Knie- und Hüft-Linie.
- Segmentales Bewegen der Wirbelsäule.
- Rumpfstabilisation über Atmung und Zentrierung.
- Das Körpergewicht ruht zwischen den Schulterblättern.
- Ziehen Sie Kopf und Hals aus der Brustwirbelsäule heraus.
- Entspannung von Gesicht, Kiefergelenk und Nacken.
- Beide Hüften bleiben auf einer waagerechten Ebene.
- Die unteren Rippen ziehen ausatmend zum Beckenkamm.
- Fließende Beinbewegung.
- Das Spielbein wird lang aus der Hüfte herausgezogen.
- In der Bewegung nach oben den Fuß flexen, in der Bewegung nach unten den Fuß strecken.

Modifikation

Wird das Becken auf einen mittelgroßen weichen Ball gelegt, kann man sich entspannter auf das Spielbein konzentrieren. Ein möglicher Krampf im Standbein wird auf diese Weise vermieden. Auch die Hände können helfen, das Becken zu stützen. Das Spielbein kann unendlich viele Variationen ausführen; es kann nach innen und außen rotieren, einbeinig Fahrrad fahren oder auch kreisen.

BILDLICHE VORSTELLUNG

- Auf der Hüfte liegt eine Wasserwaage, die Luftblase sollte immer in der Mitte bleiben.
- Marionettenfäden halten die Hüftknochen parallel zur Decke fest.
- Das Hüftgelenk bewegt sich wie das Scharniergelenk einer Saloon-Türe.
- Ein Faden ist am großen Zeh befestigt und zieht ihn mit jeder Auf- und Ab-Bewegung weiter in den Raum hinein.
- Das Becken wird von einem starken Gürtel hochgehalten.

Tipp

Gerade die Muskeln der Beinrückseite können bei dieser Übung verkrampfen. Nehmen Sie das zum Anlass, Ihr Trinkverhalten zu überprüfen! Die Pilates-Atmung verbraucht viel Flüssigkeit. Trinken Sie mindestens einen halben Liter Wasser zusätzlich. Ebenso kann ein Magnesiummangel Ursache für einen Muskelkrampf sein.

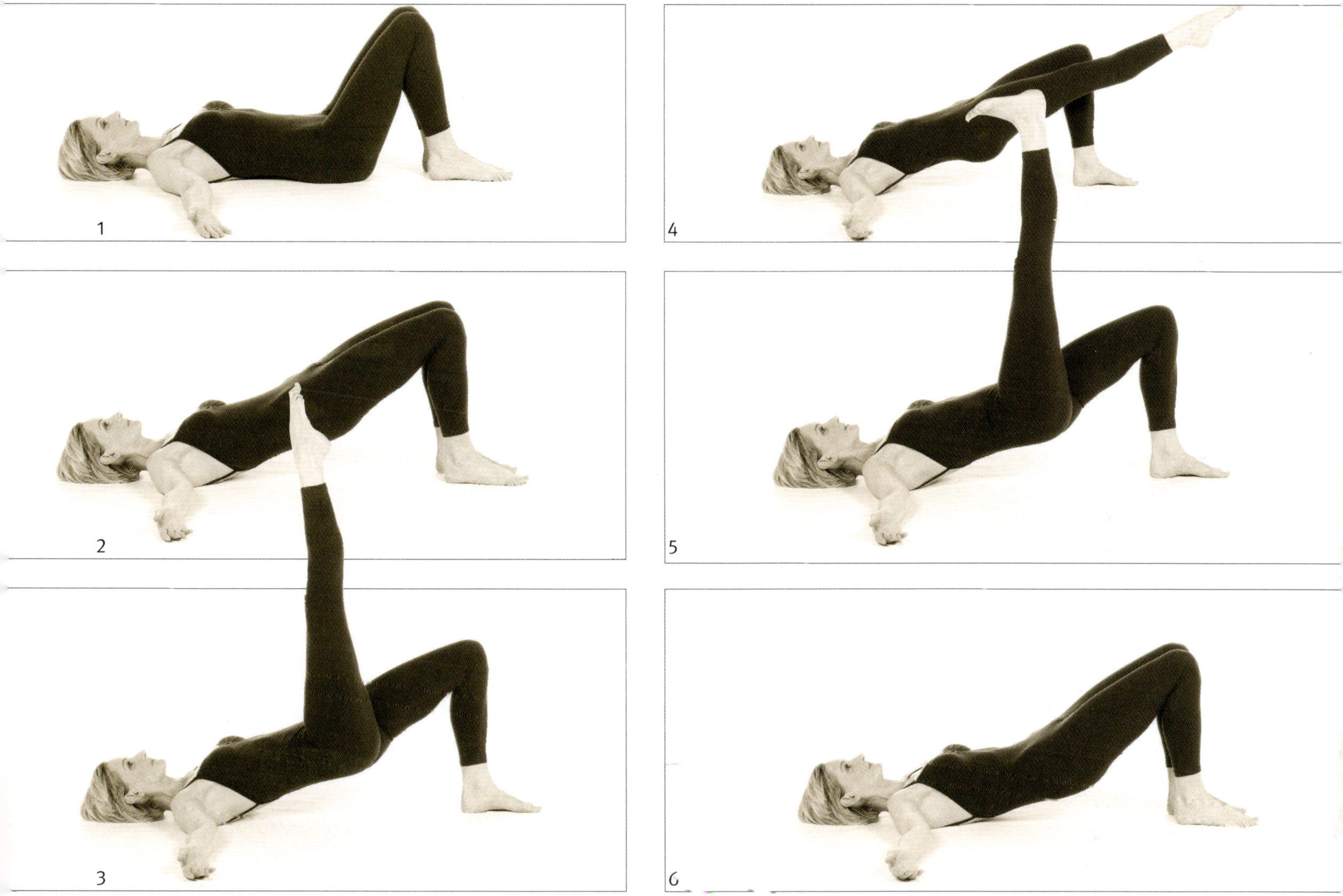

1.Rückenlage mit aufgestellten Füßen, nah am Gesäß. Die Arme liegen neben dem Rumpf am Boden. Die Handflächen zeigen zur Decke. Atmen Sie zur Vorbereitung in den seitlichen Brustkorb ein.

2. Mit dem Ausatmen aktivieren Sie den Beckenboden und rollen das Becken und dann die Wirbelsäule Wirbel für Wirbel – mit dem Steißbein beginnend – auf, bis Sie das Gewicht des Körpers auf den Schulterblättern spüren.

3. Nun verlagern Sie Ihr Körpergewicht auf das linke Bein, heben das rechte Bein vom Boden ab und strecken es mit der Einatmung nach oben.

4. Mit dem Ausatmen senken Sie das gestreckte Bein mit gestrecktem Fuß in einem großen Bogen nach vorne, so weit, wie Sie beide Hüften auf einer Ebene halten können.

5. Einatmend heben Sie das gestreckte Bein wieder und beugen den Fuß. Wiederholen Sie die Übung vier- bis sechsmal. Zum Beenden winkeln Sie das Bein wieder an und stellen den Fuß auf den Boden.

6. Mit dem Ausatmen rollen Sie das Becken Wirbel für Wirbel in die Ausgangsstellung zurück. Wiederholen Sie die Übung mit dem anderen Bein. Wiederholen Sie den Zyklus ein- bis zweimal.

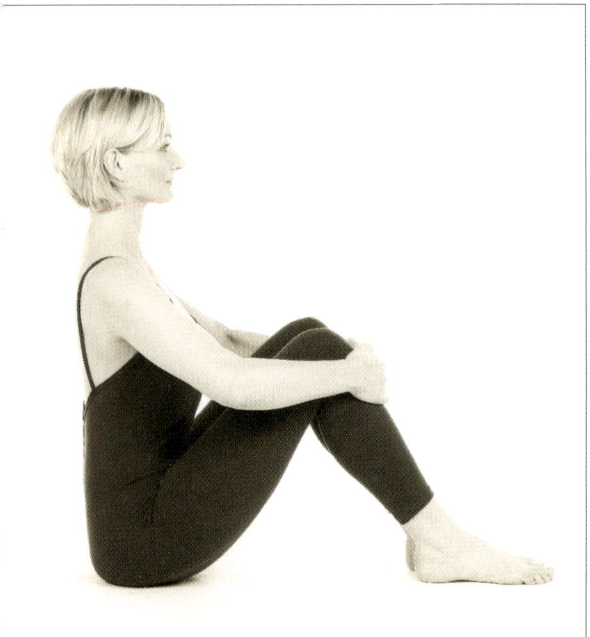

1

1. Atmen Sie vorbereitend ein. Mit dem Ausatmen heben Sie die Füße vom Boden und kippen das Becken nach hinten, sodass die Wirbelsäule eine C-Kurve bildet.

2. Mit dem nächsten Einatmen lassen Sie die runde Wirbelsäule langsam und kontrolliert über den Boden rollen – vom Steißbein bis zu den Schulterblättern. Mit dem Ausatmen nutzen Sie den Rückschwung und rollen weich und mit rundem Rücken zurück in den Schwebesitz, wobei das Becken gekippt bleibt und die Füße vom Boden angehoben sind. Wiederholen Sie die Übung vier- bis sechsmal.

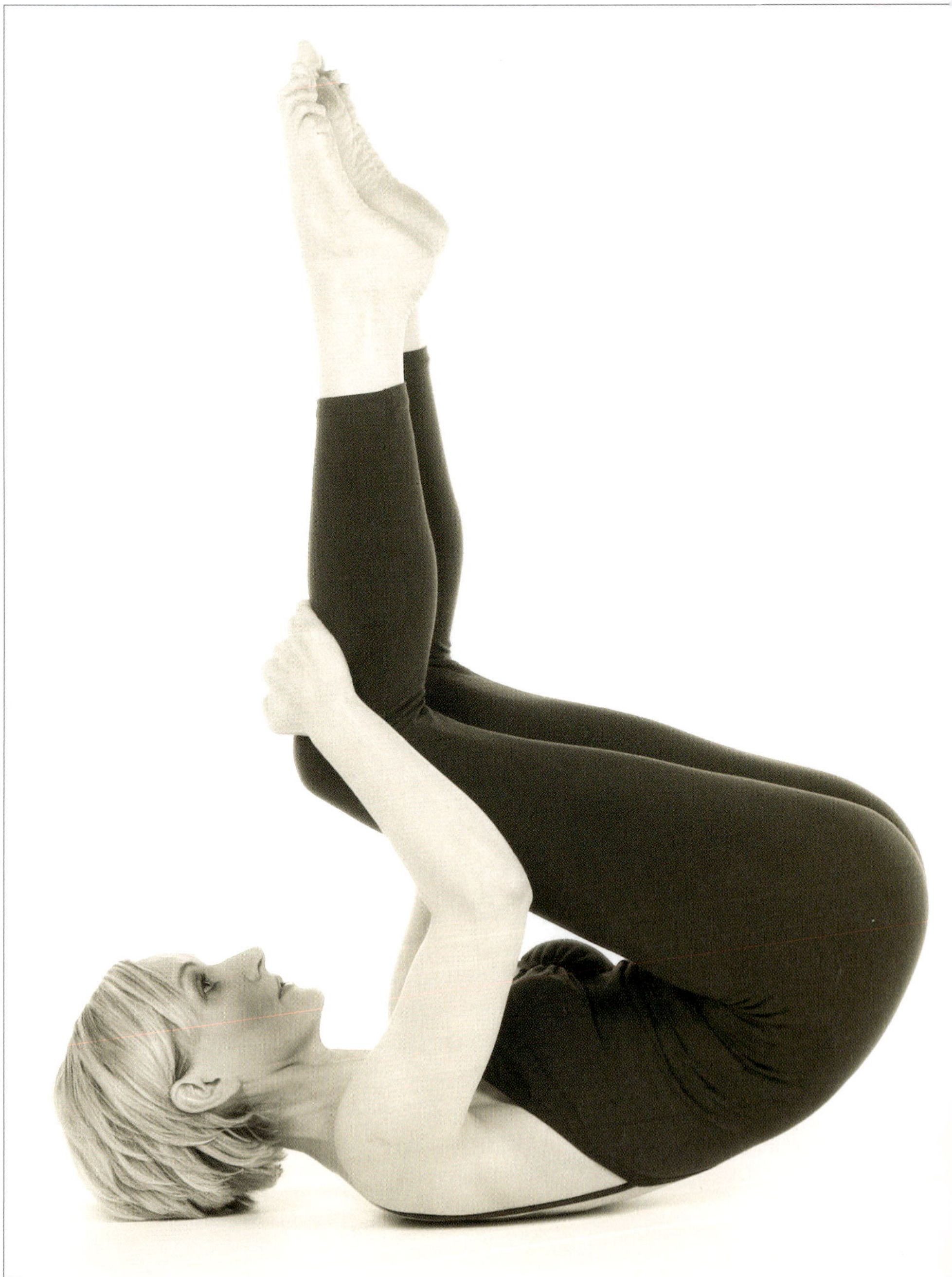

2

Rolling

Gelenkartikulation, Schultergürtelorganisation, Zentrierung, Atmung, Entspannung und Lockerheit.

Rolling schult das Gleichgewicht, denn das Rollen erfordert eine besondere Kontrolle des Körpers. Da Bauch- und Beckenbodenmuskeln aktiv in Richtung Rücken ziehen, wird der Schwung in dieser Übung dosiert und kontrolliert. Zudem wird die Wirbelsäule auf sanfte Weise massiert (nur auf einer weichen Matte ausführen) und zugleich die Rückenstreckmuskulatur gedehnt.

Korrekte Ausführung

- Bauch und Beckenboden anspannen.
- Schulterblätter in Richtung Becken ziehen.
- Weite der Schlüsselbeine spüren.
- Die Wirbelsäule behält ihre Länge in der gerundeten C-Form.
- Sie rollen zurück, indem Sie das Gewicht nach hinten verlagern und die Bauchmuskeln aktiv zur Wirbelsäule und unter den Rippenbogen ziehen.
- Das Aufrollen wird über Ihre Bauchmuskulatur gesteuert, indem sie zurückzieht und dadurch den Schwung bremst.
- Die Arm-, Bein- und Beckenposition wird während der Rollbewegung beibehalten.

Modifikation

Legen Sie sich einen mittelgroßen Ball in den Schoß, und Sie können den Abstand, der zwischen Oberkörper und Beinen gehalten wird, besser einschätzen. Sie können den Körper aber auch ganz eng zusammenrollen und dann vor- und zurückrollen. Finden Sie heraus, welche Art des Rollens einfacher ist.

BILDLICHE VORSTELLUNG

- „Rolling like a ball“: Wie ein Ball vor- und zurückrollen, ohne dass der Ball die Form verändert.
- Stellen Sie sich vor, Sie rollen in eine große Mondsichel gelehnt vor und zurück.
- Sie sind rund und weich wie ein Wollknäuel.
- Stellen Sie sich vor, wie ein Schaukelstuhl vor- und zurückschwingt: Kurz, bevor er nach hinten überkippt, bringt ihn der Rückschwung dazu, nach vorne zu rollen.

Tipp

Ihre Bauchmuskulatur arbeitet wie ein Motor. Wenn Sie zurückrollen, legt Ihr Bauch den Rückwärtsgang ein. Wenn Sie vorrollen, bremst Ihr Körperzentrum die Bewegung wieder ab.

Seal

Gelenkartikulation, Schultergürtelorganisation, Zentrierung, Atmung, Entspannung und Lockerheit.

Diese Übung fordert mehr als das Rolling unseren Gleichgewichtssinn. Die Position der Beine, die vom Körperzentrum relativ weit entfernt sind, macht es schwierig, die Balance zu halten. Auch ist es schwer, den Schultergürtel weit zu halten und ihn durch die Armposition nicht zu runden. Das Zusammenklappen der Füße stellt zusätzliche Anforderungen an die Koordination dar.

Korrekte Ausführung

- Bauch und Beckenboden anspannen.
- Weite im Schultergürtel.
- Die Schulterblätter ziehen zum Becken.
- Die Wirbelsäule behält ihre Länge und bleibt in der gerundeten C-Form.
- Das Rückrollen wird über die Gewichtsverlagerung und die Verstärkung der Wirbelsäulenrundung initiiert.
- Das Becken bleibt in gekippter Stellung.
- Bein- und Armpositionen werden während der Rollbewegung beibehalten.

Modifikation

Zu Beginn des Trainings kann das Zusammenklappen der Füße weggelassen werden. Sie konzentrieren sich dann nur auf das Rollen. Sie können dann allmählich dazu übergehen, die Füße ein-, zwei oder dreimal zusammenzuklappen.

BILDLICHE VORSTELLUNG

- Stellen Sie sich eine Robbe vor, die mit ihren Flossen klatscht.
- Stellen Sie sich vor, Sie haben ein Buch auf den Füßen liegen, das Sie während des Rollens lesen.

Tipp

Rollen Sie nur bis auf den Schultergürtel, der Hinterkopf wird nicht belastet.

1. Umgreifen Sie im Sitz Ihre Knöchel, und lösen Sie ausatmend die Füße vom Boden. Gleichzeitig kippen Sie das Becken nach hinten. Die Wirbelsäule gelangt dadurch in eine C-Form.

2. Mit dem nächsten Einatmen rollen Sie langsam und kontrolliert über die runde Wirbelsäule zurück bis auf die Schulterblätter, ohne die C-Form aufzugeben. Hier klappen Sie die Füße wie ein Seehund zweimal gegeneinander.

3. Mit dem Ausatmen rollen Sie, den Rückschwung nutzend, wieder Wirbel für Wirbel vor. Hier lassen Sie die Füße wieder zweimal zusammenklappen. Wiederholen Sie vier- bis sechsmal.

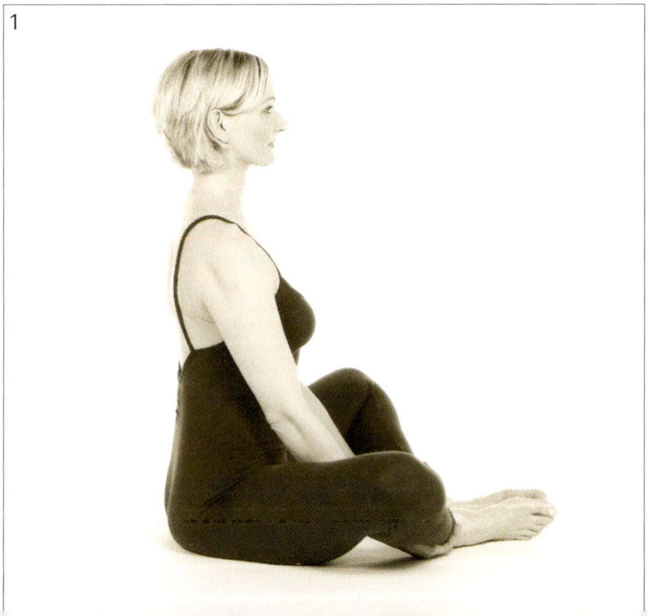

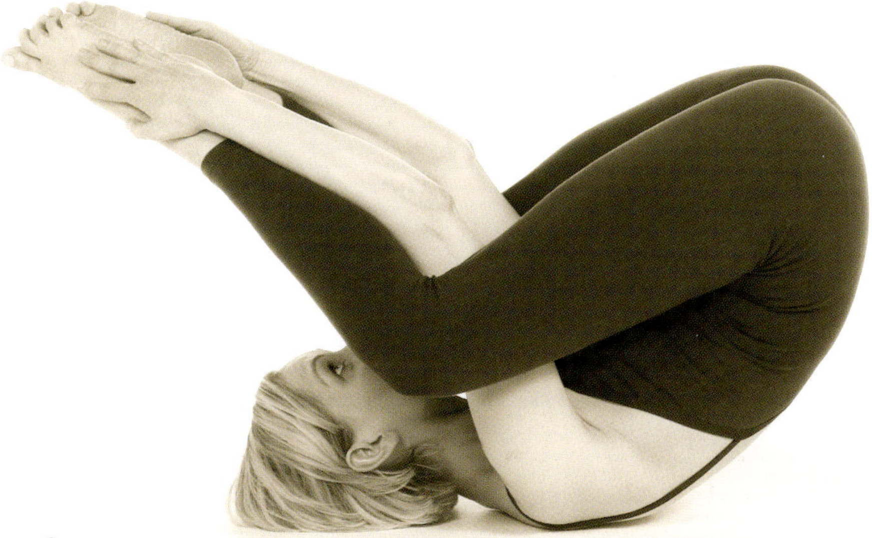

2

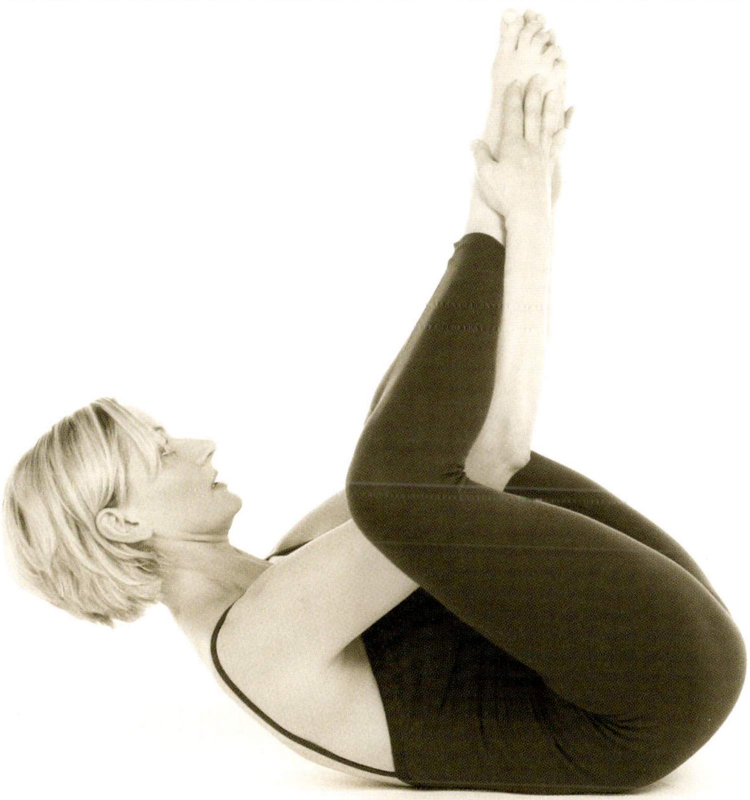

3

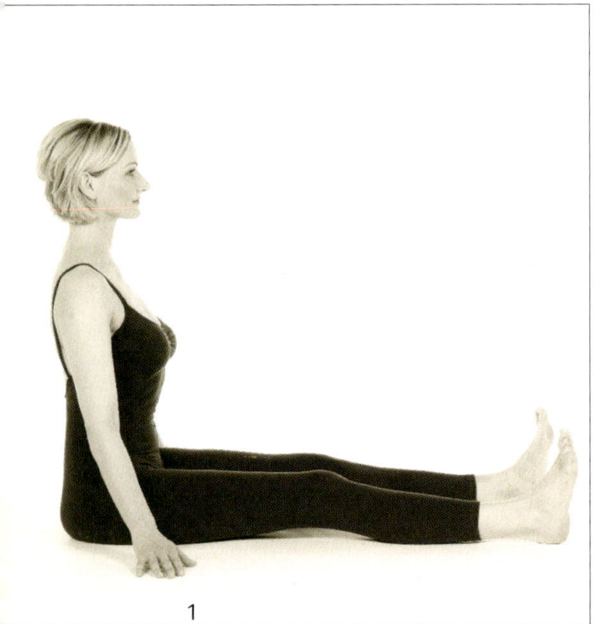

1

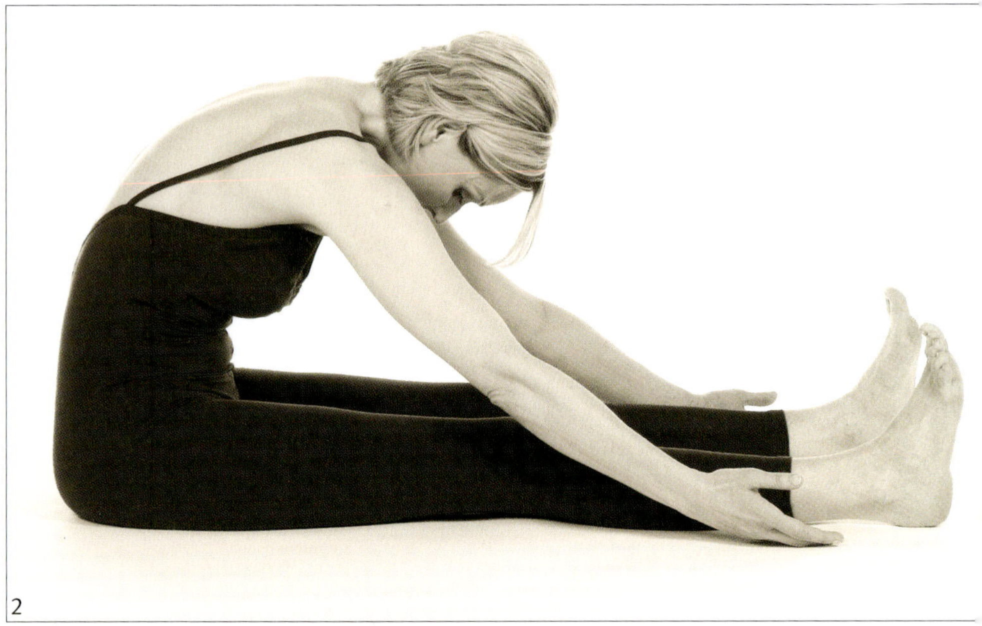

2

1. Sie spüren Ihr Körpergewicht auf den beiden Sitzbeinhöckern, während das Becken aufgerichtet ist und beide Hüftknochen nach vorn zeigen.

2. Atmen Sie vorbereitend ein, und strecken Sie den Scheitel zur Decke. Mit dem Ausatmen rollen Sie vom Kopf aus Wirbel für Wirbel nach vorn, während die Hände an den Außenseiten der Beine entlang in Richtung Füße gleiten.

3. Mit dem Einatmen ziehen Sie die Bauchdecke in Richtung Wirbelsäule und rollen den Oberkörper Wirbel für Wirbel wieder auf. Wiederholen Sie die Übung bis zu dreimal.

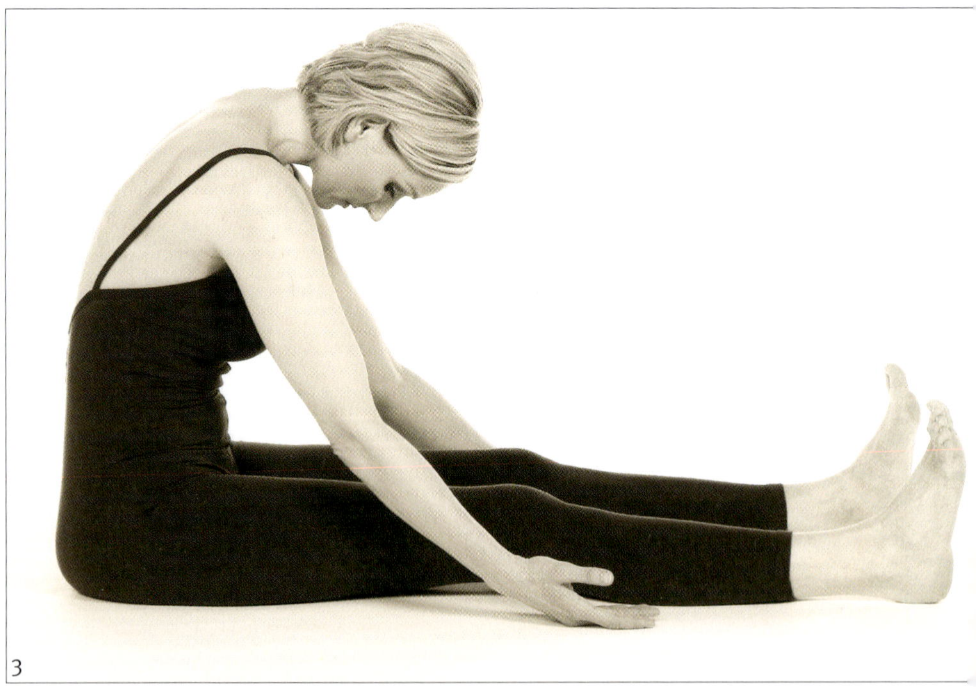

3

Spine Stretch

Gelenkartikulation, Atmung, Bewegungslänge und -weite, Zentrierung, Lockerheit und Entspannung.

Beim „Spine Stretch“ wird die Brustwirbelsäule gestreckt und auseinander gezogen. Gleichzeitig werden die Beinrückseiten gedehnt und Bauch und Beckenboden gekräftigt. Zusätzlich wird das Bewusstsein für die Neutralstellung des Beckens geschult, denn dieses bleibt die ganz Zeit aufgerichtet.

Korrekte Ausführung

- Beide Sitzbeinhöcker haben Kontakt mit dem Boden.
- Das Becken bleibt aufgerichtet, die Hüftknochen zeigen nach vorn.
- Die Füße liegen etwas breiter als hüftbreit auseinander.
- Vom Kopf ausgehend, Wirbel für Wirbel von oben nach unten abrollen, aber nur, solange das Becken weit aufgerichtet bleiben kann.
- Der Bauchnabel zieht kräftig in Richtung Lendenwirbelsäule.
- Beim Aufrollen werden die Wirbel wieder einzeln „aufeinander“ gesetzt.
- Die Spannung im Bauch und Beckenboden halten.
- Die Gesäßmuskeln bleiben entspannt.

Modifikation

Wenn Sie sich bei dieser Übung auf einen kleinen Hocker setzen, können Sie die Oberschenkel leichter entspannen; Sie sind in den Hüftgelenken und in der Lendenwirbelsäule mobiler. Es hilft ebenfalls, die Knie leicht zu beugen und sie nach außen fallen zu lassen oder nur ein Bein zu strecken und das andere angewinkelt abzulegen.

BILDLICHE VORSTELLUNG

- Wie eine Tulpe in der Blumenvase wachsen Sie zuerst in die Höhe, um dann Ihren Blütenkopf würdevoll nach unten zu neigen.
- Stellen Sie sich vor, Sie werden wie ein liegender Magnet (ein liegendes „U“) am Scheitel und an den Fußsohlen nach vorne gezogen, während ein Tau, das um den Bauch geschlungen ist, Sie nach hinten zieht.

Tipp

Ändern Sie auch hier einmal den Atemrhythmus. Verharren Sie in der eingerollten Position für einige Atemzüge, und verstärken Sie mit jeder Ausatmung die Dehnung. Rollen Sie anschließend mit dem Ausatmen wieder in den Sitz zurück. Lassen Sie sich Zeit bei dieser Übung.

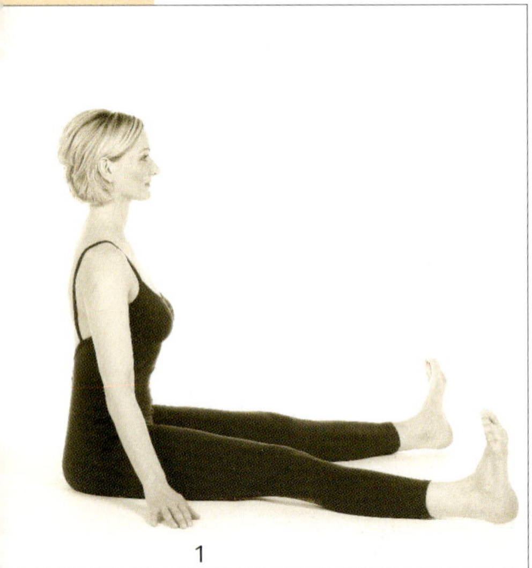

1

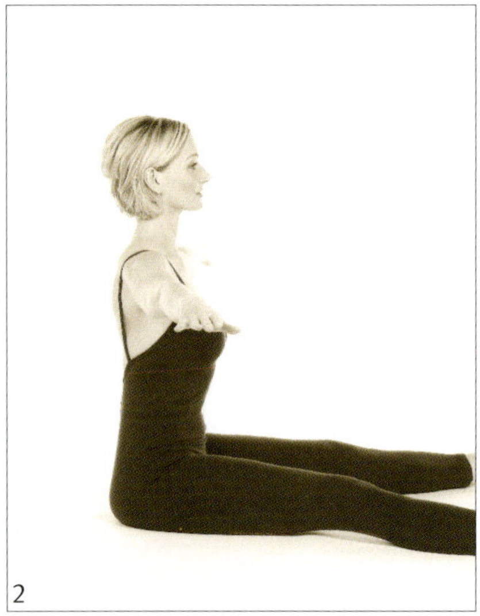

2

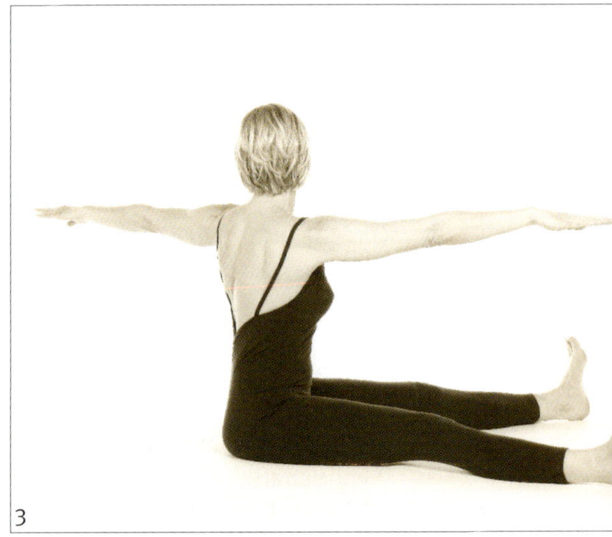

3

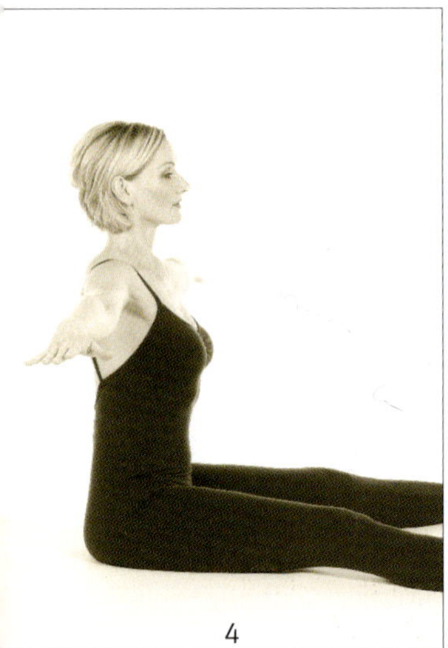

4

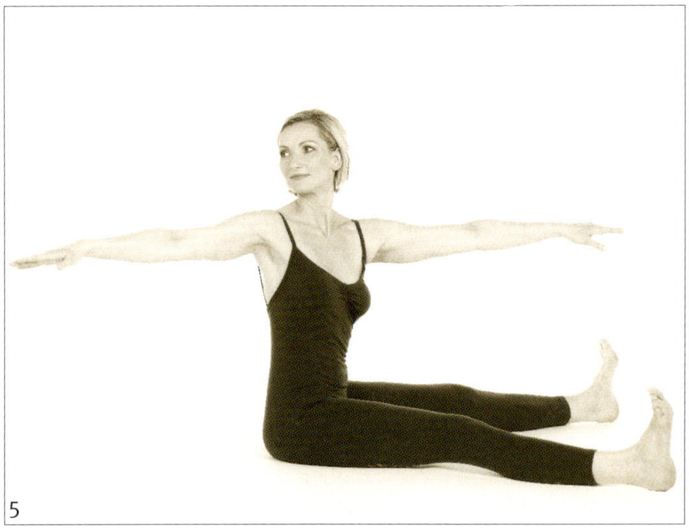

5

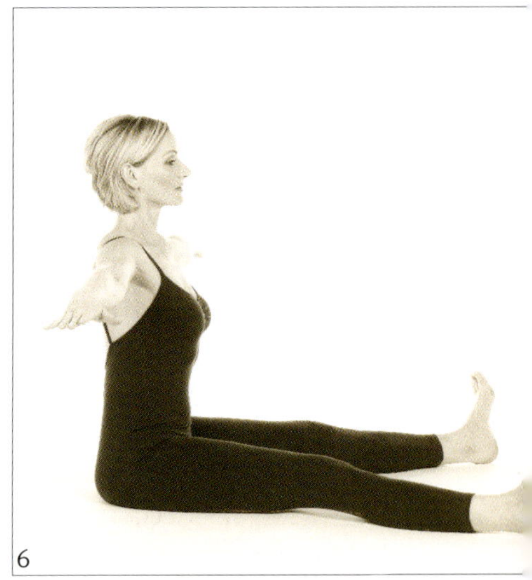

6

1. Ausgangsstellung: Sie spüren Ihr Körpergewicht auf beiden Sitzbeinhöckern; das Becken ist aufgerichtet, und beide Hüftknochen zeigen nach vorn. Sie atmen vorbereitend ein.

2. Mit dem Ausatmen ziehen Sie die Schulterblätter in Richtung Becken, und Sie breiten die Arme wie bei den „Floating Arms“ seitlich aus. Sie atmen wieder ein.

3. Mit dem nächsten Ausatmen aktivieren Sie Ihre Körpermitte; Sie drehen Ihren Brustkorb, Ihren Schultergürtel und Ihren Kopf mit den ausgebreiteten Armen zur Seite. Ihr Blick folgt der Bewegung.

4. Mit dem Einatmen drehen Sie sich zurück in die Ausgangsposition.

5. Mit dem Ausatmen drehen Sie Ihren Brustkorb, Ihren Schultergürtel und Ihren Kopf mit den ausgebreiteten Armen wieder in die andere Richtung.

6. Mit dem Einatmen kommen Sie wieder zurück in die Ausgangsposition. Wiederholen Sie die Übung auf jeder Seite viermal.

Spine Twist

Gelenkartikulation, Atmung, Zentrierung, Bewegungslänge und -weite, Schultergürtelorganisation.

Durch die Rotation wird die Wirbelsäule gestreckt und mobilisiert. Gleichzeitig erfährt der gesamte Rumpf eine Kräftigung und Stabilisierung. Das aufrechte Sitzen ist für die Rückenmuskulatur eine Herausforderung.

Korrekte Ausführung

- Beide Sitzbeinhöcker haben Kontakt mit dem Boden.
- Das Becken bleibt aufgerichtet, die Hüftknochen zeigen nach vorn.
- Die Füße liegen etwas breiter als hüftbreit auseinander.
- Halten Sie die Wirbelsäule gestreckt und den Schultergürtel weit.
- Sie rotieren senkrecht um Ihre Längsachse.
- Achten Sie auf die Integration des Rippenbogens.
- Halten Sie die Spannung in Bauch- und Beckenboden.
- Der Brustkorb richtet sich aus dem Becken heraus auf.
- Schulter und Nacken bleiben entspannt.
- „Wachsen Sie", bevor Sie sich verdrehen.
- Nehmen Sie Ihren „Blick" mit in die Bewegung rein. Schauen Sie in den ganzen Raum.

Modifikation

Diese Übung kann besonders gut auf einem Stuhl oder Hocker ausgeführt werden. Wenn die Knie es erlauben, können Sie die Übung auch im Schneidersitz oder Kniestand ausführen.

Bleiben Sie einige Atemzüge in der Endposition, und stellen Sie sich vor, wie Sie sich mit der Ausatmung noch weiter verschrauben können. Vielleicht helfen Ihnen auch die Augen, die weit nach rechts und links schauen, den Bewegungsradius zu vergrößern.

BILDLICHE VORSTELLUNG

- Stellen Sie sich eine Vogelscheuche vor, die auf dem Feld steht und sich mit dem Wind dreht.
- Verschrauben Sie Ihre Brustwirbelsäule über dem Becken wie den Deckel eines Marmeladenglases.
- Stellen Sie sich vor, wie ein Korken aus der Flasche gedreht

Tipp

Visualisieren Sie vor der Bewegung, dass der Oberkörper (Brustwirbelsäule) sich mit dem Unterkörper (Lendenwirbelsäule und Becken) verschraubt. Heben Sie in Ihrer Vorstellung Ihren Brustkorb erst nach oben an, bevor Sie tatsächlich in die Rotation gehen.

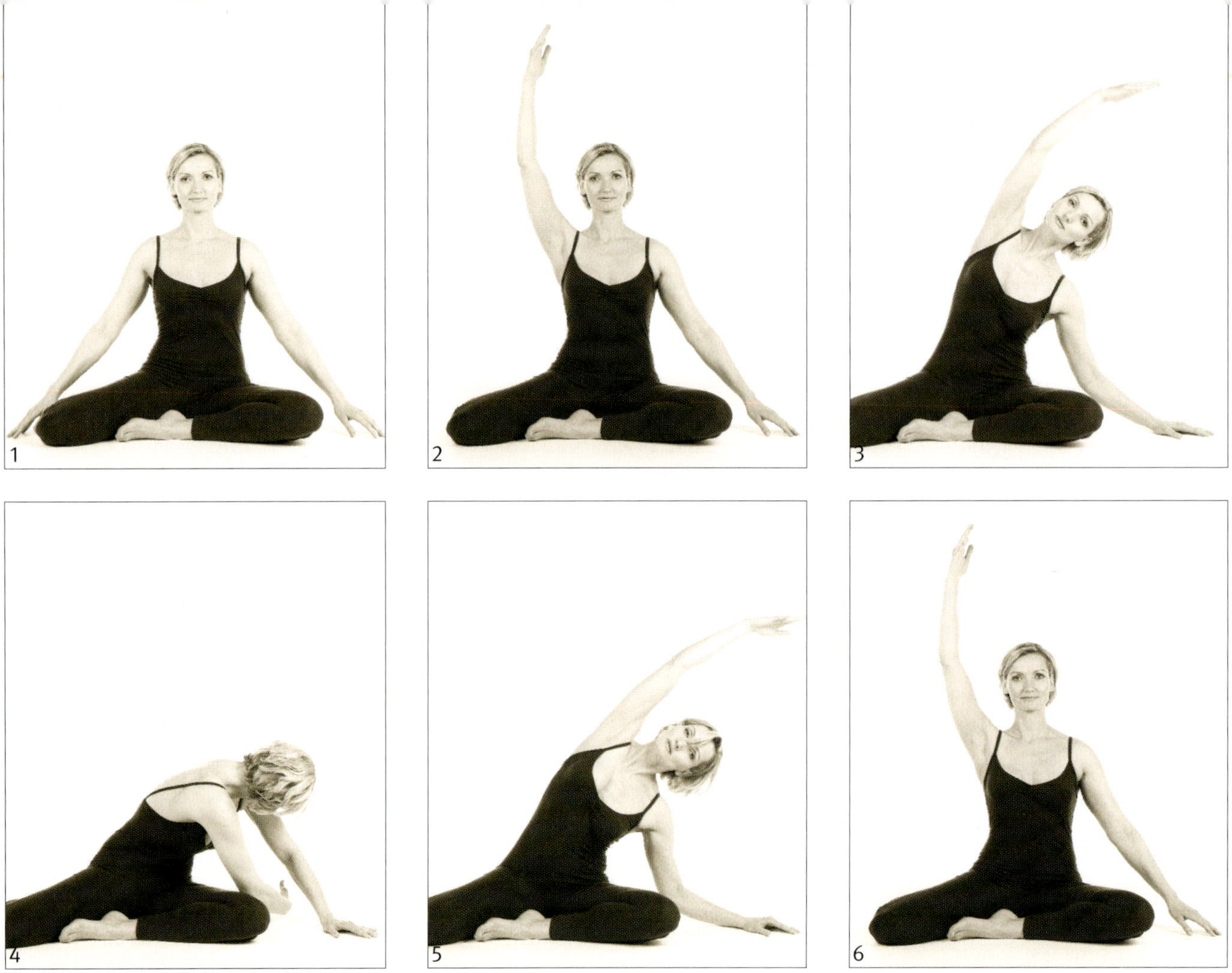

1. Ausgangsstellung: Lassen Sie die Sitzbeinhöcker sinken. Der Schultergürtel ist parallel zum Boden ausgerichtet und entspannt. Atmen Sie vorbereitend ein.

2. Mit dem Ausatmen ziehen Sie beide Schulterblätter in Richtung Becken; dann strecken Sie den rechten Arm über die Seite nach oben aus. Atmen Sie erneut ein.

3. Mit dem nächsten Ausatmen neigen Sie den Oberkörper nach links wie über einen großen runden Ball und stützen sich mit der linken Hand links neben dem Gesäß ab.

4. Mit dem nächsten Ausatmen lassen Sie dann den Schultergürtel nach vorne in Richtung Boden sinken, sodass das Brustbein nach unten schaut. Dann senken Sie den Kopf nach links und schauen durch die Lücke zwischen dem stützenden Arm und dem Oberkörper hindurch nach hinten, während die Bauchmuskeln nach hinten zur Wirbelsäule ziehen.

5. Mit dem nächsten Einatmen richten Sie den Kopf wieder auf und schauen – immer noch nach links geneigt – nach vorn. Auch der Schultergürtel zeigt wieder nach vorn.

6. Mit dem Ausatmen lösen Sie die linke Hand vom Boden; richten Sie den Oberkörper mithilfe Ihrer Bauchmuskeln wieder auf, und bringen ihn in die Ausgangsposition zurück. Der rechte Arm sinkt nach unten. Nun ist die andere Seite an der Reihe. Wiederholen Sie die Übung bis zu dreimal auf jeder Seite.

Mermaid

Gelenkartikulation, Zentrierung, Bewegungslänge und -weite, Schultergürtelorganisation, Atmung.

In der dreidimensionalen „Mermaid"-Übung wird die Wirbelsäule durch die seitliche Neigung und Rotation mobilisiert. Sie entwickeln ein Bewusstsein für die Beweglichkeit Ihrer Wirbelkörper, von denen Sie jeden einzelnen spüren sollten. Weiterhin wird die Muskulatur des oberen Rückens angenehm gedehnt. Der ungewohnte Z-Sitz fordert die Hüftbeweglichkeit heraus. Wenn Sie keine Knieprobleme haben, lernen Sie mit der Zeit, in dieser Position die Hüftmuskulatur zu entspannen und mit Leichtigkeit zu sitzen.

Korrekte Ausführung

- Starten Sie die Übung mit einer langen Wirbelsäule und entspanntem Schultergürtel.
- Der Schultergürtel ist in der Ausgangsstellung zum Boden hin ausgerichtet.
- Das Becken ist aufgerichtet, mit mehr Gewicht auf einem Sitzbeinhöcker.
- Strecken Sie sich nach oben, bevor Sie sich zur Seite beugen oder rotieren.
- Der Rumpf wird immer in die entgegengesetzte Richtung zu den gebeugten Beinen geneigt.
- Integration des Rippenbogens.
- Der Schultergürtel „schaut" in der Rotation zum Boden; die Schulterblätter ziehen zum Becken.
- Der Bauch zieht zur Wirbelsäule.
- Halten Sie die Wirbelsäule gedehnt und lang, Schulter- und Beckengürtel weit.

Modifikation

Es ist hilfreich, die Übung im Schneidersitz oder auch auf einer Bank sitzend auszuführen.

Atmen Sie in den einzelnen Bewegungsabschnitten mehrmals aus. Beobachten Sie dabei, wo und wie Sie sich mehr strecken oder mehr verdrehen können. Entspannen Sie ausatmend einmal die Hüftmuskulatur, und ein anderes Mal lockern Sie lächelnd Ihre Gesichts- und Nackenmuskulatur. Lassen Sie Ihr inneres Auge auf Entdeckungstour gehen.

BILDLICHE VORSTELLUNG

- Stellen Sie sich bei der seitlichen Beugung vor, dass Sie sich über einen großen Ball legen.
- Stellen Sie sich vor, dass Ihr Arm die Verlängerung der Wirbelsäule ist.
- Ein langer Pinsel reicht vom Scheitel Ihres Kopfes bis an die Decke: Malen Sie einen langen Pinselstrich über die Decke bis zur Wand hinunter auf den Boden.
- Stellen Sie sich vor, dass Sie während der Drehung nach etwas greifen, das hinter Ihnen liegt.

Tipp

Bei dieser Übung müssen nicht beide Sitzbeinhöcker den Boden berühren. Wie leicht oder schwer Ihnen das fällt, hängt von der Innenrotation des hinteren Oberschenkels ab. Je nachdem wie gelenkig Sie in der Hüfte sind, kann es durchaus sein, dass nur ein Sitzbeinhöcker Kontakt mit dem Boden hält. Das Becken darf also ruhig „schief" liegen. Wichtig ist allerdings, dass der Schultergürtel waagerecht zum Boden gehalten wird.

Diving

Schultergürtelorganisation, Atmung, Bewegungslänge und -weite, Zentrierung, Lockerheit und Entspannung.

Diese Übung kräftigt die obere Rückenmuskulatur und stabilisiert den Schultergürtel. Durch die Streckung der Brustwirbelsäule wird eine aufrechte Haltung gefördert, die die Schultergelenke entlastet.

Korrekte Ausführung

- Gestreckte und lange Wirbelsäule zwischen Kopf und Steißbein.
- Horizontale Weite zwischen den Schlüsselbeinen.
- Die Bauchdecke zieht kraftvoll zur Wirbelsäule und sorgt für eine „reibungsfreie“ Position der Lendenwirbelsäule.
- Die Schulterblätter initiieren die Bewegung, indem sie aktiv in Richtung Becken ziehen.
- Große, raumgreifende Bewegungen der Arme.
- Den Rippenbogen zum Beckenkamm integrieren.
- Blicken Sie auf den Boden, sodass Ihr Nacken „faltenfrei“ bleibt.
- Versuchen Sie Ihre Gesäßmuskulatur zu entspannen.

Modifikation

Ein zusammengerolltes Handtuch unter den Hüftknochen entlastet den unteren Rücken. Bei Nackenverspannungen oder auch bei einem Rundrücken sollten Sie ein Kissen unter den Rumpf legen, sodass eine schräge Ebene entsteht. Nun können Sie die Arme über den ganzen Radius bewegen. Ihre Kraft in der Körpermitte wird herausgefordert, wenn Sie auch noch die Beine gestreckt mit anheben.

BILDLICHE VORSTELLUNG

- Stellen Sie sich einen Taucher vor, der aus der Meerestiefe an die Oberfläche zurückkommt.
- Stellen Sie sich einen Ski-Springer vor, der von der Rampe abspringt.
- Stellen Sie sich Ihre Arme etwa fünf Meter länger vor, und berühren Sie mit jedem „Schwimmzug“ die Wände des Raums.

Tipp

Mehr Fluss erhält die Bewegung, wenn Sie den Oberkörper über mehrere „Schwimmzüge“ angehoben halten.

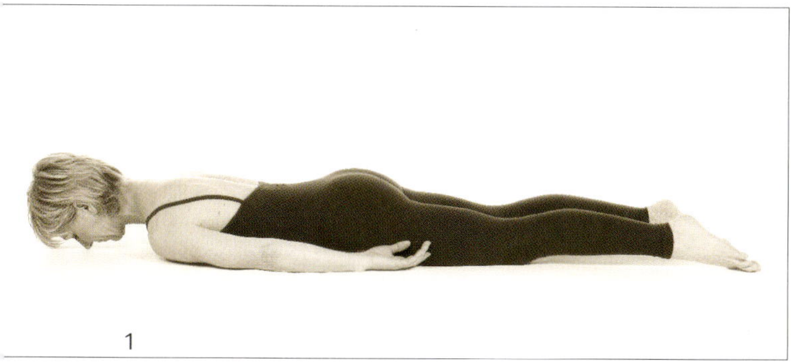

1

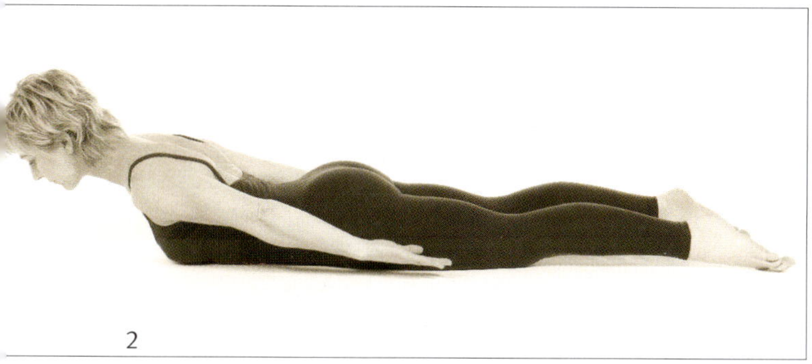

2

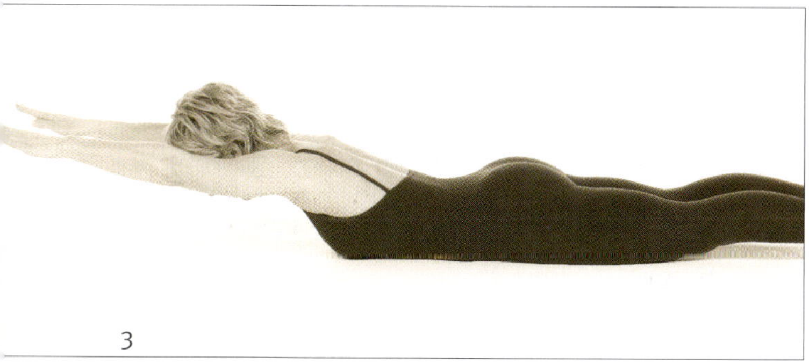

3

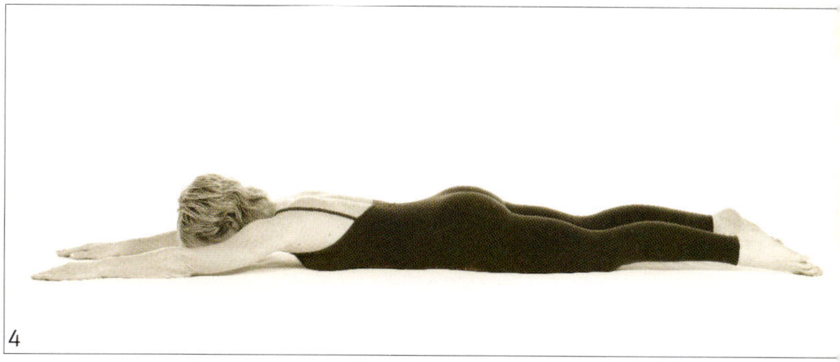

4

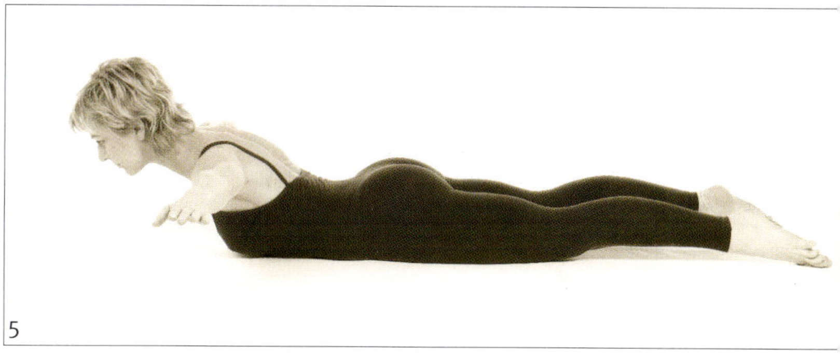

5

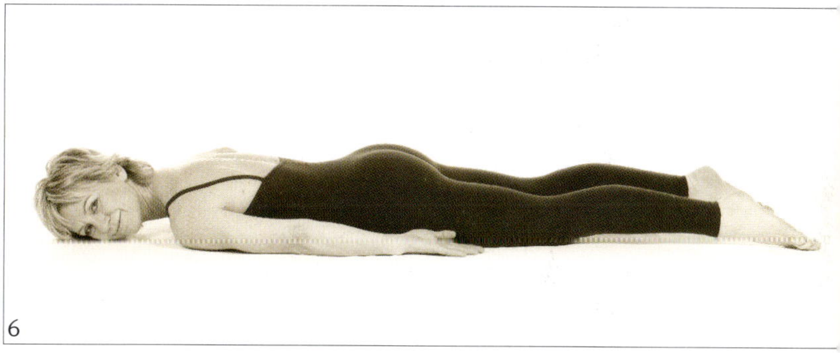

6

1. Neutrale Bauchlage, der Kopf ist leicht angehoben.

2. Mit dem Ausatmen aktivieren Sie Ihre Bauch- und Beckenbodenmuskeln. Ziehen Sie dann die Schulterblätter in Richtung Becken, und heben den Oberkörper leicht an. Atmen Sie erneut ein.

3. Mit dem Ausatmen ziehen Sie die Schulterblätter noch einmal aktiv in Richtung Becken und die Fingerspitzen in Richtung Füße. Dann beschreiben die Arme einen großen Kreis über die Seite. Flach über den Boden gleiten sie langsam bis neben den Kopf.

4. Mit dem Einatmen legen Sie den Oberkörper wieder auf den Boden.

5. Mit dem Ausatmen ziehen Sie erneut die Schulterblätter Richtung Becken und heben den Oberkörper wieder an. Atmen Sie ein, um mit der Ausatmung die Arme über die Seiten wieder an den Rumpf zu bringen.

6. In der Ausgangsposition legen Sie den Oberkörper entspannt auf den Boden und wiederholen die Übung dann bis zu dreimal.

Single Leg Kick

Atmung, Zentrierung, Bewegungslänge und -weite, Schultergürtelorganisation, Gelenkartikulation, Gewichtsverlagerung und Alignment.

Beim „Single Leg Kick" wird die Brustwirbelsäule gestreckt und damit Ihre gesamte Mobilität gefördert. Es ist wichtig, sich über eine lange Wirbelsäule – ohne Stauchungen in den Bandscheiben – in diese Endposition zu begeben. Sie sollten aber auch kontrollieren, ob Ihre Bauchmuskeln noch aktiv sind und ob die Verbindung von unterem Rippenbogen und Beckenkamm noch gehalten wird. Verringern Sie sonst das Bewegungsausmaß. Weiterhin wird die obere Rückenmuskulatur gekräftigt und der Schultergürtel stabilisiert. Das Kicken der Unterschenkel aktiviert die Beinrückseiten und schult Ihre Koordinationsfähigkeit.

Korrekte Ausführung

- Der Bauchnabel zieht nach innen.
- Länge in der Wirbelsäule.
- Weite zwischen den Schulterblättern, die in Richtung Becken ziehen.
- Der Brustkorb zieht sich von den Oberarmen aus nach oben.
- Der Blick ist nach vorn auf den Boden gerichtet.
- Gehen Sie mit dem Oberkörper nur so weit in die Streckung, wie Sie den Rippenbogen integrieren können.
- Den Rumpf während der Beinbewegungen stabilisieren und ruhig halten.
- Versuchen Sie die Gesäßmuskulatur zu entspannen.
- Die Atmung: Zweimal kurz einatmen und einmal lang ausatmen und damit die Länge unterstützen.

Modifikation

Wenn Sie einen mittelgroßen Ball unter das Brustbein legen, stützen Sie den Oberkörper und entlasten Schultern und Arme, sodass Sie sich voll und ganz auf die Koordination der Beinbewegungen konzentrieren können. Auch hier sind verschiedene Variationen möglich: Sie können den Fuß nur ein- bis zwei- oder dreimal kicken und die Atmung entsprechend anpassen. Wenn Sie den Kopf bei jeder Beinbewegung drehen, also links – rechts – Mitte, rauf – runter – Mitte, wird Ihre Koordinationsfähigkeit zusätzlich gefordert.

BILDLICHE VORSTELLUNG

- Stellen Sie sich eine Schildkröte vor, die aus ihrem Panzer hervorlugt.
- Stellen Sie sich vor, Ihr Brustkorb liegt in einem breiten Gurt, der von der Decke herabhängt.
- Stellen Sie sich vor, ein Küken liegt unter Ihrem Bauchnabel, das nicht zerdrückt werden soll.
- Ihr Fuß wird wie von einem Gummiband zweimal in Richtung Gesäß gezogen, beim dritten Mal zieht der Fuß das Gummiband in die Länge.

Tipp

Gehen Sie nach dieser Übung in die „Ruhe-Position". Machen Sie sich im Fersensitz klein und rund. Der Kopf sinkt zum Boden, die Arme liegen neben den Unterschenkeln. Dehnen Sie genüsslich Ihren Rücken, indem Sie in den hinteren, unteren Rippenbogen einatmen und beim Ausatmen den Bauchnabel zum Rücken ziehen. So entspannen Sie Ihre Rückenstreckmuskulatur.

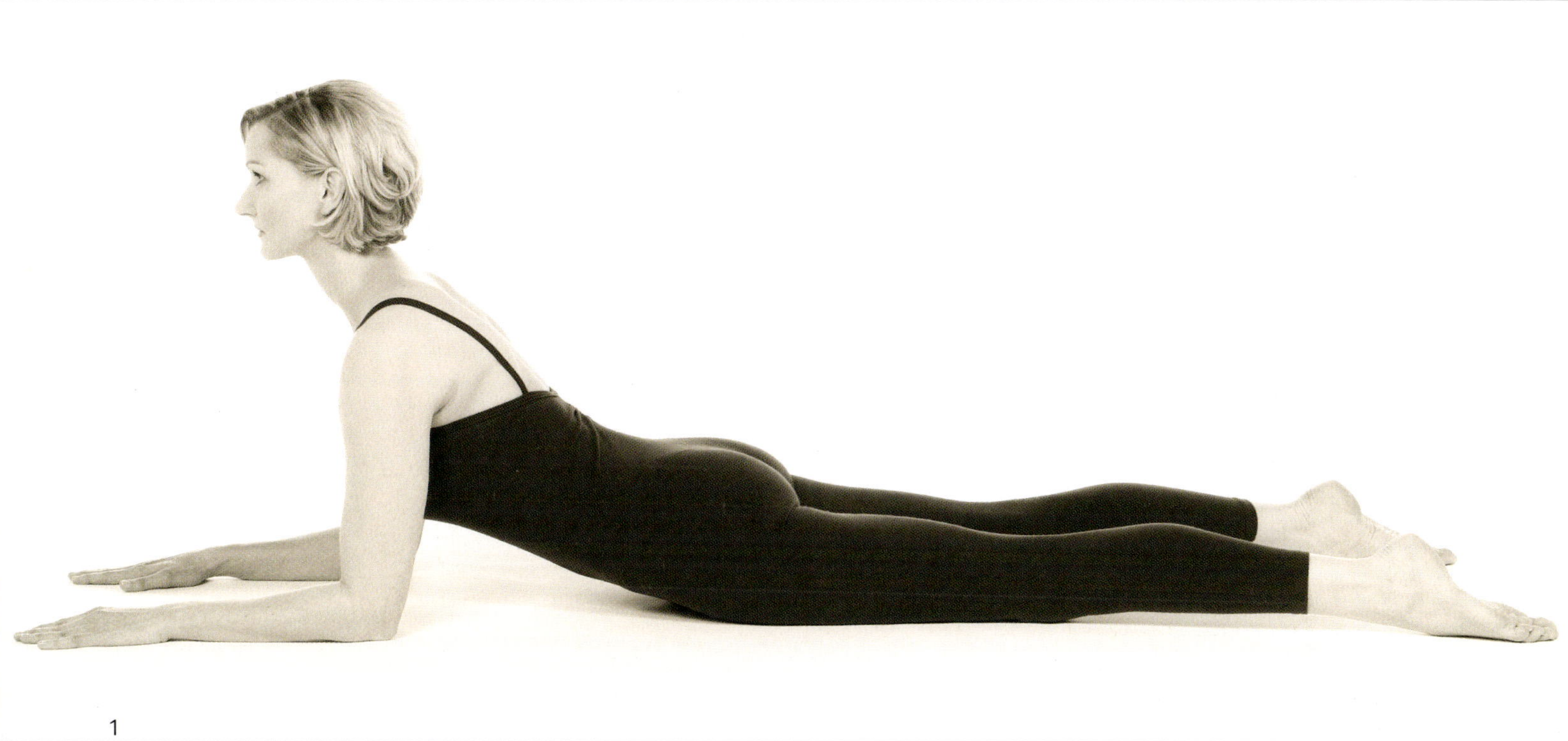

1

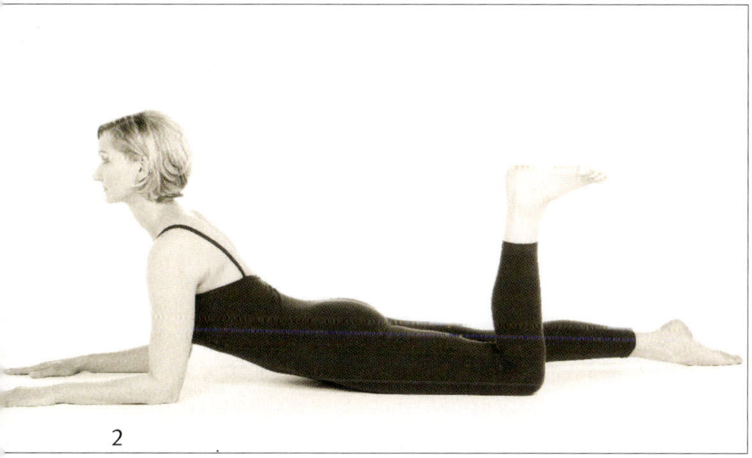

2

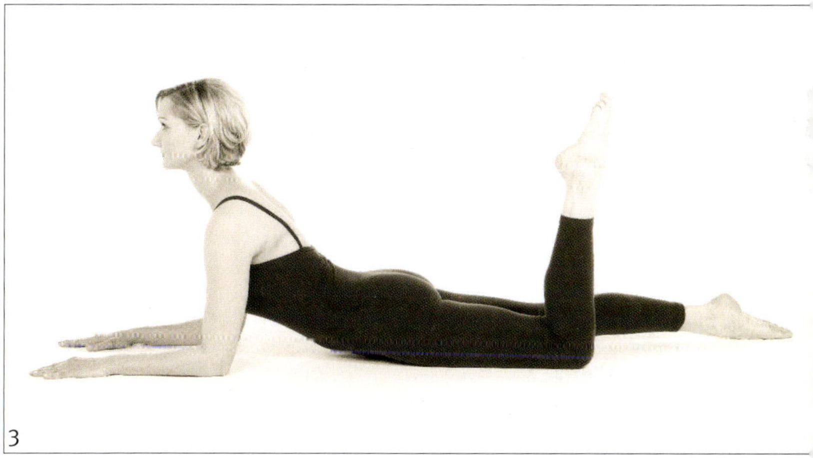

3

1. Ausgangsstellung: Um diese Position zu stabilisieren, ziehen Sie mit der Ausatmung einmal Ihren Scheitel weiter nach oben zur Decke und den Bauch zur Wirbelsäule.

2. Der Atemrhythmus erfolgt, indem Sie zweimal ein- und einmal ausatmen. Dabei führen Sie einen Fuß in kickender Bewegung zum Gesäß. Abwechselnd wird der Fuß geflext und …

3. … beim nächsten „Kick" gestreckt. Dann legen Sie das Bein ausatmend wieder auf dem Boden ab. Wiederholen Sie anschließend die Übung mit dem anderen Bein. Wiederholen Sie die Übung auf jeder Seite bis zu achtmal.

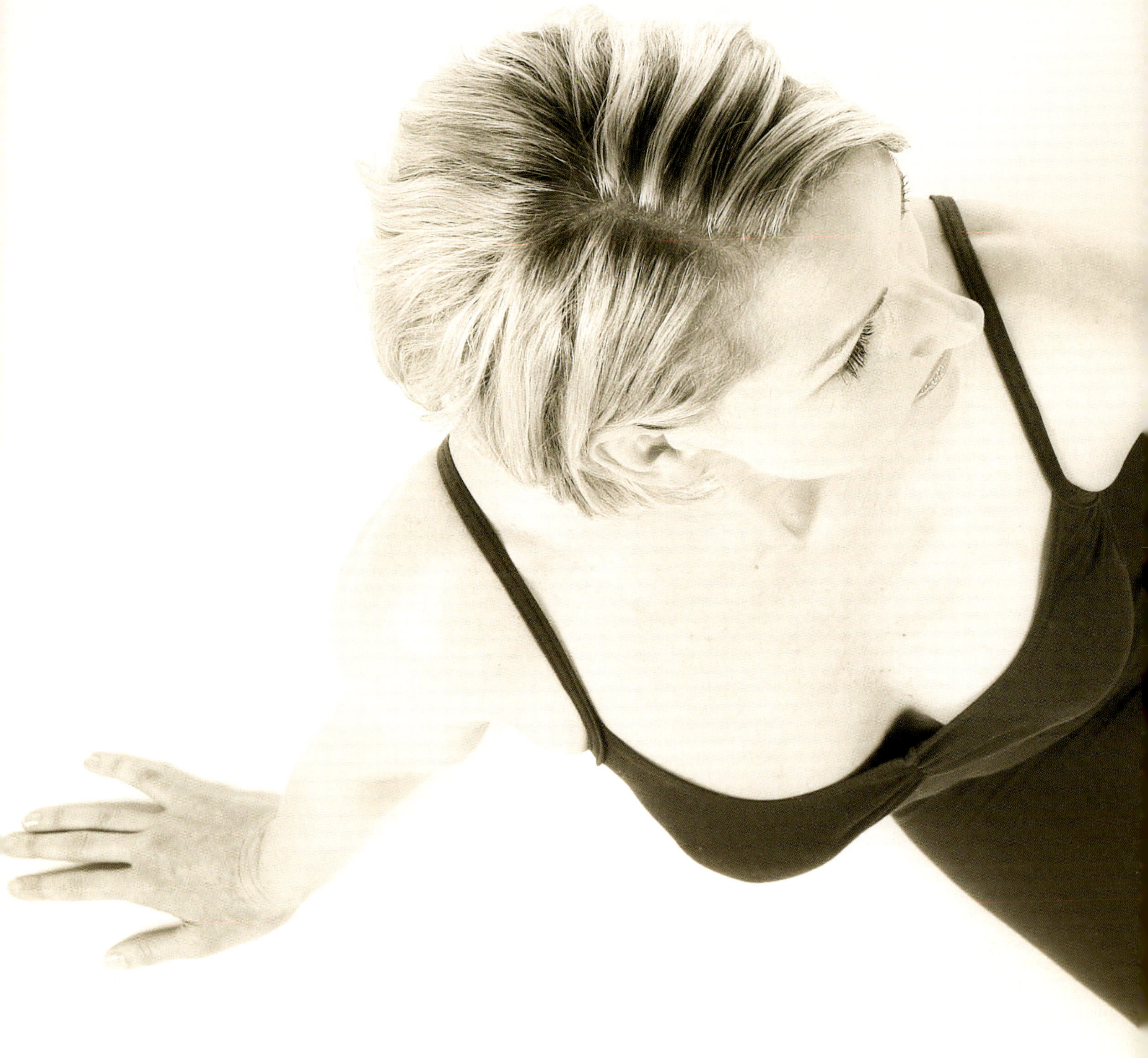

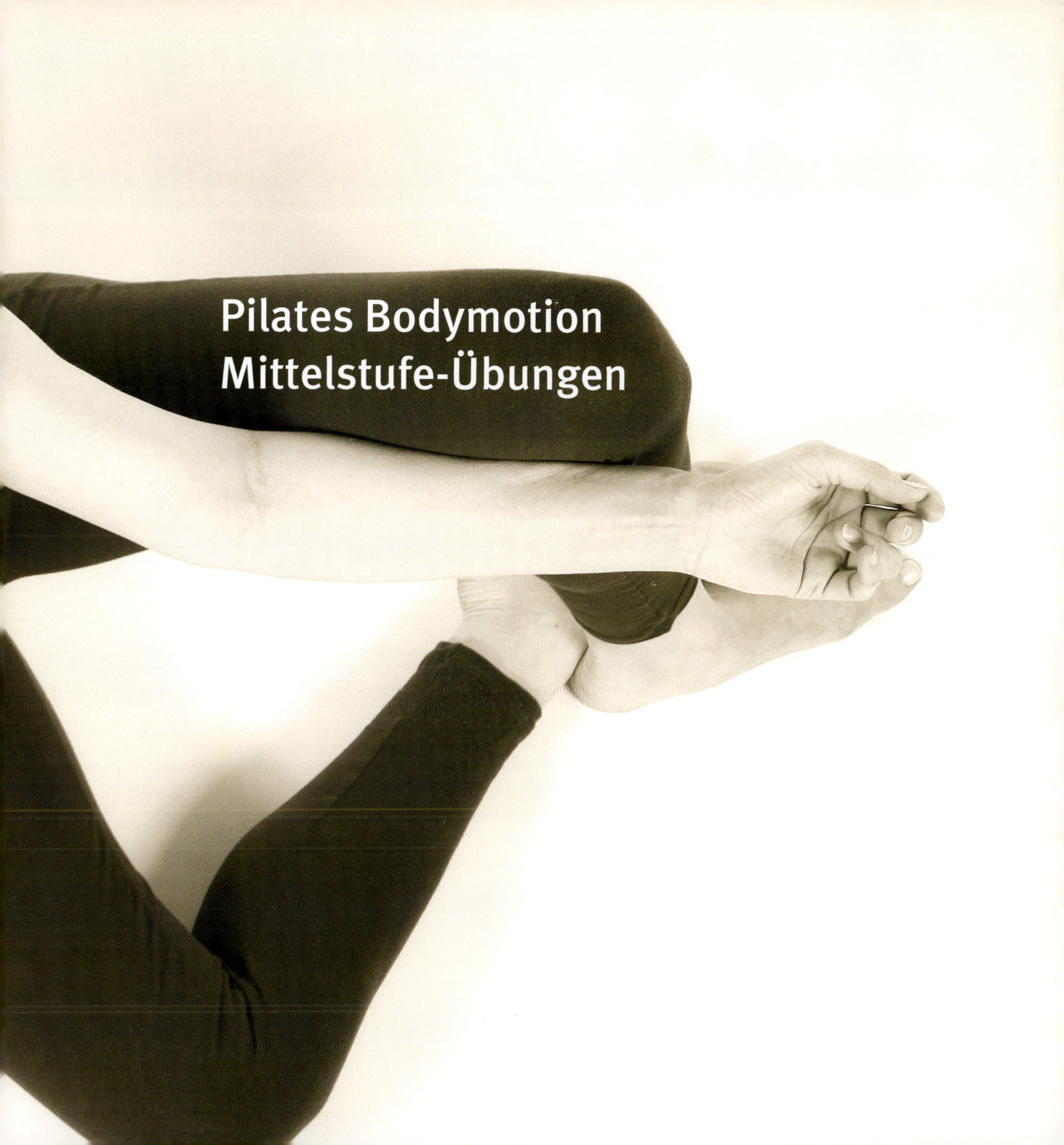
Pilates Bodymotion
Mittelstufe-Übungen

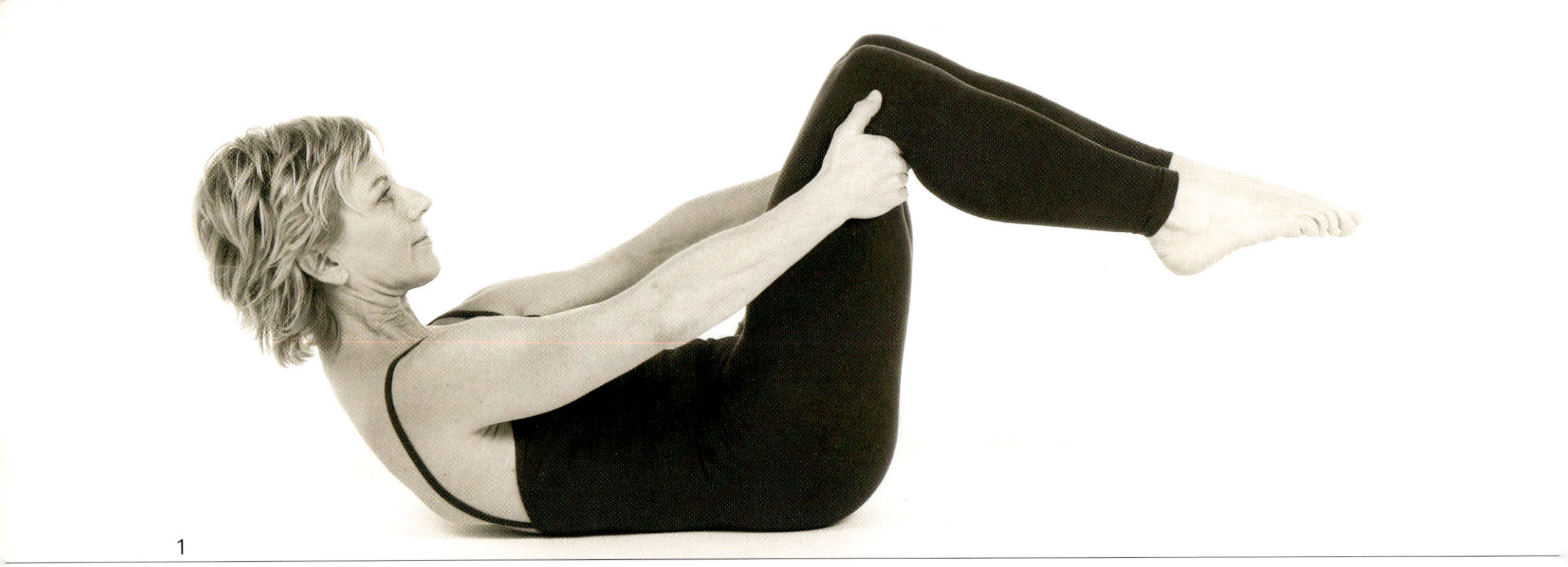

1

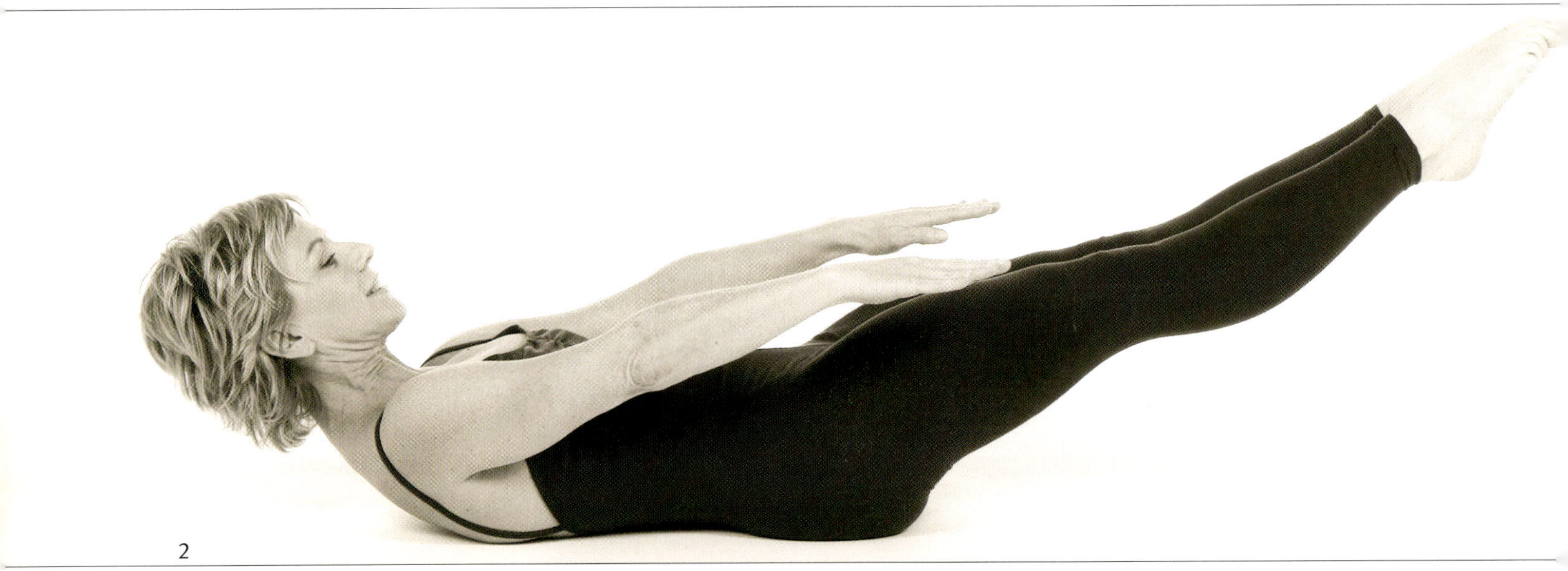

2

Ausgangsstellung: In Rückenlage mit neutraler Beckenstellung sind beide Beine im 90°-Winkel gehoben. Die Arme liegen neben dem Körper, die Hände zeigen nach unten.

1. Mit dem Ausatmen rollen Sie Kopf und Schultergürtel vom Boden auf. Die Brustwirbelsäule wird gerundet, die Lendenwirbelsäule und das Becken bleiben neutral. Der Blick ist nach vorne auf die Knie gerichtet.

2. Mit der nächsten Ausatmung strecken Sie die Beine diagonal nach vorne aus. Atmen Sie in kurzen Zügen fünfmal durch die Nase ein, während die Arme, mit den Handflächen nach oben zeigend, auf und ab „fächern" (wie beim Wasserschöpfen). Dann atmen Sie stoßweise fünfmal durch den Mund aus, während die Handflächen zum Boden zeigen und nach unten „fächern" (als wollten Sie auf Wasser „klatschen"). Wiederholen Sie die Atemübung bis zu zehnmal, und kommen dann in die Ausgangslage zurück.

Hundreds

Atmung, Zentrierung, Bewegungslänge und -weite, Schultergürtelorganisation.

Hundreds ist die klassische Übung zur Schulung der Zwerchfellatmung. Durch das „percussive Breathing“ wird eine effektive Sauerstoffversorgung in jeder Zelle unseres Körpers ermöglicht. Zudem wirkt die Atmung auf unseren Organismus Energie spendend und erwärmt unsere Muskulatur optimal. Bauch- und Beckenboden werden optimal gekräftigt und die Integration des Rippenbogens geschult.

Korrekte Ausführung

- Natürliche Lendenwirbelsäulen-Kurve und neutrale Beckenstellung halten.
- Deutlich über die Flanken einatmen und die Bauch- und Beckenbodenspannung halten.
- Die Schulterblätter ziehen in Richtung Becken.
- Die Fingerspitzen ziehen während der gesamten Übung in Richtung gegenüberliegende Wand.
- Die Beine sind diagonal nach vorne zur Decke gestreckt.
- Verteilen Sie den Atem gleichmäßig über fünf kleine Ein- bzw. Ausatmungsstöße.
- Beim Ausatmen „hüpft“ die Bauchdecke fünfmal nach innen.
- Entspannung im Nacken und im Kiefergelenk.
- Der Blick ist auf die Knie gerichtet (nicht an die Decke!).

Modifikation

Wenn Sie eine Hand hinter den Kopf legen, entlasten Sie den Nackenbereich. Es geht bei dieser Übung nicht darum, ihn zu kräftigen. Auch ein weicher Ball oder ein großes Kissen, unter den oberen Rücken gelegt, kann den Oberkörper stützen. In jedem Fall findet noch eine ausreichende Kräftigung und Energetisierung statt! Üben Sie vorbereitend nur die Atmung im Sitz oder in der Rückenlage.

Um sich langsam an die Übung heranzutasten, können die Beine aufgestellt am Boden bleiben oder im 90°-Winkel angehoben werden. Das verringert die Hebewirkung, was bei einer noch nicht ausreichend kräftigen Bauchmuskulatur unbedingt erforderlich ist!

BILDLICHE VORSTELLUNG

- Stellen Sie sich beim Einatmen vor, Sie schöpfen Wasser.
- Stellen Sie sich beim Ausatmen vor, Sie klatschen auf Wasser, sodass es spritzt.
- Stellen Sie sich Ihre Bauchmuskeln als ein Trommelfell vor, das zwischen Becken und Rippenbogen gespannt ist.
- Die Arme „pumpen“ oder „fächern“ auf und ab.

Tipp

Diese klassische Pilates-Übung heißt deshalb „Hundreds“, weil man fünfmal ein- und ausatmet, und das insgesamt zehnmal. So trainieren Sie mit hundert Atemzügen Ihre Atemhilfsmuskulatur.

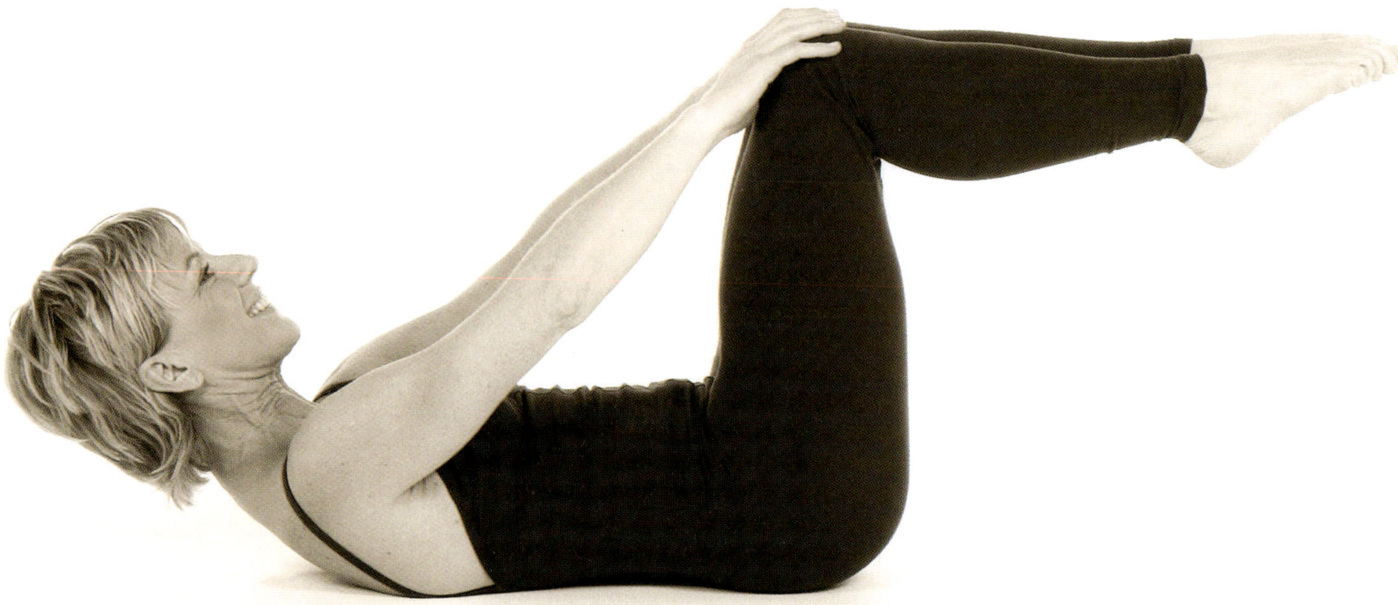

1

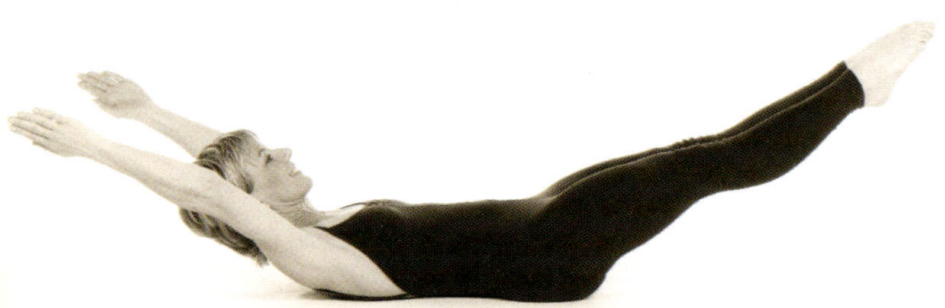

2

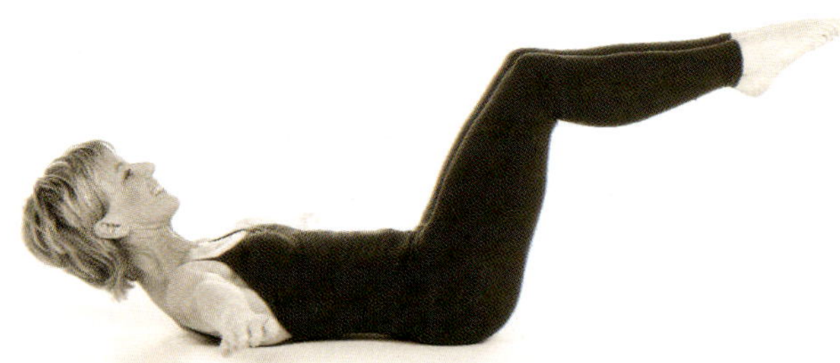

3

Ausgangsstellung: In Rückenlage mit neutraler Beckenstellung sind beide Beine im 90°-Winkel angehoben. Die Arme liegen neben dem Körper. Atmen Sie vorbereitend in den seitlichen Brustkorb ein.

1. Mit dem Ausatmen rollen Sie Kopf und Schultergürtel vom Boden hoch, wobei die Hände die Knie sanft berühren. Atmen Sie erneut ein.

2. Mit dem nächsten Ausatmen aktivieren Sie die Bauch- und Beckenbodenmuskulatur und führen die Arme in einem großen Kreis von vorne über die Decke nach hinten. Dabei werden die geschlossenen Beine diagonal nach vorne gestreckt.

3. Mit dem Einatmen beugen Sie die Beine wieder und kreisen mit den Armen weiter über die Seite bis an die Knie. Mit dem Ausatmen strecken Sie erneut die Beine und die Arme weit auseinander. Wiederholen Sie bis zu sechsmal und kehren dann in die Ausgangsstellung zurück. Wiederholen Sie das Set ein zweites Mal.

Double Leg Stretch

Atmung, Zentrierung, Bewegungslänge und -weite, Schultergürtelorganisation.

Diese Übung kräftigt besonders die Bauch- und Beckenbodenmuskulatur, denn Ober- und Unterkörper werden vom Zentrum aus weggestreckt. Gleichzeitig wird die Koordination von Atmung und Bewegung von Armen und Beinen geschult. Der Schultergürtel wird stabilisiert, was durch die Armkreise intensiviert wird.

Korrekte Ausführung

- Neutrale Beckenstellung.
- Bauch und Beckenbodenspannung halten.
- Tiefgezogener Schultergürtel.
- Integration des Rippenbogens.
- Entspannung von Nacken, Schultergürtel und Brustbein.
- Der Rumpf bleibt vollkommen ruhig und kontrolliert.
- Der Blick ist immer vorn auf die Beine gerichtet (nicht an die Decke).
- Die Beine diagonal (im 45°-Winkel) nach vorne strecken.

Modifikation

Um die Hebelwirkung zu verringern, können Sie die Beine höher zur Decke strecken oder in den Knien leicht gebeugt halten. Je tiefer die Beine über dem Boden ausgestreckt werden, desto schwieriger die Übung, denn die Schwerkraft kann dann nur durch einen großen Kraftaufwand überwunden werden. Zur Erleichterung können die Hände hinter dem Kopf verschränkt werden, sodass mit dem Ausatmen nur die Beine gestreckt werden. Alternativ können Sie die Beine gebeugt halten, sodass nur die Arme eine kreisende Bewegung ausführen.

BILDLICHE VORSTELLUNG

- Sie möchten mit den Finger- und Fußspitzen die gegenüberliegenden Wände erreichen.
- Ziehen Sie die Schulterblattspitzen tief nach unten in Richtung Hosentaschen.
- Strecken Sie den Körper wie morgens beim Aufwachen im Sommer, wenn die Sonne scheint.
- Das Kreuzbein schlägt Wurzeln im Boden wie eine alte Eiche.
- Jemand zieht Sie an Fußspitzen und Fingerspitzen weit auseinander, aber die Bauchmuskeln halten die Position.

Tipp

Strecken Sie Arme und Beine nur so weit voneinander weg, wie Ihre tiefen Bauchmuskeln diese „Hebel“ (Arm- und Beinlast) tragen können. Bauen Sie mit der Ausatmung eine starke Körpermitte auf, aus der die Bewegungen der Arme und Beine „fließen“ können.

Single Straight Leg Stretch

Zentrierung, Bewegungsweite und -länge, Schultergürtelorganisation, Atmung.

Dies ist eine Bauchmuskel-Übung, die gleichzeitig die Beinrückseiten dehnt. Die Atmung wird mit der Beinbewegung koordiniert, während der Rumpf kontrolliert und ruhig bleibt.

Korrekte Ausführung

- Bauch und Beckenboden aktivieren.
- Entspannung von Nacken und Schultergürtel.
- Integration des Rippenbogens.
- Kopf und Schultergürtel anheben, das Bein zum Oberkörper ziehen.
- Der Blick ist auf die Oberschenkel gerichtet.
- Während der Scherenbewegung der Beine bleibt der Rumpf unbewegt.
- Die Ein- und Ausatmung ist kräftig und forciert.

Modifikation

Als Variation können die Beine leicht gebeugt oder gestreckt nach außen gedreht werden. Wenn Sie die Füße flexen, verstärken Sie die Dehnung. Atmen Sie einmal genau andersherum: Erleben Sie, wie Sie das Bein mit der Ausatmung näher heranziehen können. Die Übung fordert auch Ihre schrägen Bauchmuskeln, wenn Sie die Hände hinter dem Kopf verschränken und zusätzlich eine Rotationsbewegung im Rumpf ausführen.

BILDLICHE VORSTELLUNG

- Der untere Rücken sinkt in warmen weichen Sand.
- Jemand zieht Sie an den Fußspitzen weit nach vorne.
- Die Beine wachsen mit jeder Ausatmung ein wenig mehr aus den Hüften heraus.
- Die Beine gleiten wie eine Schere – messerscharf – aneinander vorbei.
- Sie durchschneiden die Luft mit den Beinen.

Tipp

Beenden Sie die Übung, wenn Sie ihre Bauchmuskeln nicht mehr zentriert halten können oder der Nacken anfängt zu verspannen. Legen Sie dann Arme und Beine lang ausgestreckt auf den Boden. Recken und strecken Sie sich.

1. Ausgangsstellung: Rückenlage mit angewinkelten Beinen. Die Hände liegen in den Kniekehlen. Mit dem Ausatmen rollen Sie Kopf und Schultergürtel auf. Atmen Sie erneut ein, ...

2. ... und strecken Sie mit dem Ausatmen ein Bein zur Decke und das andere weit nach vorn. Beide Hände fassen hinter das hoch gestreckte Bein. Einatmend ziehen Sie es sanft etwas näher an den Oberkörper heran, mit der Ausatmung senken Sie es nach vorn ab und heben das andere Bein in einer Scherenbewegung nach oben. Wiederholen Sie den Positionswechsel in diesem Atemmuster vier- bis sechsmal.

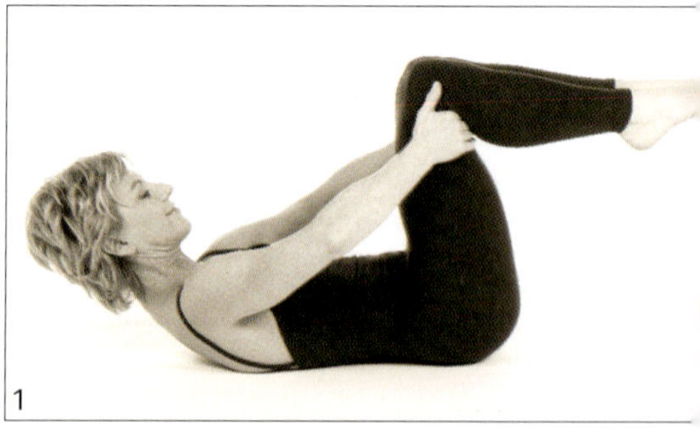
1

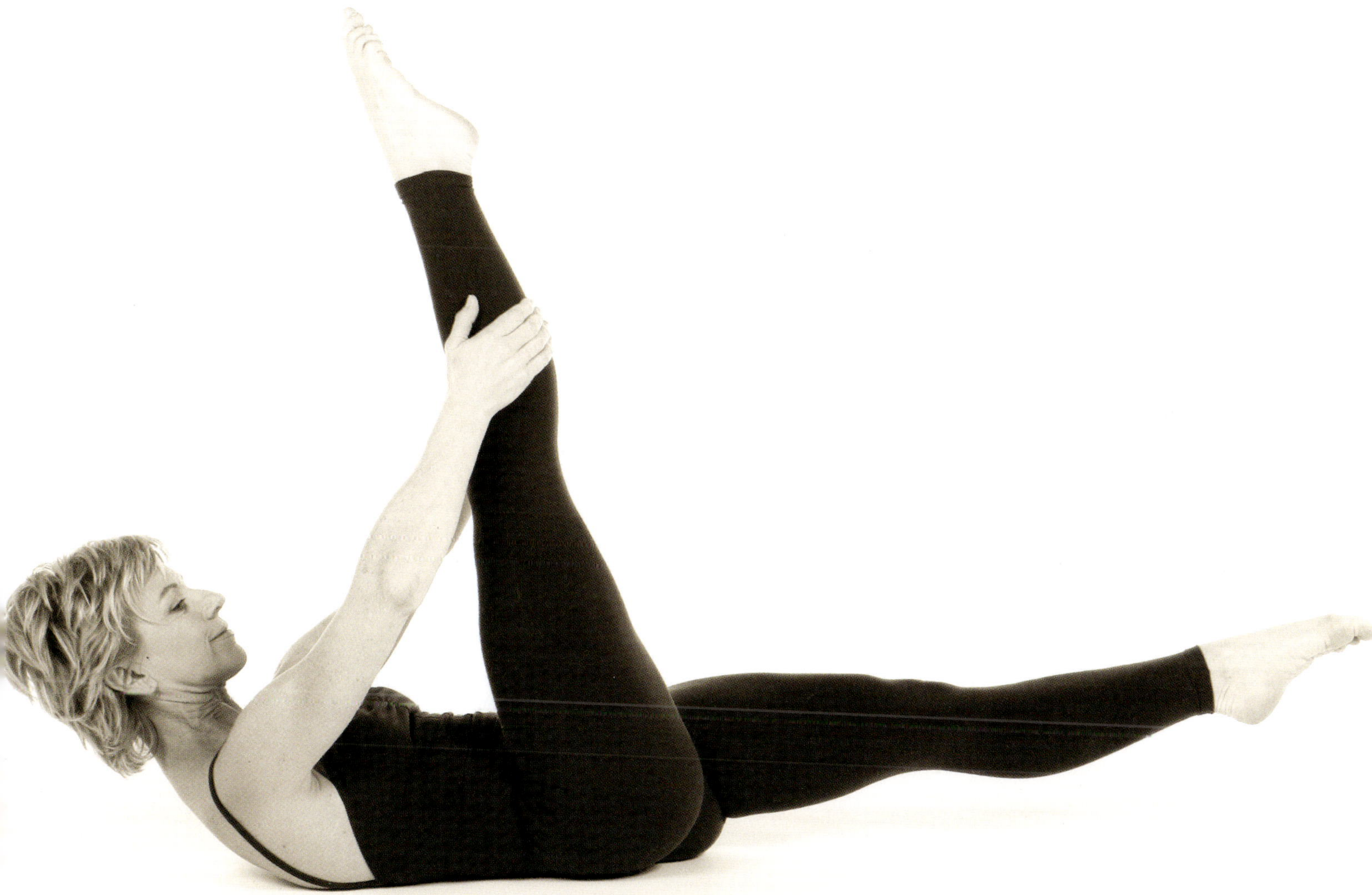

2

Leg Circles

Atmung, Zentrierung, Bewegungsweite und -länge, Gelenkartikulation.

Durch die „Leg Circles" werden die tief liegenden Hüftgelenksmuskeln gekräftigt; zugleich werden Lenden- und Brustwirbelsäule sowie das Hüftgelenk mobilisiert. Dieser komplexe Bewegungsablauf schult die Koordinationsfähigkeit, denn Becken- und Beinbewegung müssen genau aufeinander abgestimmt werden.

Korrekte Ausführung

- Der Schultergürtel bleibt ruhig und kontrolliert am Boden.
- Die seitlich ausgestreckten Arme können den Schultergürtel stabilisieren.
- Während der ganzen Bewegung halten Sie Ihre Bauchmuskeln zentriert.
- Durch das Kreisen des Beines rotiert vom Becken ausgehend auch die Lenden- und die untere Brustwirbelsäule.
- Das Steißbein zieht nach vorn in Richtung Ferse des liegenden Beins.
- Das liegende Bein zieht zur Stabilisierung in Richtung gegenüberliegende Wand.
- Der Oberschenkelhalsknochen des Spielbeines dreht sich im Hüftgelenk.
- Atmen Sie aus, wenn das Bein sich vom Körper entfernt.
- Atmen Sie ein, wenn das Bein zum Körper kommt.

Modifikation

Sie können diese Übung variieren, indem Sie den Kreis nur so groß werden lassen, dass das Becken stabil am Boden bleibt. Auf diese Weise mobilisieren Sie das Hüftgelenk. Statt eines Kreises kann die Fußspitze auch eine „8" beschreiben.

BILDLICHE VORSTELLUNG

- Der Körper wird, auf dem Boden liegend, in alle vier Himmelsrichtungen gestreckt.
- Am großen Zeh ist ein Pinsel befestigt, mit dem Sie einen großen Kreis an die Decke malen.
- Stellen Sie sich vor, ein Magnet zieht die Hüfte immer wieder zum Boden.

Tipp

Schlingen Sie ein Stretchband um den Fuß des Spielbeines, halten Sie die Enden fest, und begleiten Sie so die Kreisbewegung. Dadurch brauchen Sie weniger Kraft und können besser den Oberschenkel im Hüftgelenk entspannen.

1

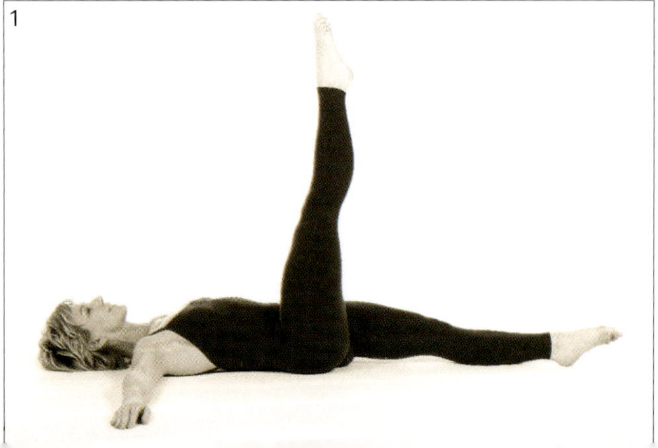

2

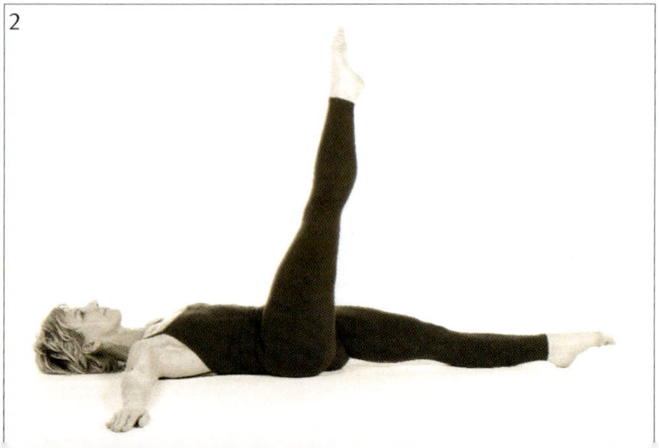

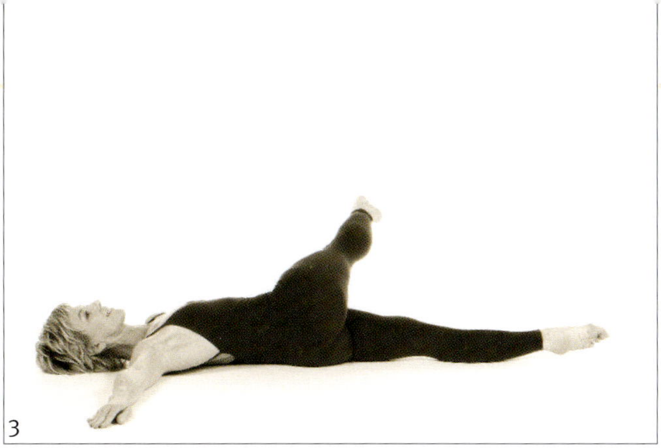
3

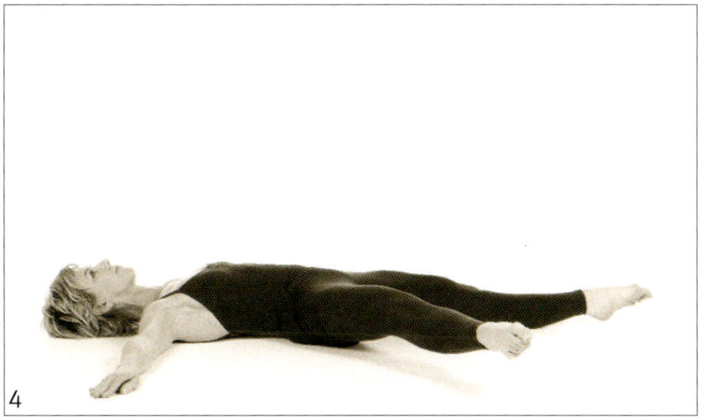
4

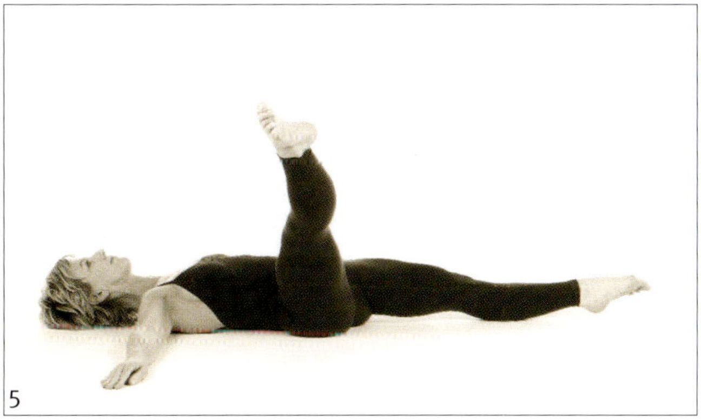
5

6
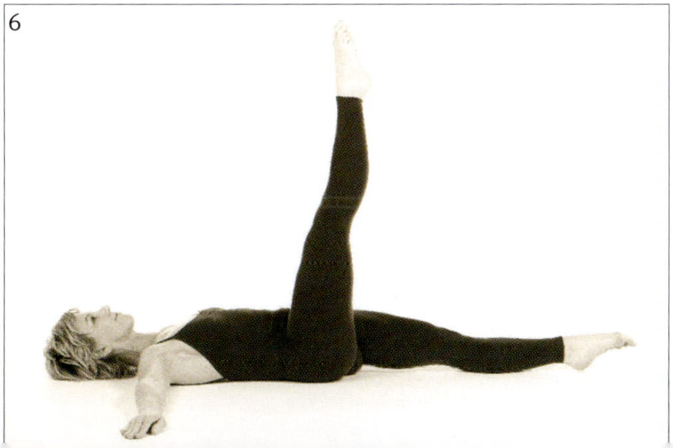

1. In der Rückenlage strecken Sie die Arme seitlich aus, die Handflächen zeigen zum Boden. Strecken Sie ein Bein so weit senkrecht zur Decke, wie die Beckenposition neutral bleiben kann und die Lendenwirbelsäule ihre natürliche Krümmung behält. Das andere Bein bleibt ausgestreckt am Boden liegen.

2. Zur Vorbereitung lassen Sie das gehobene Bein mehrmals nach innen und nach außen rotieren. Sie enden mit der Innenrotation (die Kniescheibe zeigt nach innen).

3. Mit dem Einatmen ziehen Sie die Fußspitze weit über die Mittellinie des Körpers hinaus über das andere Bein auf die Seite; die gleichseitige Hüfte hebt als Reaktion vom Boden ab.

4. Ausatmend kreuzt das kreisende Bein unten wieder die Mittellinie. Schieben Sie jetzt Ihre Hüfte zurück auf den Boden.

5. Das Bein schwingt weiter im Kreis nach außen. Das am Boden liegende Bein zieht nach vorn und stabilisiert dadurch das Becken.

6. Mit dem Ende der Ausatmung ist das Bein wieder in die Ausgangsposition zurückgekehrt. Die Zehenspitzen zeigen nach oben. Mit dem Einatmen wiederholen Sie das Kreisen in der beschriebenen Reihenfolge zwei- bis dreimal. Wenn Sie die Kreisrichtung wechseln, wird die Hüfte erst im letzten Kreisdrittel angehoben. Anschließend wiederholen Sie die gesamte Übung mit dem linken Bein.

Saw

Gelenkartikulation, Zentrierung, Bewegungslänge und -weite, Schultergürtelorganisation, Atmung.

Die „Saw" mobilisiert die Wirbelsäule durch die Kombination aus Flexion und Rotation. Wie auch die Übungen „Twist" und „Spine Stretch" dehnt sie die gesamte rückwärtige Muskelkette und kräftigt die Rumpfmuskulatur. Die raumgreifende Bewegung über drei Dimensionen hinweg macht diese Übung sehr komplex.

Korrekte Ausführung

- Länge in der Wirbelsäule, Weite im Schulter- und Beckengürtel beibehalten.
- Neutrale Beckenposition, die Sitzbeinhöcker in Kontakt mit dem Boden halten.
- Die Beine liegen etwas weiter als hüftbreit auseinander.
- Integration des Rippenbogens.
- Die Bauchmuskeln ziehen aktiv nach hinten und halten die Lendenwirbelsäule in der Aufrichtung.
- Die Rotation wird über die schrägen Bauchmuskeln eingeleitet.
- Die Hand zieht beim Abrollen jeweils zum gegenüberliegenden Fuß, an der Außenseite der Beine entlang.
- Der hintere Arm zieht jeweils nach hinten, bis Sie Wirbel für Wirbel wieder aufrollen.

Modifikation

Die Übung kann sehr gut auf einem kleinen Hocker oder einem Kissen sitzend ausgeführt werden; dies hilft, Oberschenkel und Hüftgelenke zu entspannen und zu lockern. Die Atmung kann in den verschiedenen Bewegungsphasen verändert werden; so kann das Auf- und Abrollen jeweils durch das Ausatmen eingeleitet werden. Vorbereitend wird dann immer eingeatmet.

BILDLICHE VORSTELLUNG

- Der kleine Finger der Handkante „sägt" an den gegenüberliegenden Zehen (daher der Name „Saw").
- Gesäß und Beine sind tief in weichen Zement versunken.
- Sie sind so tief in warmem Sand versunken, dass der Unterkörper sich nicht mitdrehen kann.
- Der Oberköper dreht sich wie ein Schraubverschluss auf dem Unterkörper.
- Stellen Sie sich vor, Sie möchten beim Ausatmen alle verbrauchte Luft aus einem Blasebalg herauslassen.
- Wringen Sie sich aus wie ein nasses Handtuch.
- Stellen Sie sich vor, jemand zieht Sie an der hinteren Hand, sodass Sie ohne Anstrengung aufrollen können.

1

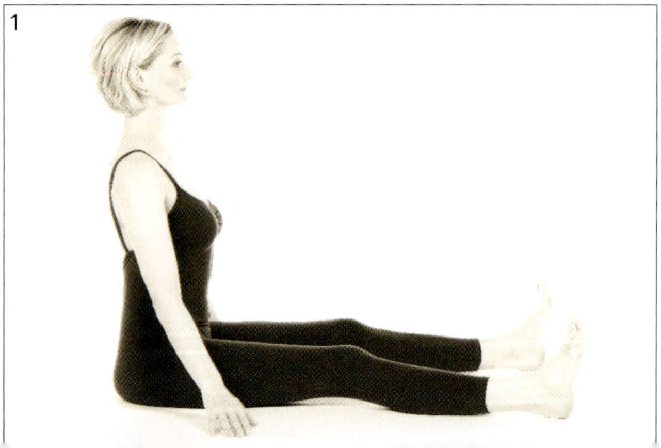

2

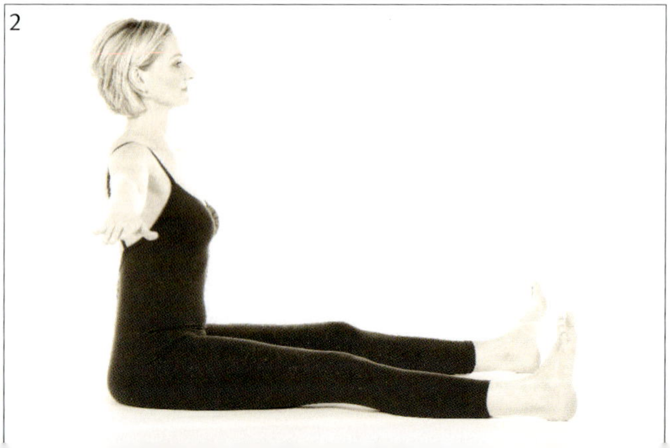

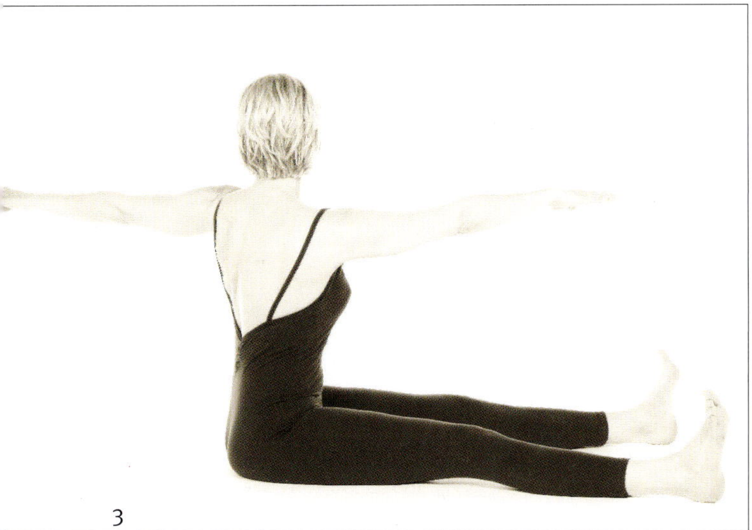

3

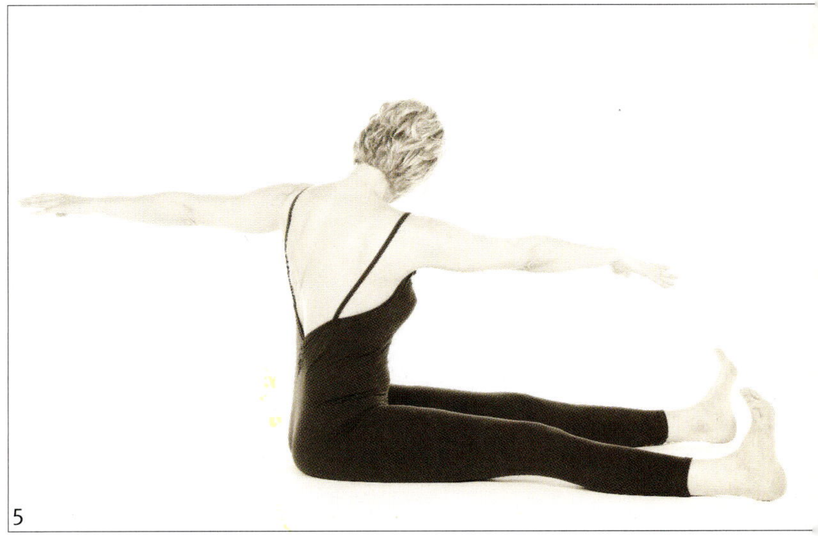

5

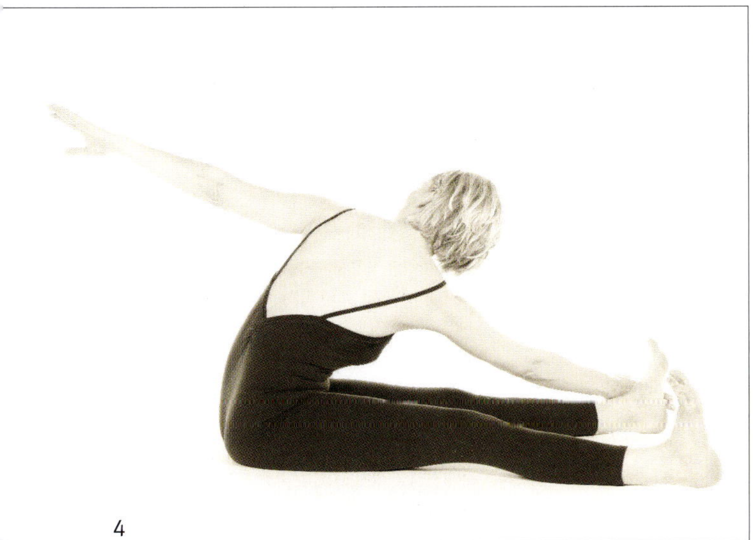

4

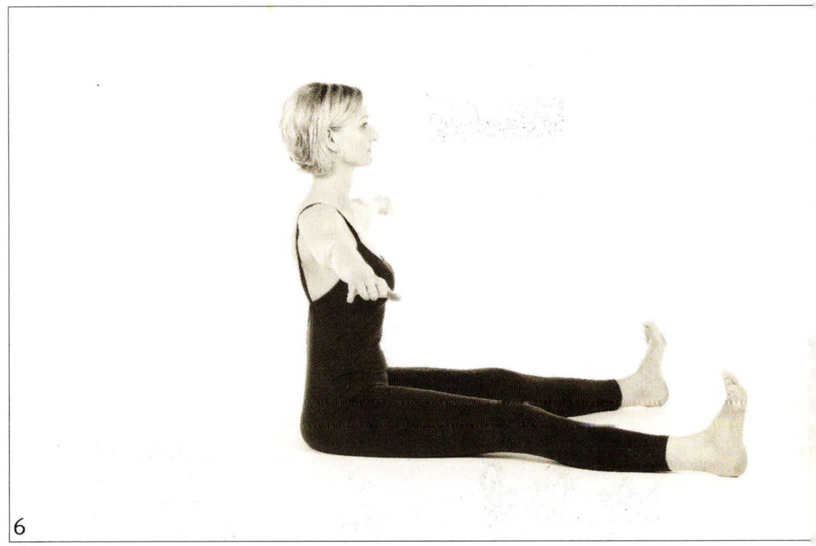

6

1. Sie atmen vorbereitend ein.

2. Mit dem Ausatmen gleiten Ihre Hände rechts und links über den Boden, und Sie strecken Ihre Arme seitlich aus (Floating Arms).

3. Mit dem nächsten Einatmen ziehen Sie die Wirbelsäule in die Länge und drehen den Brustkorb aus der Taille heraus nach links (Spine Twist).

4. Mit dem Ausatmen rollen Sie Ihre Brustwirbelsäule in dieser Drehung nach unten. Die rechte Hand gleitet zur Außenkante des linken Fußes. Beide Sitzbeinhöcker bleiben fest auf dem Boden, der Blick ruht auf der hinteren Hand.

5. Mit dem Einatmen richten Sie sich langsam Wirbel für Wirbel auf, bis Sie wieder, zur Seite gewandt, in der aufrechten Sitzposition sind.

6. Mit dem Ausatmen drehen Sie sich zurück zur Mitte. Wiederholen Sie die Übung in die andere Richtung und danach noch bis zu dreimal auf jeder Seite.

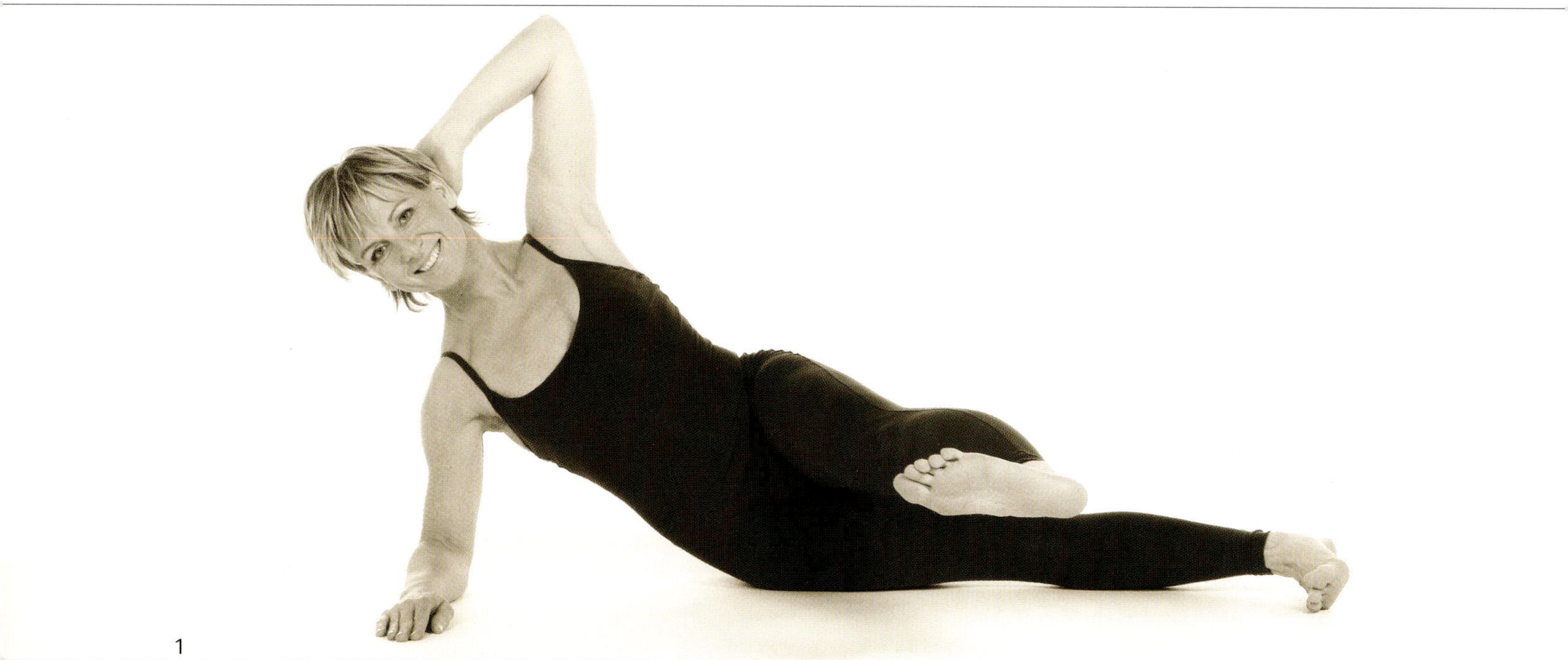

1

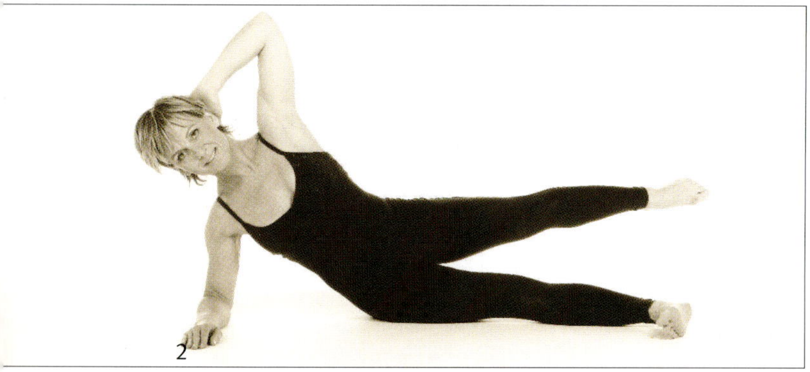

2

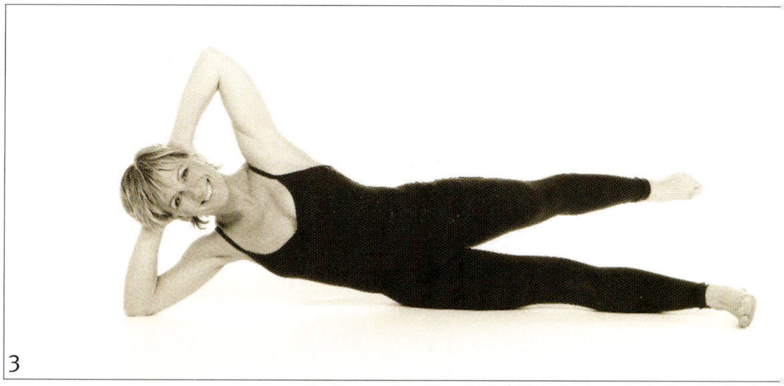

3

Stützen Sie den Oberkörper in der Seitenlage auf dem unteren nach vorne angewinkelten Unterarm ab. Der Ellenbogen ist direkt unter der Schulter platziert. Der obere Ellenbogen zieht zur Decke und unterstützt so die Öffnung im Schultergürtel. Stabilisieren Sie Ihren Rumpf mit dem Ausatmen, sodass er vom Scheitel bis zum Steißbein lang gezogen ist, und heben Sie das obere Bein an.

1. Mit dem Einatmen schwingen Sie das Bein mit geflextem Fuß aus der Hüfte heraus nach vorn.

2. Mit dem Ausatmen schwingt das Bein mit gestreckter Fußspitze wieder in die Hüftstreckung. Drei- bis viermal wiederholen.

3. Variation: Nun stellen Sie den unteren Ellenbogen in der Seitenlage unter dem Kopf auf und legen stützend beide Hände hinter den Kopf. Der obere Ellenbogen zieht nach oben.

Side Kick Serie

Atmung, Zentrierung, Bewegungslänge und -weite, Schultergürtelorganisation, Gewichtsverlagerung und Alignment.

Die „Side Kick Serie“ kräftigt die gesamte Stütz- und Rumpfmuskulatur in der Seitenlage und -stellung. Bei geringer Unterstützungsfläche werden die Balance und die Rumpfkontrolle geschult. Wie die „Abduction“-Variationen ist diese Übung hervorragend geeignet, das Bewegen des Beines im Hüftgelenk zu schulen. Trotz des angestrebten großen Bewegungsradius darf sich das Becken beim Schwingen des Beines nicht mitbewegen.

Korrekte Ausführung

- Halten Sie bei der Hüftstreckung die Verbindung zwischen den unteren Rippen und dem Beckenkamm.
- Der Bauchnabel zieht in Richtung Wirbelsäule und stabilisiert den Rumpf.
- Das Bein aus der Hüfte parallel zum Boden schwingen lassen.
- Das Bein ist von der Hüfte bis zur Ferse/Zehenspitze lang gestreckt.
- Die Zehen bewegen sich parallel zum Boden auf einer Kreisbahn.
- Der Bewegungsradius orientiert sich an der natürlichen Kurve der Wirbelsäule und an der neutralen Beckenstellung.

Modifikation

Ein mittelgroßer Ball kann helfen, den Brustkorb seitlich zu stützen; in der folgenden Übung für Fortgeschrittene sollte jedoch auf ein Hilfsmittel verzichtet werden, man sollte sie nur dann ausführen, wenn man ohne Unterstützung dazu in der Lage ist. Mit dem oberen Bein können verschiedenste Bewegungen ausgeführt werden. Sie können kleine Kreise oder Spiralen zeichnen, einbeinig Fahrrad fahren oder nach vorn und hinten jeweils einen Doppelkick einbauen.

Tipp

Bei diesen Übungen geht es darum, das Bein vom Hüftgelenk aus zu bewegen und auf diese Weise vor allem die tief liegenden Muskeln dieses großen Gelenkes zu beanspruchen. Spüren Sie auch die Länge in Ihrem Körper und die Kraft, die aus dem Körperzentrum fließt.

BILDLICHE VORSTELLUNG

- Die Hüfte ist ein stabiles Scharniergelenk und lässt das Bein unbeirrt vor- und zurückschwingen.
- Das Bein schwingt aus der Hüfte heraus parallel über den Boden wie eine Saloon-Tür im Wind. Der Rahmen der Tür bleibt stabil.
- Mit dem Bein wischen Sie Brotkrümel vom Tisch.
- Wenn das Spielbein kreist, dann stellen Sie sich vor, dass Sie mit der Fußspitze einen Hulla-Hup-Reifen kreisen lassen.
- Wenn das Bein sich auf und abbewegt, hilft die Vorstellung einer Schranke, die sich öffnet und schließt.
- Ihr Hüftgelenk ist mit Watte ausgepolstert, sodass der Oberschenkelknochen dort wie auf Wolken rotieren kann.

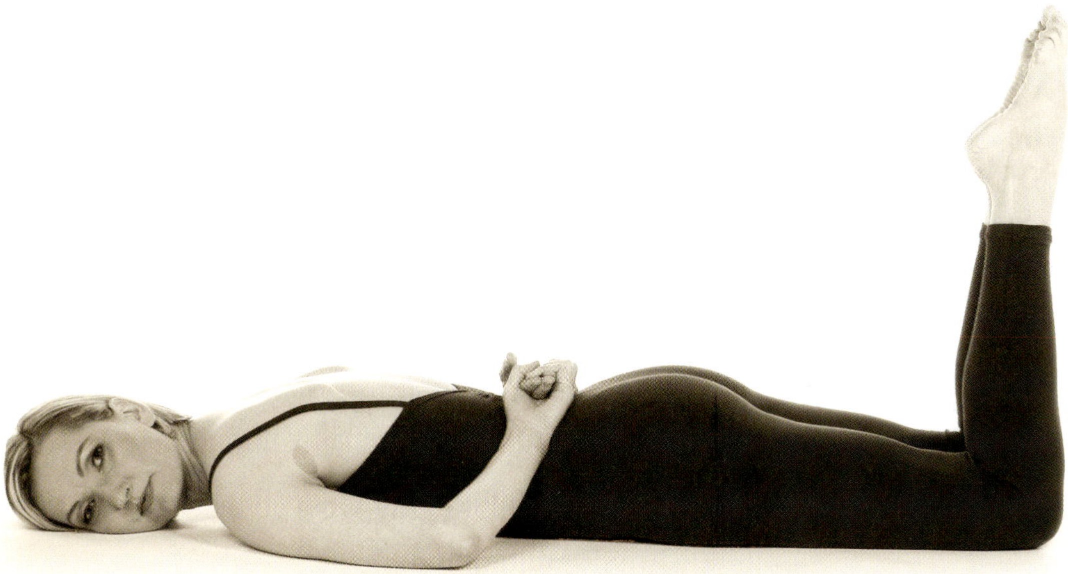

1

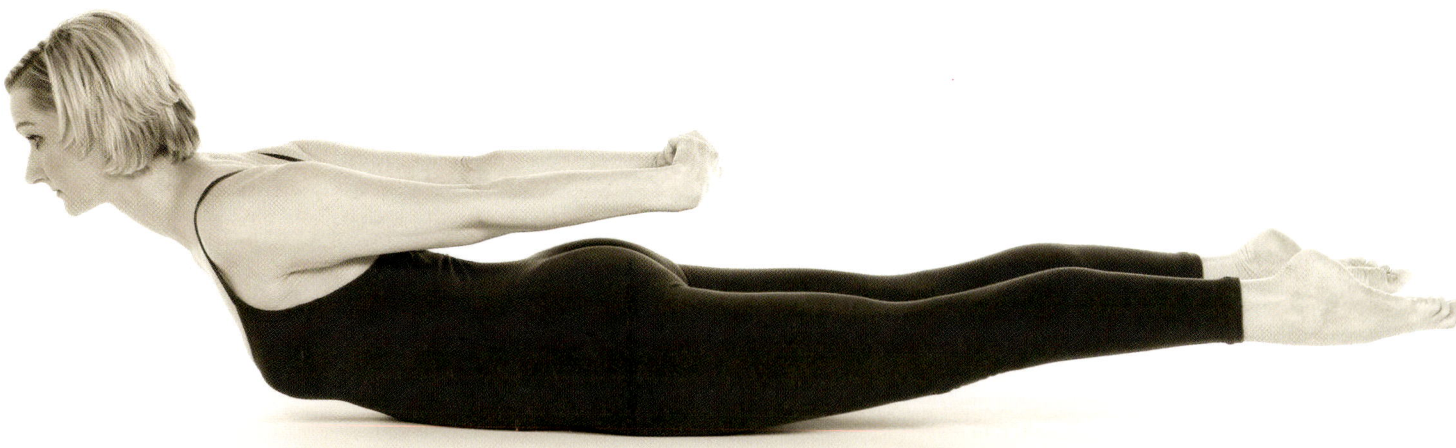

2

Double Leg Kick

Atmung, Bewegungslänge und -weite, Zentrierung, Schultergürtelorganisation.

Die Wirbelsäule wird mobilisiert und zugleich die obere Rückenmuskulatur gekräftigt. Da die Hände hinter dem Rücken ineinander greifen, wird der Brustkorb geweitet.

Korrekte Ausführung

- Sie ziehen den Bauchnabel in Richtung Wirbelsäule.
- Sie ziehen die Schultern weit weg von den Ohren.
- Der Blick ist nach vorn auf den Boden gerichtet, der Nacken ist „faltenfrei".
- Halten Sie einen weiten Abstand zwischen Scheitel und Steißbein (Länge in der Wirbelsäule).
- Überprüfen Sie immer wieder die Integration des Rippenbogens über eine starke Zentrierung.
- Beim Doppelkick der Beine zweimal kurz und rhythmisch einatmen.
- Beim Strecken der Beine einmal lange ausatmen.
- Der Rumpf bleibt ruhig, ohne zu schaukeln.

Modifikation

Zu Beginn des Trainings sollte der Oberkörper lang gestreckt angehoben werden, ohne den Doppelkick der Beine. Sie bleiben zunächst einfach am Boden liegen. Später lassen Sie den Oberkörper am Boden ruhen, während Sie mit den Unterschenkeln kicken. Schließlich können Sie beide Bewegungen miteinander kombinieren. Der untere Rücken wird entlastet, wenn Sie ein zusammengerolltes Handtuch unter die Hüftknochen legen.

BILDLICHE VORSTELLUNG

- Stellen Sie sich vor, Ihre Schulterblattspitzen sind mit den Händen und den Fußspitzen verbunden. Wenn die Füße zum Boden absinken, ziehen die Schulterblätter und Hände nach hinten zurück, und der obere Rücken folgt der Bewegung.
- Schließen Sie den Rippenbogen bei der Streckung der Arme wie eine Schiebetür zusammen.
- Sie liegen mit dem Ende der Ausatmung wie auf den Kufen eines Schaukelpferdes.

Tipp

Da die Bewegung „hinter unserem Rücken" abläuft, müssen wir mit der inneren Aufmerksamkeit genau fühlen und spüren, was zu welchem Zeitpunkt geschieht. Genießen Sie auf jeden Fall die Länge, die in ihrem Körper entsteht.

1. In der Bauchlage sind die Beine gebeugt, die Fußspitzen zeigen zur Decke. Beide Hände liegen verschränkt auf dem unteren Rücken, der Kopf ist zur Seite gedreht.

2. Mit einer langen Ausatmung heben Sie den Oberkörper nach vorn und oben an. Die Hände ziehen nach hinten in Richtung Fersen. Die Beine strecken sich und werden leicht nach oben angehoben.

Dann legen Sie den Oberkörper auf den Boden zurück und drehen den Kopf zur anderen Seite. Atmen Sie zweimal über die Nase ein, beugen Sie dabei die Beine, und geben Sie mit geflexten Füßen im Atemrhythmus einen Doppelkick gegen Ihr Gesäß. Wiederholen Sie dreimal auf jeder Seite.

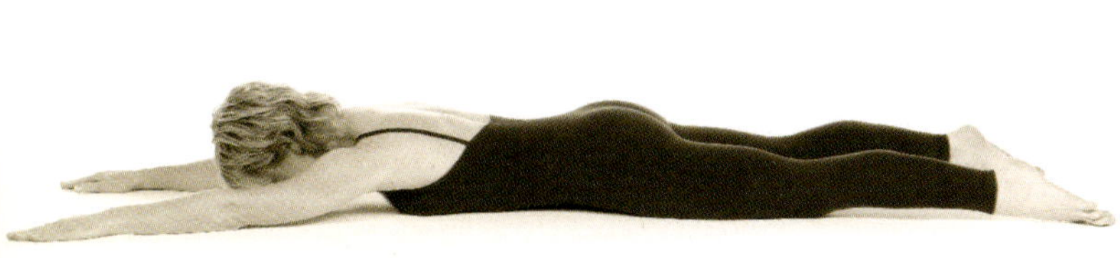

1

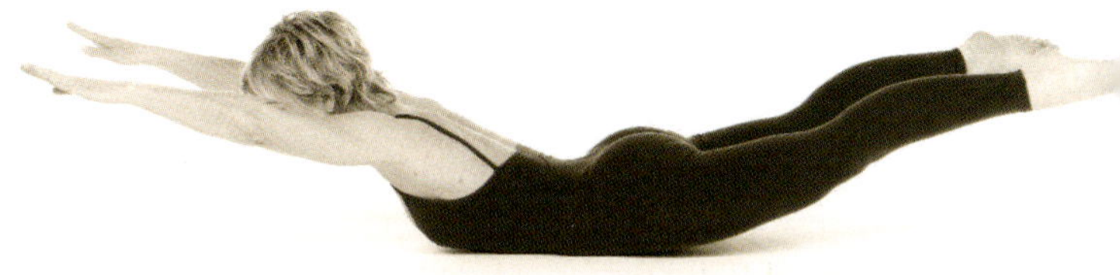

2

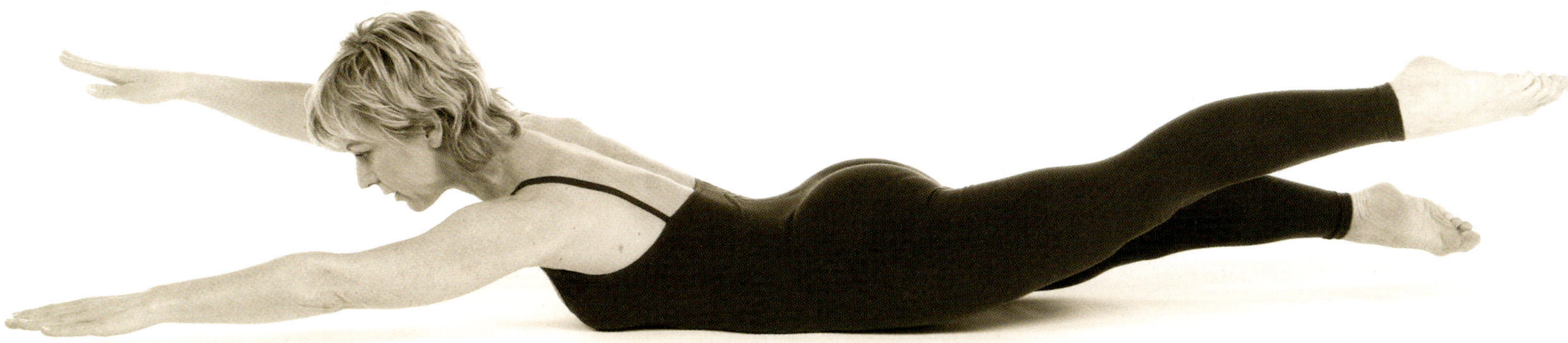

3

1. In der neutralen Bauchlage liegen die Arme gestreckt neben dem Kopf.

2. Mit dem Ausatmen spannen Sie Bauch und Beckenboden an, ziehen die Schulterblätter in Richtung Becken und heben Ober- und Unterkörper sowie Arme und Beine über die Länge gestreckt vom Boden ab. Finger und Fußspitzen ziehen in entgegengesetzte Richtungen.

3. Lassen Sie nun die Atmung fließen, und heben und senken Sie kontinuierlich Arme und Beine jeweils diagonal zueinander. Führen Sie diese „Paddelbewegung" etwa fünf Atemzüge lang durch. Mit der Einatmung ziehen Sie Finger und Zehenspitzen weit auseinander und legen dann Oberkörper und Beine wieder auf dem Boden ab. Wiederholen Sie diesen Übungsablauf noch zwei- bis dreimal.

Swimmer

Atmung, Bewegungslänge und -weite, Zentrierung, Schultergürtelorganisation.

Diese Übung kräftigt die gesamte rückseitige Muskulatur von Oberkörper und Beinen, vor allem die diagonal verlaufenden Muskelketten, die unseren unteren Rücken stabilisieren. Die Wirbelsäule wird mobilisiert und der Schultergürtel stabilisiert. In der Phase der Bewegung von Armen und Beinen bleiben die Schulterblätter in großer Distanz zu den Ohren.

Korrekte Ausführung

- Sie atmen in langen Zügen ein und aus.
- Der Bauchnabel zieht kontinuierlich in Richtung Wirbelsäule.
- Die Arme und Beine werden lang gestreckt, bleiben aber locker und entspannt.
- Länge in der Wirbelsäule.
- Ziehen Sie Arme und Beine diagonal am Boden in die Länge, bevor Sie sie anheben.
- Behalten Sie das Gefühl von einem weiten Schultergürtel, dessen unterste Schulterblattspitzen nach außen und zum Becken gezogen werden.
- Richten Sie den Blick auf den Boden.
- Integrieren Sie den Rippenbogen.
- Die Bein- und Armbewegungen sind lang, weich und fließend.

Modifikation

Als Einstieg in die Übung können Sie Arme und Beine diagonal zueinander anheben, also zuerst den linken Arm und das rechte Bein, dann den rechten Arm und das linke Bein. Sie können auch nur den Ober- oder Unterkörper anheben und zuerst mit den Armen, dann mit den Beinen „paddeln“. Wenn Sie ein Kissen unter die Brustwirbelsäule legen, fällt Ihnen das „Schwimmen“ leichter. Der untere Rücken wird entlastet, wenn Sie ein zusammengerolltes Handtuch unter die Hüftknochen legen.

BILDLICHE VORSTELLUNG

- Stellen Sie sich ein X vor, das mit jeder Bewegung länger wird.
- Stellen Sie sich vor, Sie balancieren bäuchlings auf einem im Wasser stehenden Felsen.
- Stellen Sie sich vor, eine kleine Blume wächst unter Ihrem Bauchnabel; sie will wachsen und gedeihen.
- Ihre Arme und Beine arbeiten wie das Schaufelrad eines Tretboots.

Tipp

Lassen Sie Ihre Aufmerksamkeit im Körperzentrum. Von dort aus strecken Sie Ihre Gliedmaßen wie Teleskope weit auseinander. Die gelenknahe Muskulatur sorgt für die Länge, während Sie die großen Muskeln an Armen und Beinen locker lassen können. So kommt Leichtigkeit in die Bewegung.

Spine Wave

Gelenkartikulation, Bewegungslänge und -weite, Gewichtsverlagerung und Alignment, Schultergürtelorganisation, Atmung, Zentrierung.

Diese Übung mobilisiert die Wirbelsäule und stabilisiert den Schultergürtel. Zugleich wird die gesamte Rumpf- und Armmuskulatur gekräftigt, und die Schultergelenksmuskeln werden in der Anfangsposition gedehnt. Diese Bewegung soll sich geschmeidig und dennoch kraftvoll anfühlen.

Korrekte Ausführung

- Die Schulterblätter ziehen während der gesamten Bewegung in Richtung Becken.
- Die Ellenbogen bleiben beim Vorschieben und Zurückziehen des Gesäßes nahe am Körper.
- Schieben Sie Ihr Brustbein flach über den Boden nach vorne.
- Sie integrieren Rippen und Becken in der Streckposition.
- In der Stützposition hängt das Becken locker nach unten, aber die Bauchmuskeln ziehen kraftvoll nach innen.
- Der Rumpf ist in einer geschwungenen Linie ausgestreckt, die von den Knien bis zum Scheitel des Kopfes verläuft.

Modifikation

Ein Partner kann helfen, indem er Ihr Becken mit einem Handtuch umfängt, es trägt und die Bewegung begleitet. Eventuell beginnen Sie mit kleinen Wellen, die allmählich größer werden. So entwickeln Sie langsam Ihre Stützkraft.

BILDLICHE VORSTELLUNG

- Eine Katze, die Milch schleckt.
- Ein Staubsauger fährt flach über den Boden.
- Stellen Sie sich einen geschwungenen Schwanenhals vor.
- Sie sind eine geschmeidige Katze, der jemand von vorne nach hinten über den Rücken streichelt. Dort, wo sie die Hand spürt, streckt sie wohlig ihre Wirbelsäule.
- Sie malen mit Ihrer Wirbelsäule Nordseewellen in die Luft.

Tipp

Beenden Sie diese Übung mit dem Mad Cat Stretch.

1

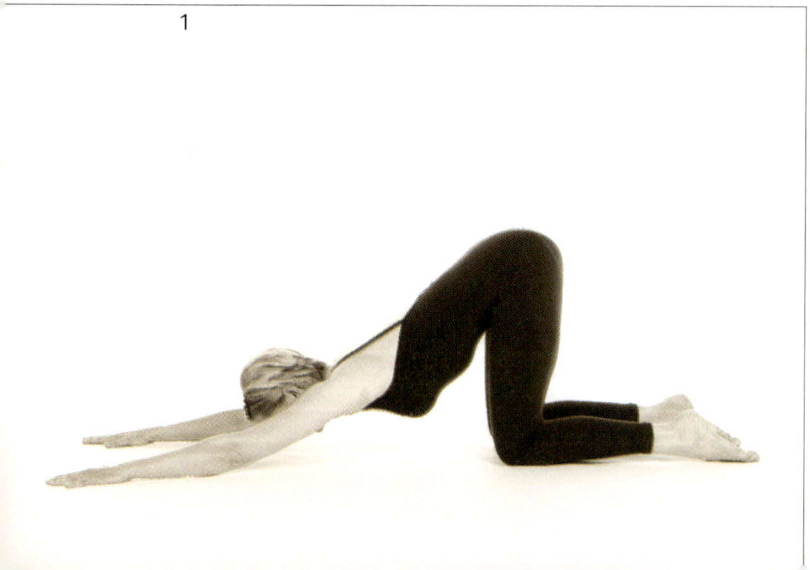

2

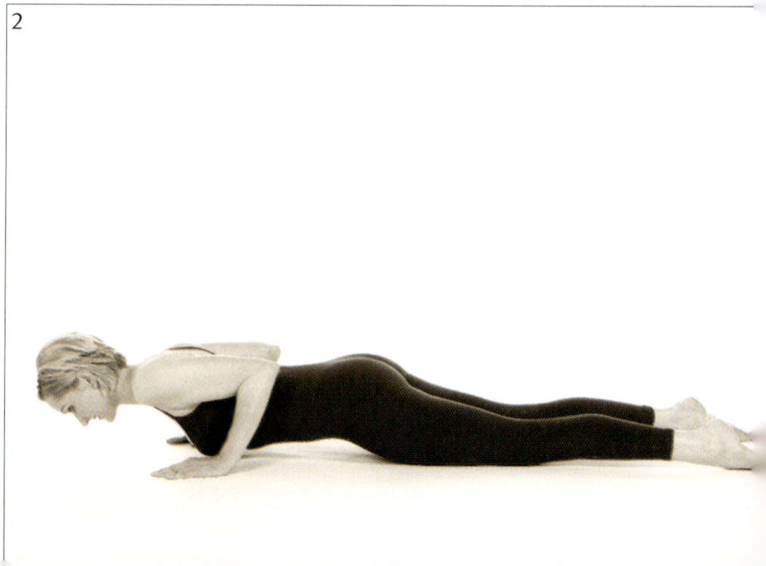

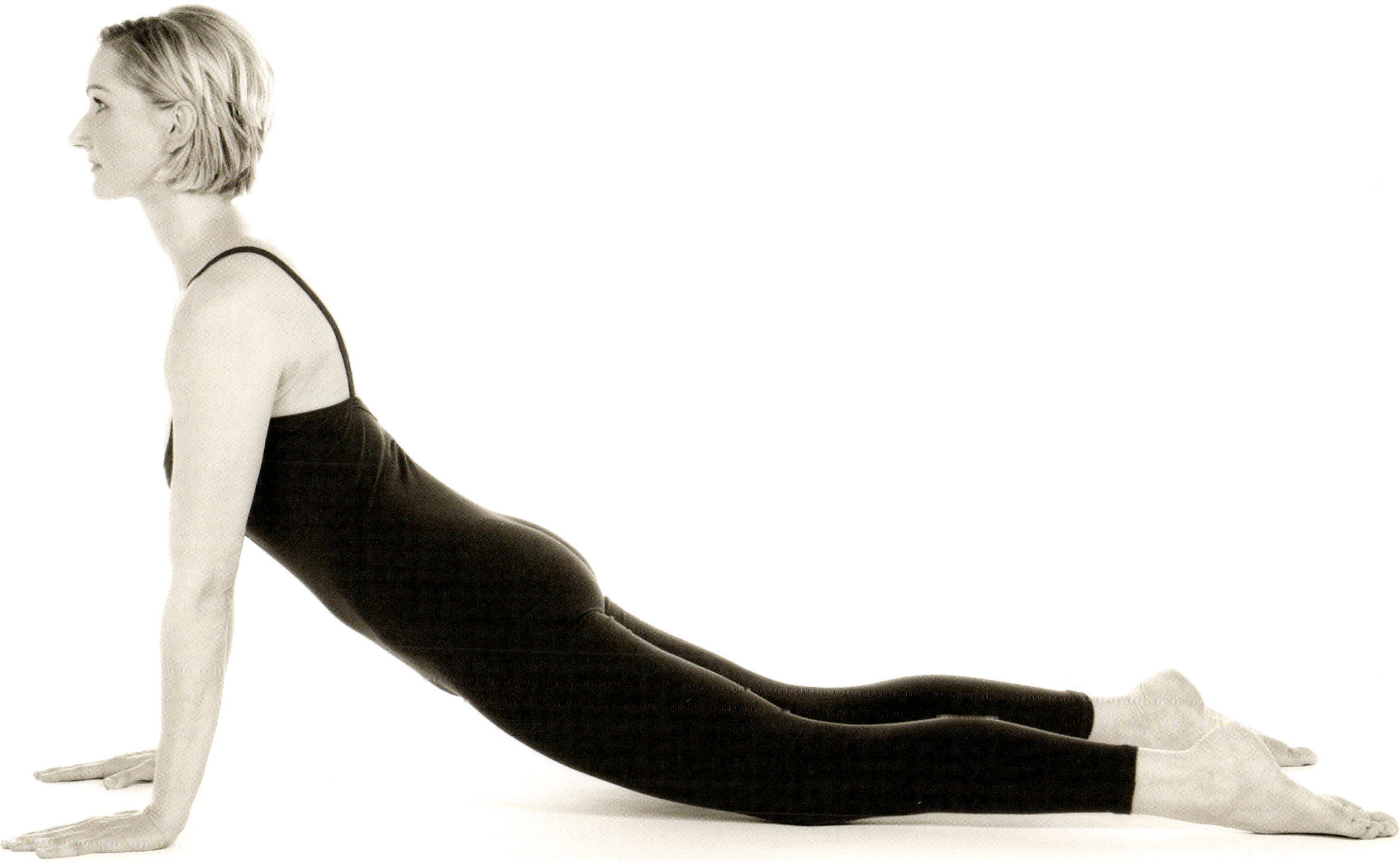

3

1. Strecken Sie Ihren Oberkörper im Kniestand weit nach vorne, mit den Händen aufgestützt. Zur Vorbereitung atmen Sie ein.

2. Mit dem Ausatmen beugen Sie die Arme; Sie schieben Nase Brustbein und Gesäß weit über den Boden nach vorn.

3. Dann stützen Sie sich auf den Armen ab und richten den Oberkörper in einer wellenförmigen Bewegung auf. Sie atmen erneut ein, mit dem nächsten Ausatmen beugen Sie die Ellenbogen, sodass das Brustbein flach über dem Boden steht, und ziehen dann das Becken langsam wieder zurück.

Wiederholen Sie die Übung drei- bis viermal.

Pilates Push Up · Up Stretch · Arabesque

Atmung, Zentrierung, Bewegungslänge und -weite, Gewichtsverlagerung und Alignment, Schultergürtelorganisation, Lockerheit und Entspannung, Gelenkartikulation.

Dieser komplexe Bewegungsablauf mobilisiert die Wirbelsäule in der Auf- und Abrollphase. Er schärft unsere Wahrnehmung der einzelnen gelenkig miteinander verbundenen Wirbelkörper. Zudem wird die korrekte Beugung des Rumpfs trainiert – die häufigste Bewegung des Menschen. In der „Push Up"-Phase wird die gesamte Rumpfmuskulatur gekräftigt. Beim „Up Stretch" wird die Wirbelsäule gestreckt und die hintere Muskelkette gedehnt. Dabei wird Ihnen so richtig warm.

Korrekte Ausführung

- Spüren Sie im Stand die Länge und Weite Ihres Körpers.
- Rollen Sie vom Kopf aus Wirbel für Wirbel in Richtung Boden ab.
- Der Bauch zieht die ganze Zeit in Richtung Rücken.
- Die Schulterblätter ziehen während des gesamten Bewegungsverlaufs in Richtung Becken.
- Krabbeln Sie auf einer Linie nach vorn in die „Push Up"-Position.
- In der „Push Up"-Position befindet sich der Körper in einer Linie von den Fersen bis zum Scheitel.
- Die starken Bauchmuskeln „tragen" den Rücken.
- Die Kraft für das Hochdrücken kommt aus dem Körperzentrum.
- Die Ellenbogen bleiben während der Beugung dicht am Körper.
- Beim „Up Stretch" ziehen Brustbein und Fersen in Richtung Boden, die Sitzbeinhöcker zur Decke.
- Mit jedem Ausatmen schieben Sie Ihr Gesäß weiter zur Decke.
- In der „Arabesque" darf das Becken durch das hoch gestreckte Bein nach außen drehen, aber der Schultergürtel bleibt parallel zum Boden.

Modifikation

Den „Push Up" am Boden können Sie zunächst in der knienden Position ausführen. Beim „Up-Stretch" müssen die Fersen nicht den Boden berühren. Wenn ein Partner beim „Up Stretch" Ihre Hüfte mit einem Handtuch nach oben zieht (lassen Sie dann auf jeden Fall die Hände und Füße in den Ausgangspositionen), bekommen Sie ein Gefühl für die Leichtigkeit, die diese Übung in sich birgt. Bei der „Arabesque" strecken Sie das Bein nur so weit nach oben, wie es Ihre Beweglichkeit und Flexibilität in Hüften und Beinmuskeln erlauben.

BILDLICHE VORSTELLUNG

- Stellen Sie sich vor, dass Sie beim Aufrollen ein Gewicht am Steißbein haben, das das Becken nach unten zieht.
- Stellen Sie sich vor, ein Flaschenzug in Ihrer Hüfte kurbelt die Wirbelsäule Stück für Stück nach oben.
- In der „Push Up"-Position sind Sie lang gestreckt wie ein Pfeil, der gleich abgeschossen wird.
- Ein Riese tippt Ihnen mit dem Zeigefinger von unten gegen den Bauch, um Sie beim „Push Up" hochzustemmen.
- Beim „Up Stretch" stellen Sie sich vor, dass Ihr Körper ein Dreieck bildet, dessen Linien mit jedem Ausatmen immer länger werden.

Tipp

Bei jeder dieser Übungen fordert die Schwerkraft unsere Stütz- und Haltekraft heraus. Geeignete Vorstellungsbilder können den Kraftaufwand minimieren, indem Sie sich z. B. vorstellen, mit dem Becken über einer Reckstange zu hängen. Diese Übungskombination ist hervorragend geeignet, ein Workout abzuschließen und im Stehen die erwärmte Muskulatur zu spüren.

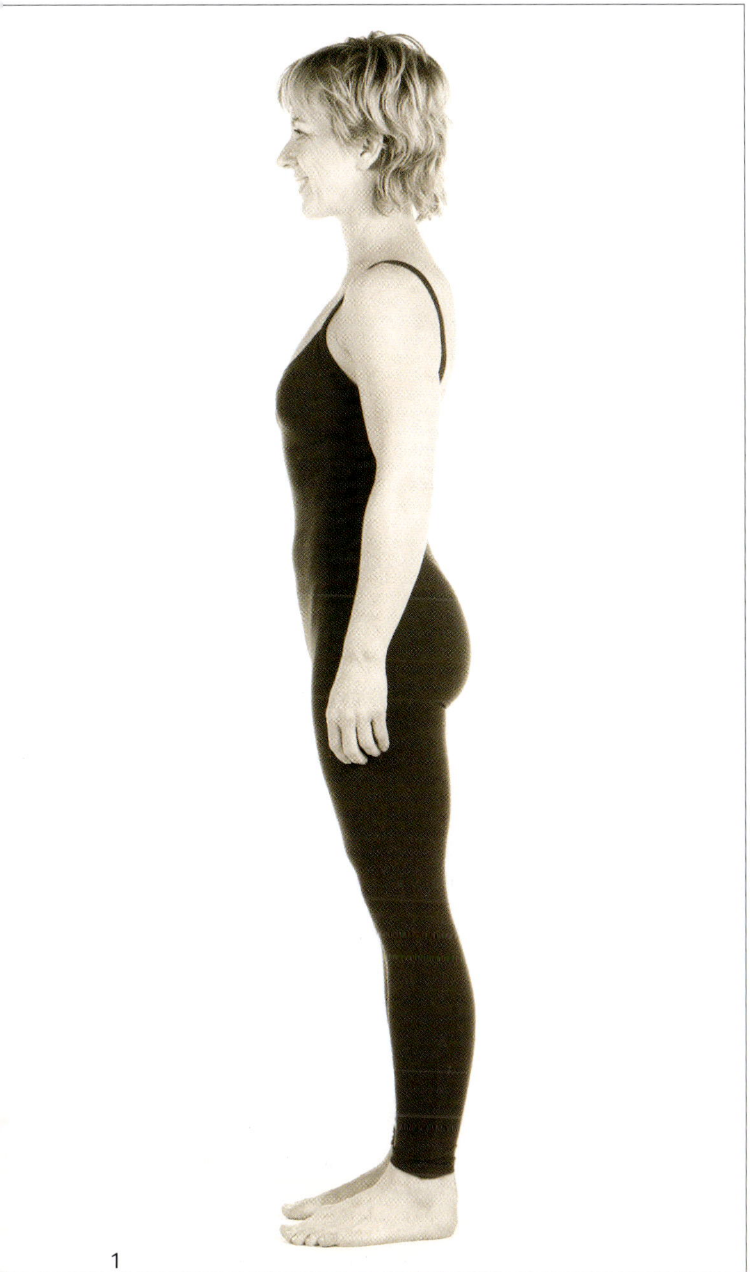

1

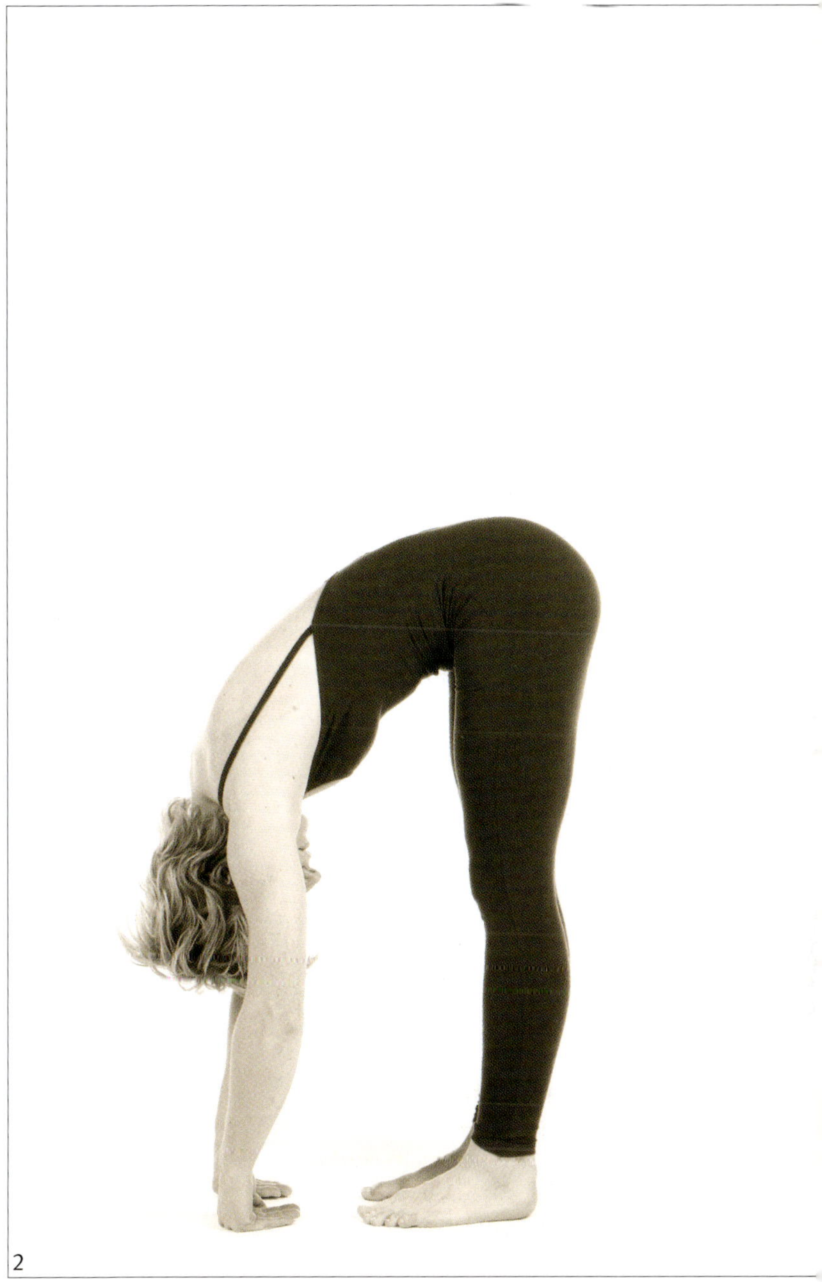

2

1. Im Stehen spüren Sie die Länge in Ihrer Wirbelsäule und die Weite in Ihrem Rumpf. Sie bleiben im ganzen Körper locker und gelöst. Atmen Sie vorbereitend ein.

2. Mit dem Ausatmen rollen Sie vom Kopf ausgehend Wirbel für Wirbel ab, bis Sie die Hände auf den Boden legen können. Dabei spannen Sie die Bauchdecke an und ziehen sie kontinuierlich in Richtung Rücken, sodass Sie den Rumpf über die starken Bauchmuskeln „hängen" lassen können. Einatmend krabbeln Sie nun etwa drei Hand-„Schritte" nach vorn.

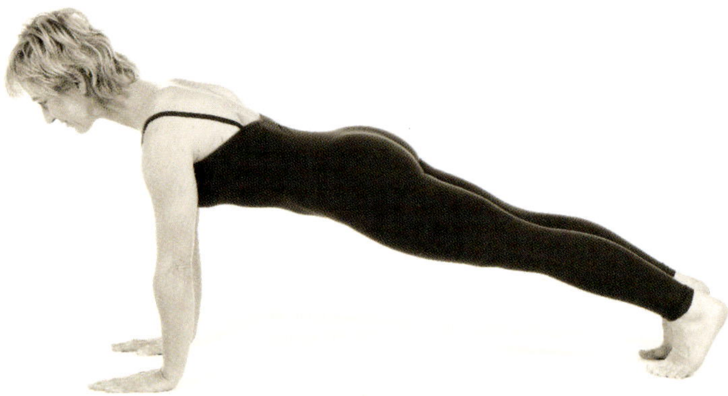

3

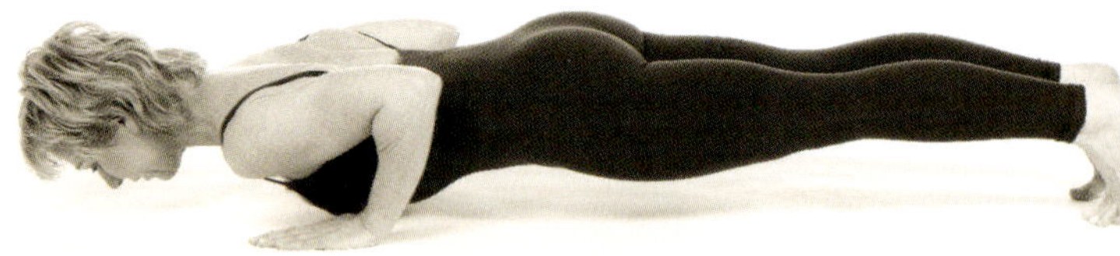

4

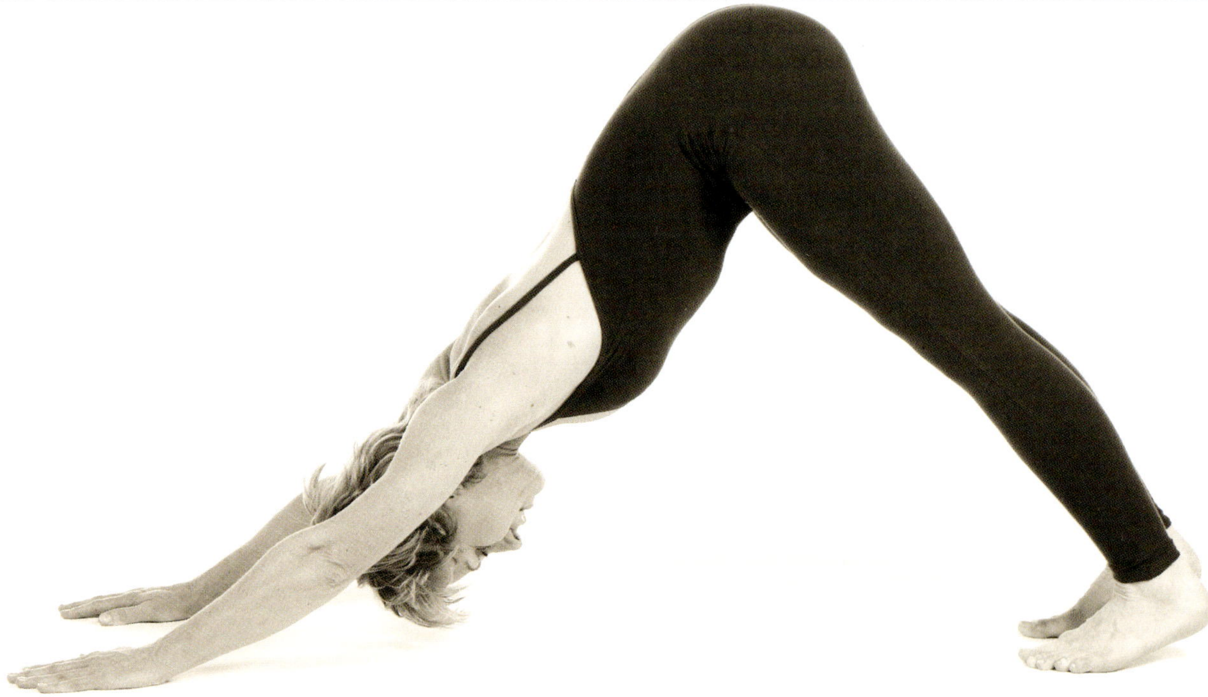

5

3. Dann verlagern Sie Ihr Gewicht bei gestreckten Armen auf die Hände und stabilisieren Sie sich mit dem Ausatmen.

4. Mit dem Einatmen beugen Sie die Ellenbogen, sodass Sie mit dem Brustbein flach über dem Boden stehen. Mit dem Ausatmen strecken Sie die Arme wieder und kommen zurück in die „Push up"-Position. Sie wiederholen die Push ups bis zu dreimal.

5. Aus dieser Liegestützposition heben Sie das Gesäß nach oben zur Decke. Sie sind in der Up Stretch-Position, in der das Brustbein in Richtung Boden zieht und der Kopf locker nach unten fällt. Sie atmen mehrmals ein und aus.

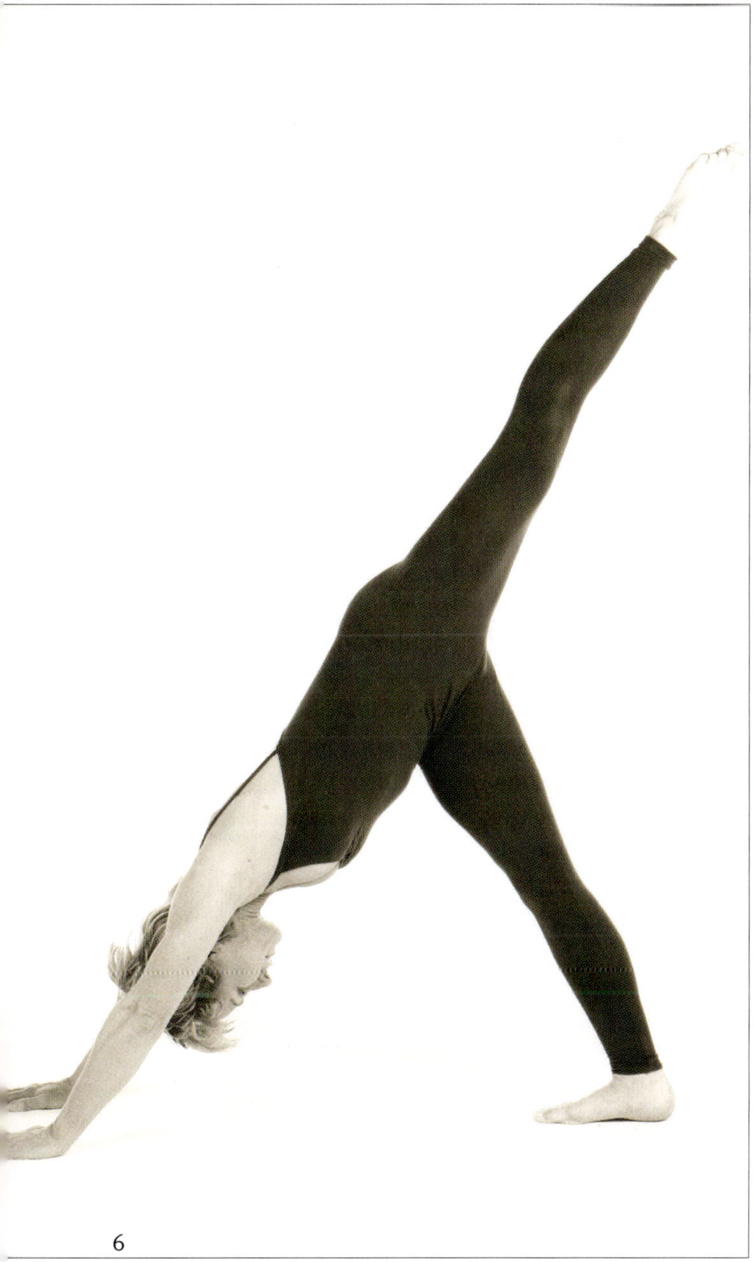

6

6. Aus dieser Position gelangen Sie in die „Arabesque". Verlagern Sie das Gewicht auf ein Bein, und ziehen Sie das andere Bein nach oben zur Decke.

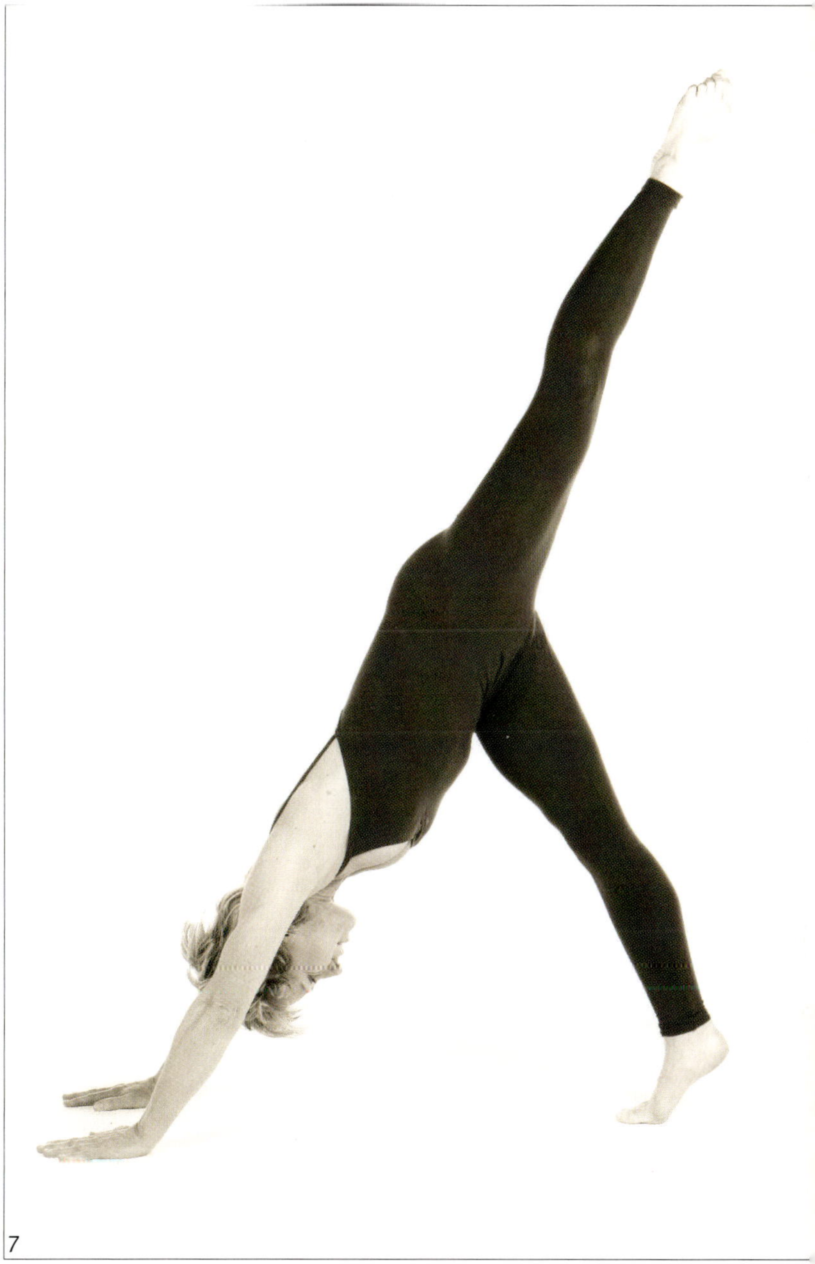

7

7. Mit dem Einatmen heben Sie die Ferse des Standbeins an („Relevé"). Mit dem Ausatmen senken Sie die Ferse wieder, während Sie sich vorstellen, die obere Fußspitze bleibt in dieser hohen Position. Wiederholen Sie das Relevé ein zweites Mal.

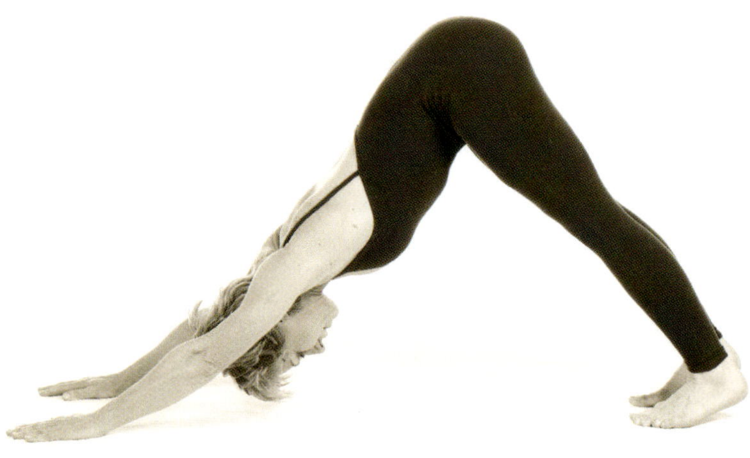

8

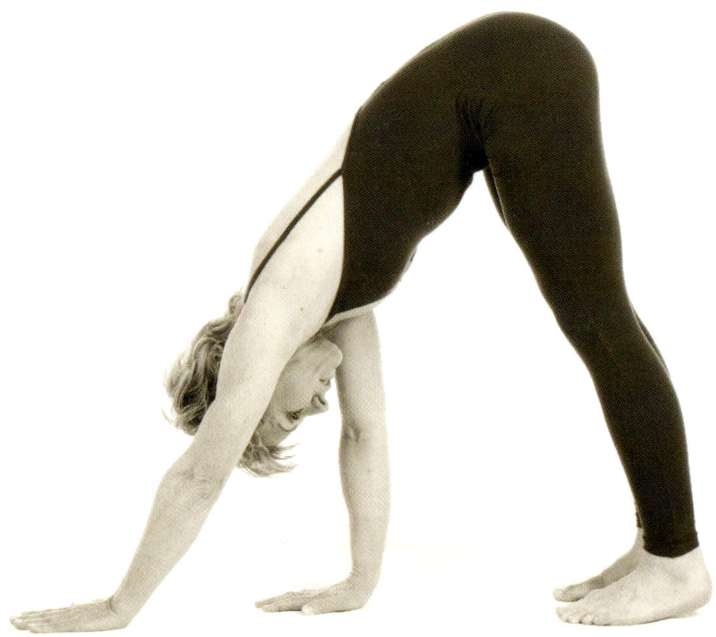

9

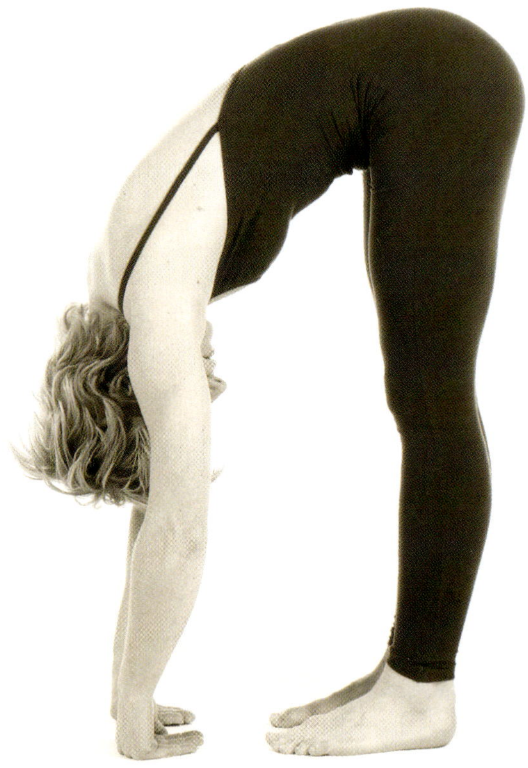

10

8. Dann senken Sie das erhobene Bein und stellen den Fuß wieder auf. Strecken Sie sich noch einmal ausgiebig. Wiederholen Sie die Übung auf Abb. 8–11 mit dem anderen Bein.

9. Krabbeln Sie dann beim Ein- oder Ausatmen mit den Händen wieder zurück zu den Füßen.

10. Mit dem nächsten Ausatmen rollen Sie Wirbel für Wirbel wieder in die aufrechte Haltung zurück.

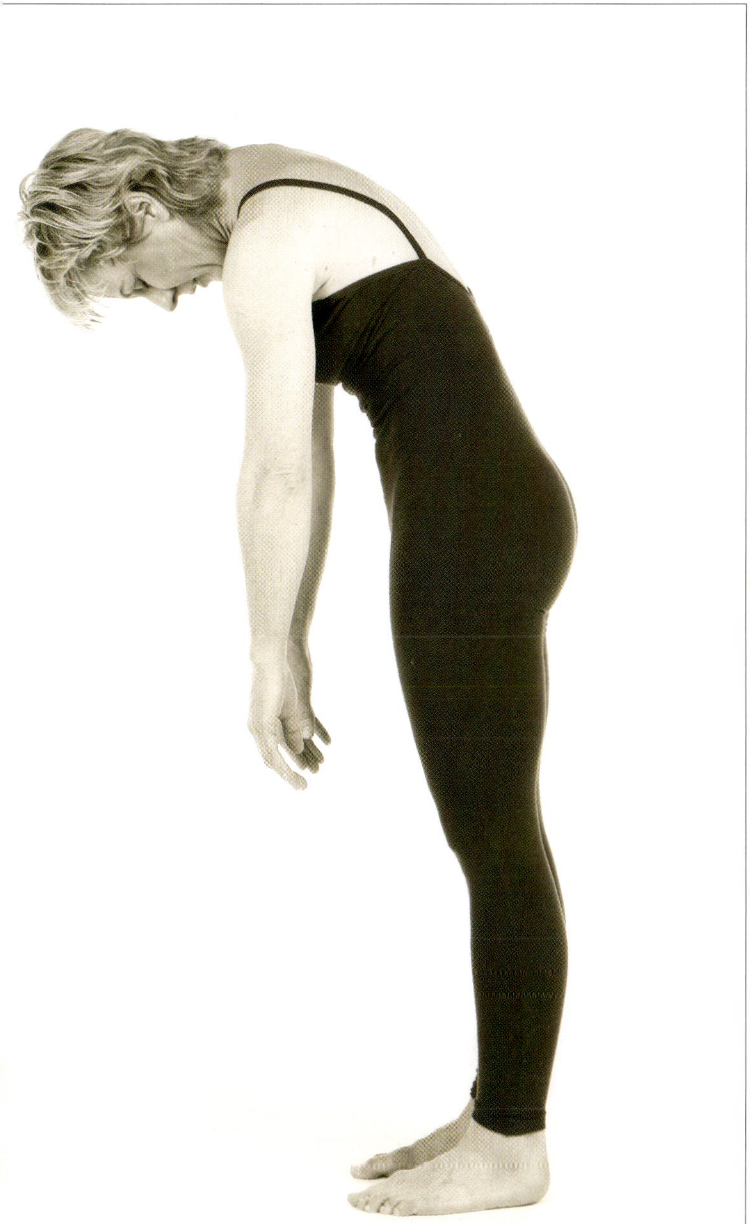

11

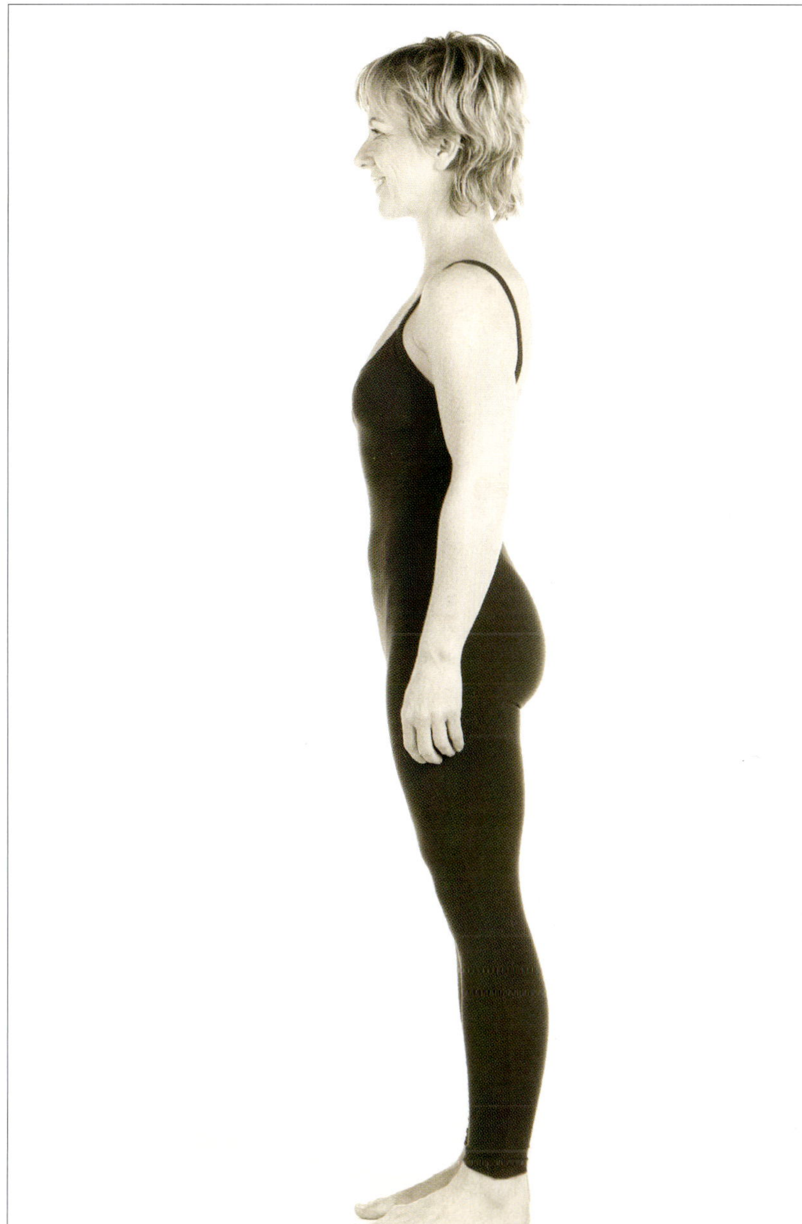

12

11. Ihre Bauchmuskeln richten Ihre Lendenwirbelsäule wie ein Motor auf.

12. Sie spüren, wie Ihr ganzer Körper in die Länge gezogen wurde und eine angenehme Wärme entstanden ist.

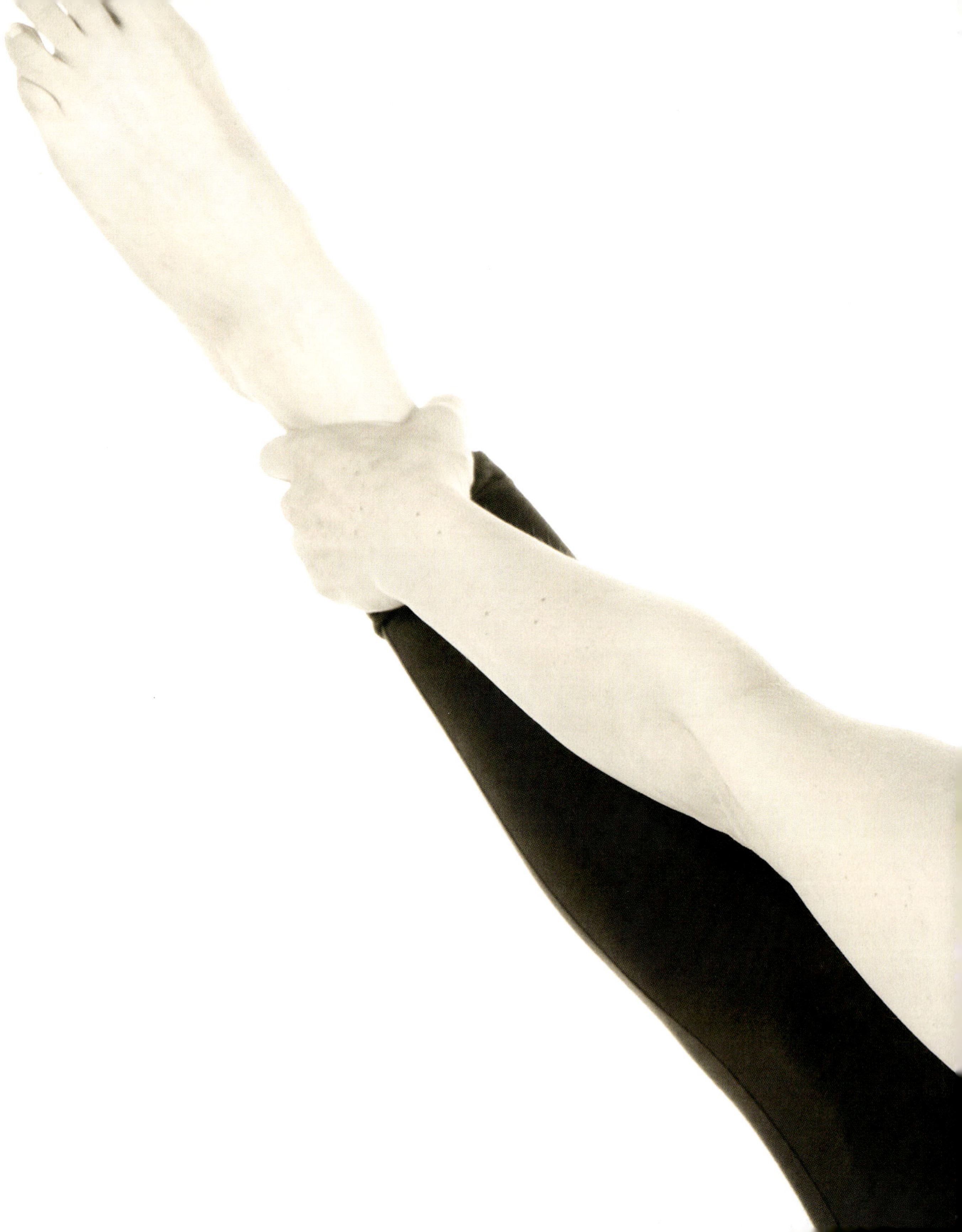

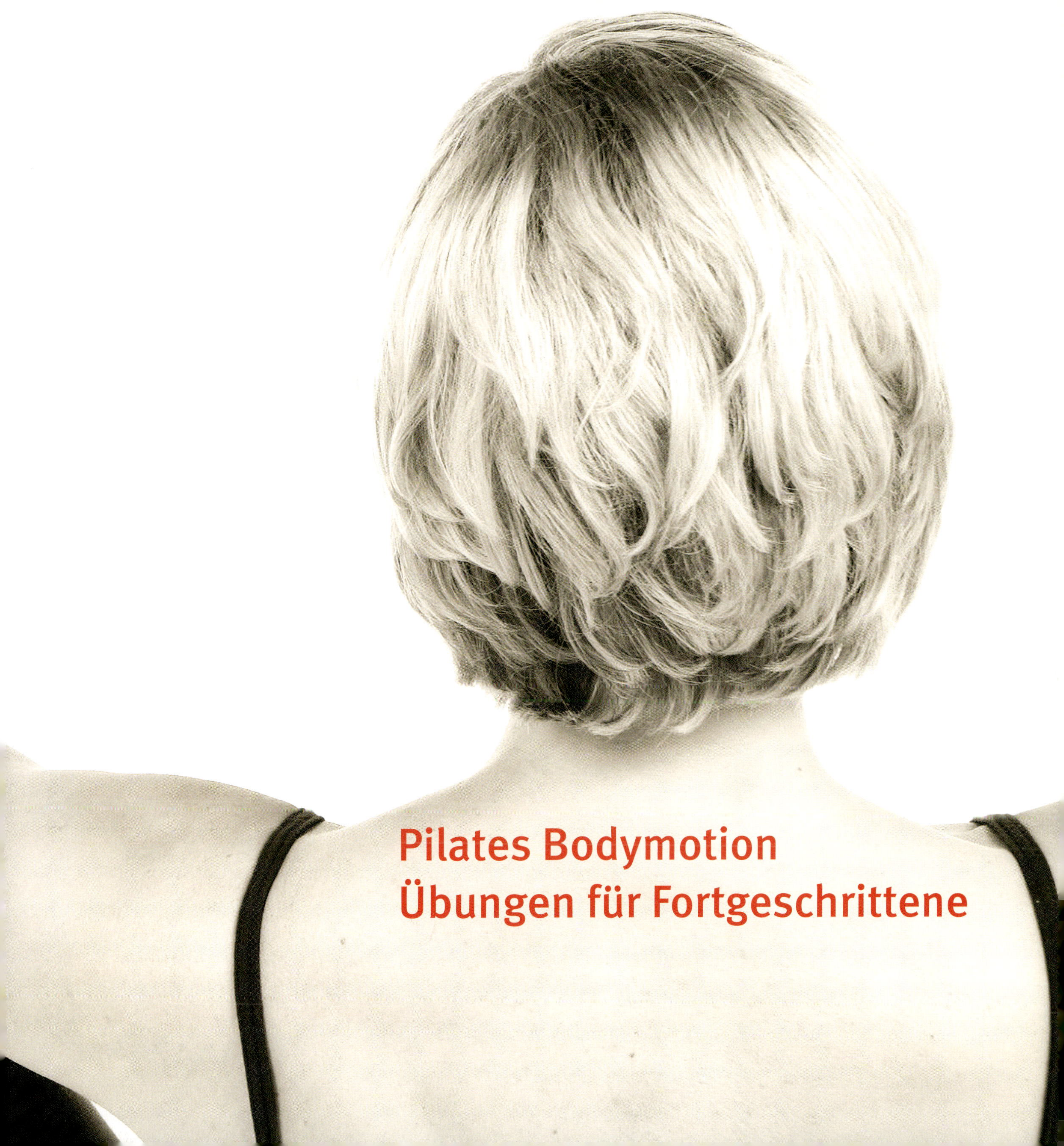
Pilates Bodymotion
Übungen für Fortgeschrittene

Teaser

Gelenkartikulation, Atmung, Zentrierung, Schultergürtelorganisation, Bewegungslänge und -weite.

Der „Teaser“ ist eine Übung, die im herkömmlichen Fitness-Training auf der so genannten Roten Liste steht. Bei falscher Ausführung, wird der untere Rücken stark beansprucht und die Lendenwirbelsäule möglicherweise gestaucht. Eine kraftvolle Bauchmuskulatur ist daher unbedingte Voraussetzung für diese Übung. Mit Hilfe der Ausatmung werden die tiefen Bauchmuskeln aktiviert, bevor sich Arme und Beine ohne Schwung vom Boden abheben. Aber auch eine gut gedehnte Beinmuskulatur ist nötig, um im Schwebesitz zu balancieren. Mit dieser Übung ist es Ihnen erlaubt, Körperkontrolle, Balance und Kraft im Zentrum genussvoll zu trainieren. Wenn alle Muskeln zum richtigen Zeitpunkt arbeiten, erleben Sie diese Übung als sehr harmonisch erleben.

Korrekte Ausführung

- Erst über die Bauch- und Beckenbodenaktivierung ein starkes Körperzentrum aufbauen.
- Oberkörper aufrollen und gleichzeitig und gleichmäßig die Beine heben.
- Fuß- und Fingerspitzen nach oben zur Decke strecken.
- Langgestreckte Wirbelsäule kontinuierlich in der V-Position halten.
- Balance auf den Sitzhöckern halten.
- Wirbelsäule kontrolliert abrollen und gestreckte Beine ablegen.
- Die Schulterblätter ziehen nach unten.
- Integration des Rippenbogens.
- Die Beine bleiben geschlossen.

Modifikation

Es gibt viele Variationen dieser Übung, die langsam an die fortgeschrittenen Versionen heranführen. Sie können die Beine zum Beispiel aufstellen und die Hände hinter die Oberschenkel legen. Diese Position hilft Ihnen aufzurollen, da Sie sich dann an den Beinen festhalten. Alternativ können Sie ein Bein aufstellen und nur das andere nach oben strecken. Sie intensivieren die Übung indem Sie die Arme in der Rückenlage ausgestreckt hinter den Kopf legen und sie in einer kreisförmigen Bewegung nach oben und dann nach vorne führen, wenn Sie den Oberkörper aufrollen. Eine sehr gute Körperbeherrschung und Kraft im Zentrum erfordert es auch, in der sitzenden V-Position die Beine ein Stück zu senken, um sie dann wieder zu heben oder den Oberkörper nach links und rechts zu drehen.

BILDLICHE VORSTELLUNG

- Eine Ozeanwelle schwappt unter ihre Beine und Ihren Oberkörper und hebt Sie sanft in den Schwebesitz.
- Sie rollen Rumpf und Beine wie zwei Klebebänder vom Boden ab.
- Zwei starke Magneten ziehen Ihre Finger- und Fußspitzen zur Decke.
- In der V-Position schießen zwei Pfeile vom Steißbein aus durch Beine und Oberkörper nach oben.
- Ihr Bauch ist ein starker Motor.
- Jemand zieht Sie an Fuß- und Fingerspitzen weit auseinander, aber die Bauchmuskeln halten Sie zusammen.

Tipp

Beginnen Sie die Übung zunächst mit gebeugten Beinen, um die Hebelwirkung zu verringern. Sammeln Sie konzentriert die Kraft aus Ihrer Mitte, bevor Sie den Rumpf aufrollen und die Beine anheben.

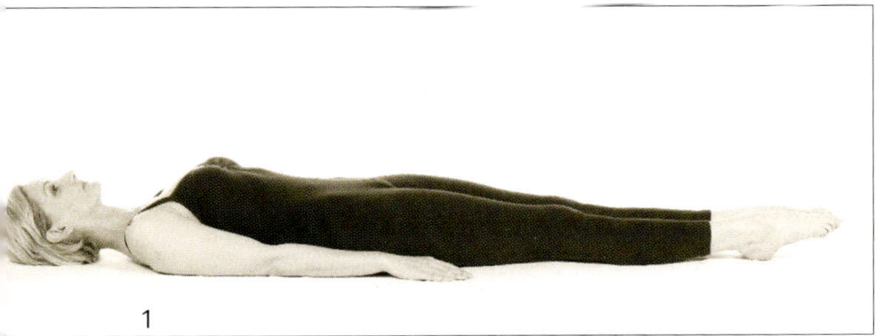

1

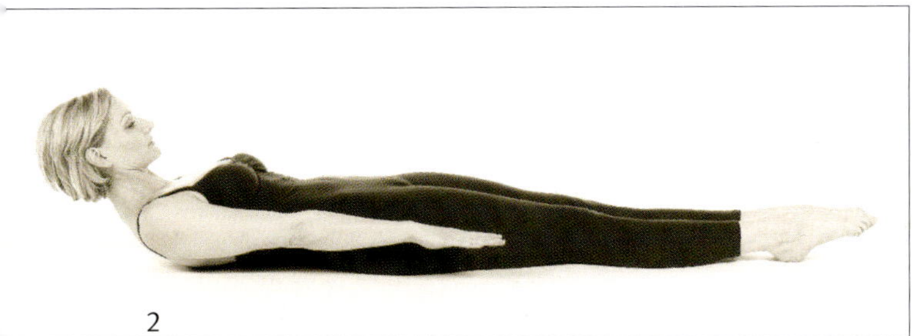

2

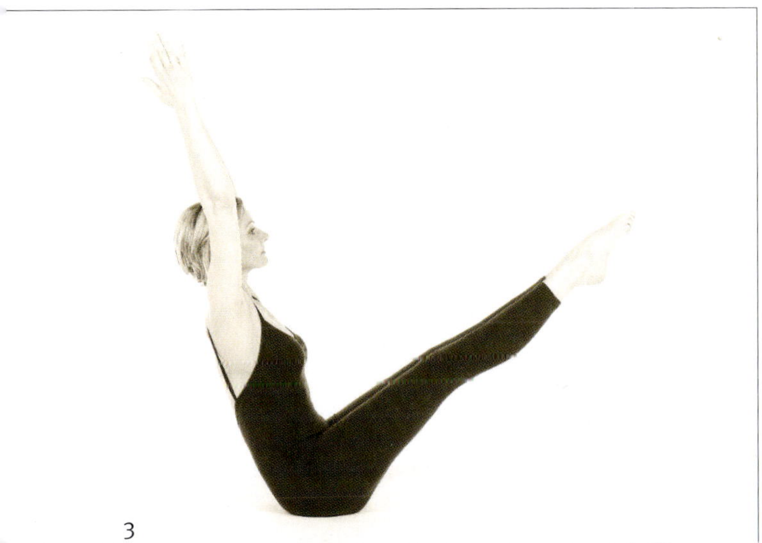

3

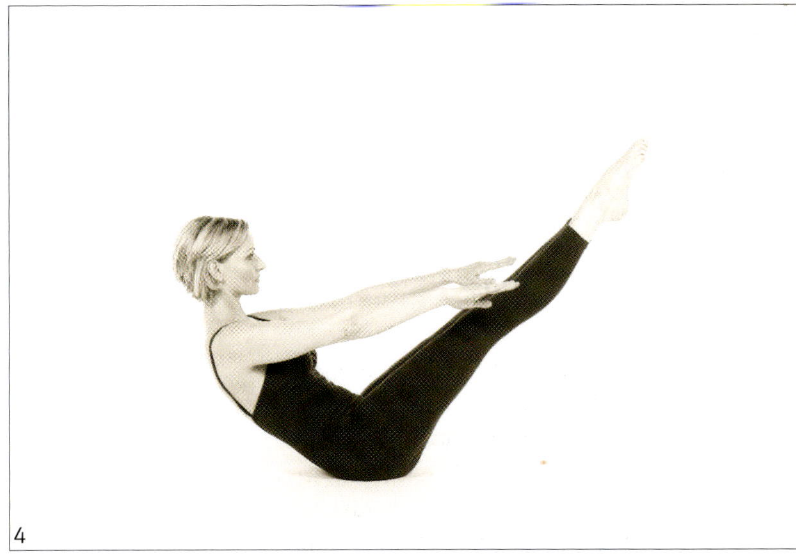

4

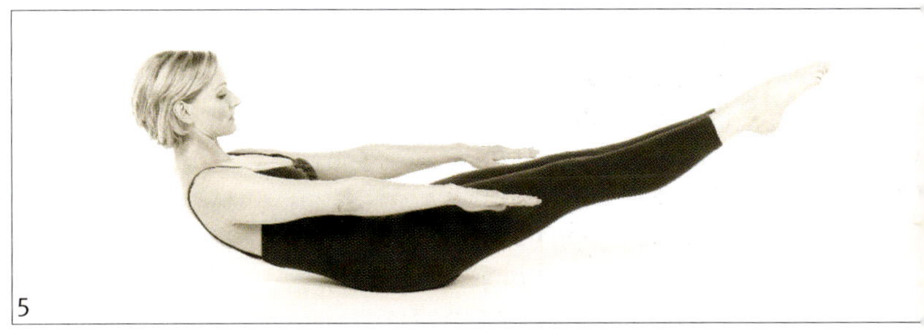

5

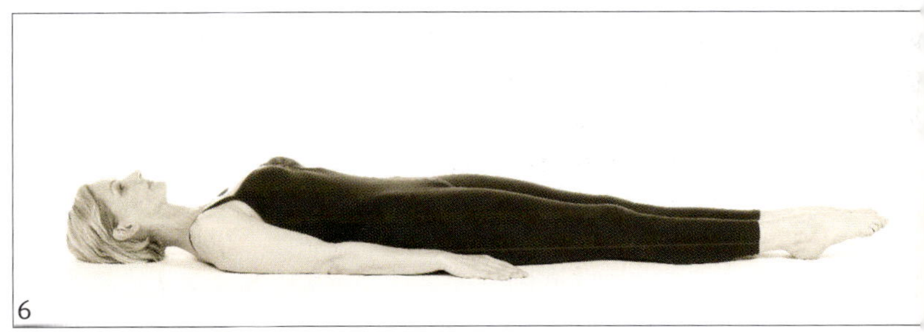

6

1. Neutrale Rückelage: Atmen Sie vorbereitend ein.

2. Mit dem Ausatmen aktivieren Sie die Bauch- und Beckenbodenmuskulatur und rollen den Oberkörper, ausgehend von Kopf und Schultern, langsam auf.

3. Dann führen Sie Arme und Beine nach oben zur Decke und strecken sie bis in die Fuß- und Fingerspitzen. Sie verharren gestreckt im ausbalancierten Sitz der V-Position. Sie atmen erneut ein.

4. Mit dem Ausatmen kippen Sie das Becken und lassen die Arme bis auf Brusthöhe nach vorne absinken.

5. Sie rollen Wirbel für Wirbel auf die Matte zurück, während Sie die Beine auf den Boden senken.

6. Wenn Sie wieder in der Ausgangsstellung angelangt sind, wiederholen Sie die Übung bis zu dreimal.

Roll Over

Gelenkartikulation, Atmung, Zentrierung, Bewegungslänge und -weite, Schultergürtelorganisation.

Diese Übung mobilisiert die Wirbelsäule und trainiert die Bauchmuskulatur, die das Becken in der „Up-Side-Down"-Position trägt. Das erfordert Balance und Orientierung im Raum, denn diese ungewohnte Körperhaltung erschwert einen kontrollierten und vor allem fließenden Bewegungsablauf.

Korrekte Ausführung

- Segmentales Bewegen der einzelnen Wirbelkörper.
- Integration des Rippenbogens.
- Das Körpergewicht ruht auf den Schultern und auf der Brustwirbelsäule.
- Hals und Nacken bleiben entspannt.
- Bauch- und Beckenbodenspannung halten.
- Die Beine bleiben parallel zum Boden ausgerichtet.
- Die Beine befinden sich in der „Up-Side-Down"-Position parallel zum Boden.
- Die Bauchmuskeln ziehen das Becken beim Abrollen Wirbel für Wirbel auf die Matte.
- Die gestreckten Beine bleiben beim Abrollen dicht am Oberkörper.
- Die Fußspitzen und die Fingerspitzen ziehen beim Abrollen zur hinteren Wand.

Modifikation

Die Hände können das Becken beim Abrollen stützen. Sie legen sie an die Hüften und beugen leicht die Beine. Gegebenenfalls atmen Sie während der Übung mehrmals ein und aus. Sie erleichtern sich die Übung, wenn Sie die Arme an die Seiten des Körpers legen. Sie intensivieren die Übung, wenn die Beine beim Auf- und Abrollen leicht geöffnet werden. Bitten Sie einen Partner, das Abrollen zu dosieren, indem er sanft an Ihren Füßen zieht. Oder halten Sie sich selbst beim Abrollen an einem fixierten Gegenstand mit den Händen fest.

BILDLICHE VORSTELLUNG

- Stellen Sie sich beim Abrollen vor, dass Sie jeden Wirbel wie eine einzelne Weintraube zerdrücken.
- Ihre Beine werden beim Abrollen von hinten festgehalten, sodass Sie ausreichend Zeit haben, die Wirbelsäule langsam abzulegen.
- Wie ein Zahnrad schieben Sie Ihre Wirbelsäule in den Boden hinein.
- Legen Sie in Gedanken einen Wattebausch zwischen die Wirbel, die sie abrollen.

Tipp

Dieses langsame und dosierte Abrollen verleiht Ihnen ein angenehmes Gefühl von Länge in der gesamten Wirbelsäule und von Platz zwischen den Wirbelgelenken. Entspannen Sie im Anschluss in der Rückenlage, und spüren Sie dem wohligen Gefühl in Ihrem massierten Rücken nach.

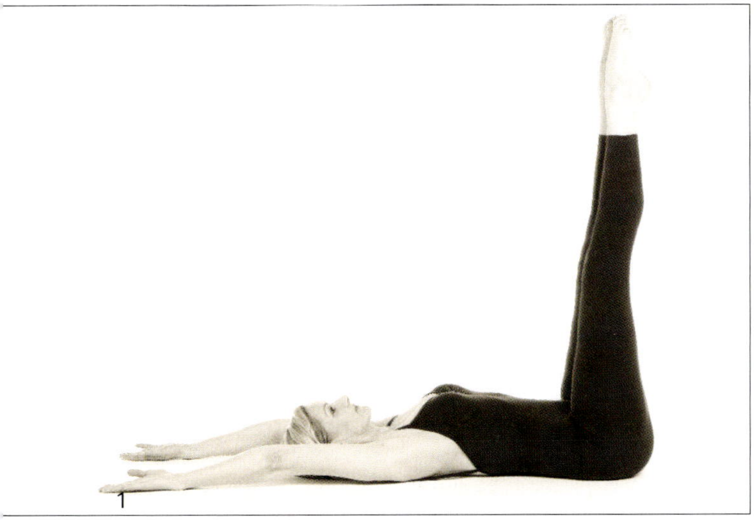

1

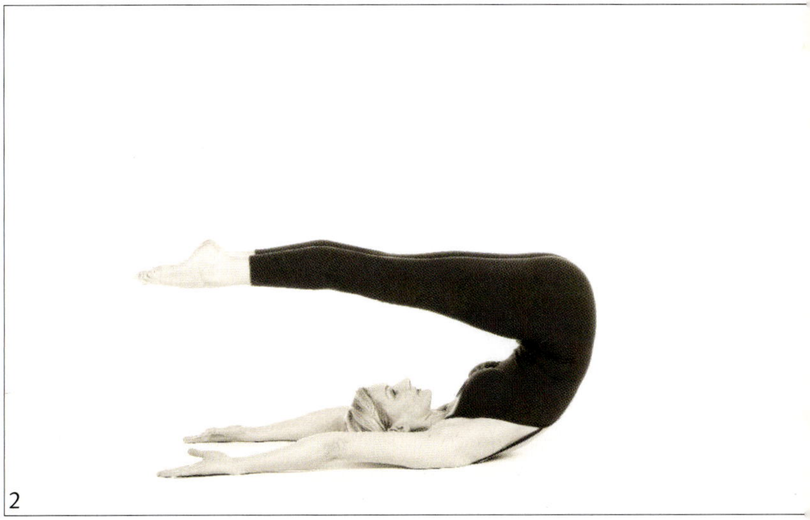

2

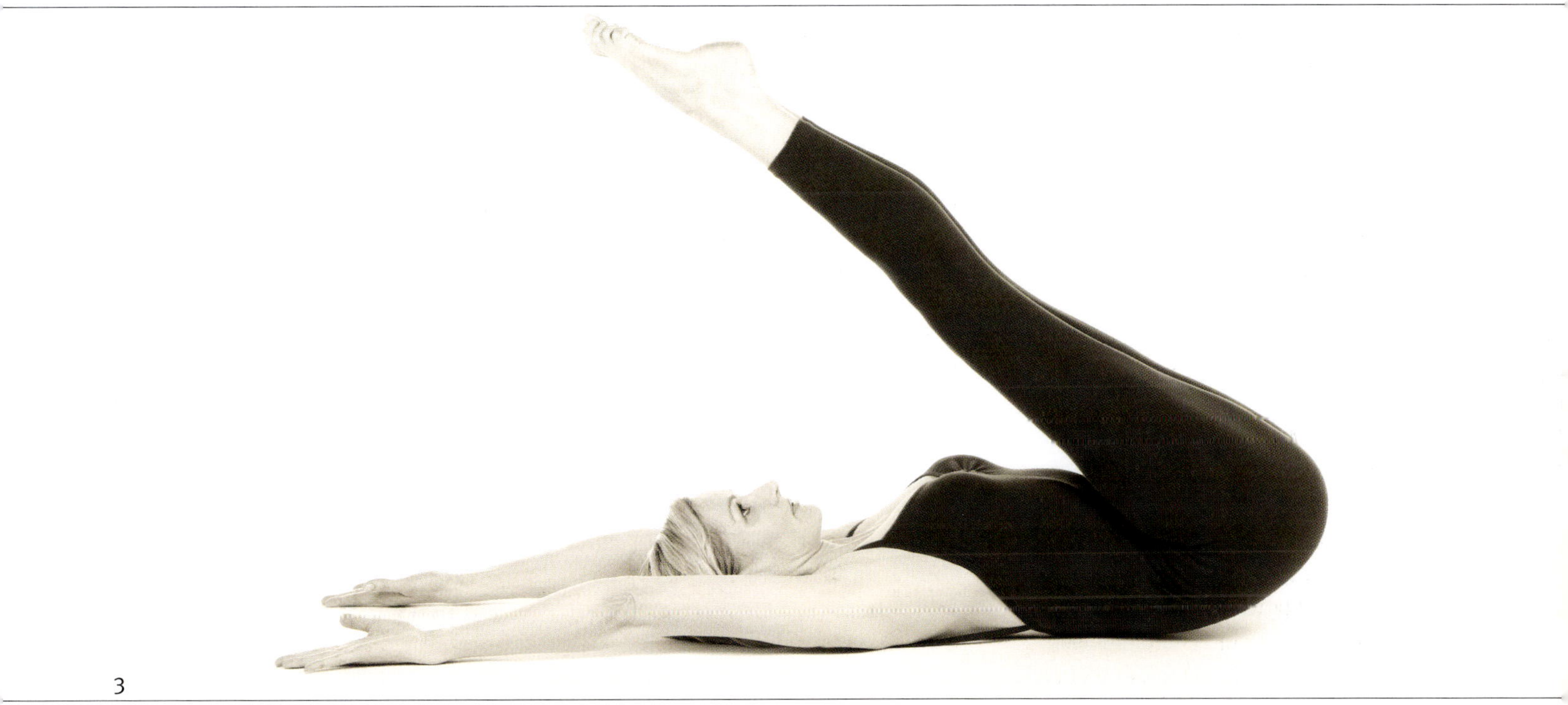

3

1. In der Rückenlage liegen die Arme ausgestreckt neben dem Kopf. Die Beine sind nach oben zur Decke gestreckt. Atmen Sie vorbereitend ein.

2. Mit dem Ausatmen spannen Sie den Beckenboden an, ziehen die Bauchdecke kraftvoll nach innen. Gleichzeitig ziehen Sie die Füße nach oben und über den Kopf, sodass das Gesäß und die Lendenwirbelsäule vom Boden abrollen. Sie liegen wie ein umgekehrtes „U" auf dem Schultergürtel.

3. Mit dem Ausatmen rollen Sie den Rücken Wirbel für Wirbel auf den Boden zurück, bis das Becken wieder auf dem Boden liegt. Kommen Sie dann zurück in die Ausgangsstellung, und wiederholen Sie die Übung bis zu dreimal.

Boomerang

Gelenkartikulation, Atmung, Zentrierung, Bewegungslänge und -weite, Schultergürtelorganisation.

Wie beim „Roll Over" wird die Wirbelsäule mobilisiert; auch die Bauch- und Beckenbodenmuskeln werden gefordert. Der „Boomerang" wird seinem Namen gerecht, da diese Bewegung sehr dynamisch ausgeführt werden muss, zugleich aber durch das Körperzentrum kontrolliert wird. Sie erfordert also Stabilität im Rumpf, Koordination, Balance und Körperkontrolle.

Korrekte Ausführung

- Länge in der Wirbelsäule, Weite im Schultergürtel.
- Aktive Bauch- und Beckenbodenspannung.
- Beim Zurückrollen führen Sie die Arme über den Boden nach hinten.
- Beide Beine sind beim Rollen gekreuzt und gestreckt.
- In der Roll-over-Position werden die gekreuzten Beine gewechselt.
- In der Roll-over-Position liegt das Gewicht auf dem Schultergürtel. Ziehen Sie die Schulterblätter noch einmal tief in Richtung Hosentaschen.
- Im V-Sitz ziehen Sie Kopf und Fußspitzen nach oben.
- In der Sitzposition nimmt der Körper die Form eines liegenden „U" an, wie in der Übung „Spine Stretch".

Modifikation

Beginnen Sie die Übung in der Ausgangsstellung des „Roll over"mit den Beinen parallel zum Boden. Beim Zurückrollen können Sie die Arme direkt nach oben und dann nach hinten führen, was die Übung intensiviert. Wie beim „Open Leg Rocking" können Sie kontinuierlich vor- und zurückrollen, wobei Sie die Beine jeweils kreuzen.

BILDLICHE VORSTELLUNG

- Ausgangsstellung wie der „Sterbende Schwan".
- In der Ausgangsstellung stellen Sie sich vor, Sie legen sich mit dem Bauch über einen mittelgroßen Ball.
- Im V-Sitz stellen Sie sich vor, dass Kopf und Füße an zwei Seilen nach oben gezogen werden.
- Im V-Sitz wie ein Klappmesser stehen.
- Stellen Sie sich einen Bumerang vor: Er wirbelt weg und kehrt zum Ausgangspunkt zurück.

Tipp

„Flow" und Rhythmus sind charakteristisch für diese schwungvolle Übung.

1

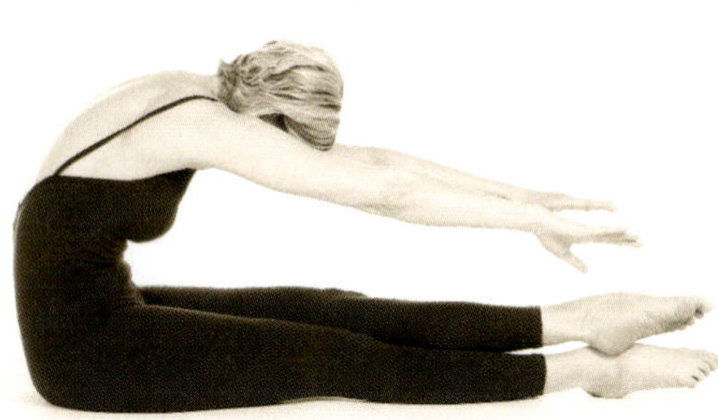

2

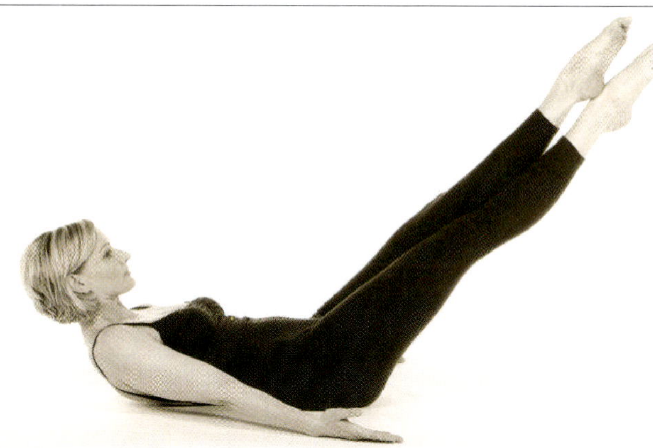

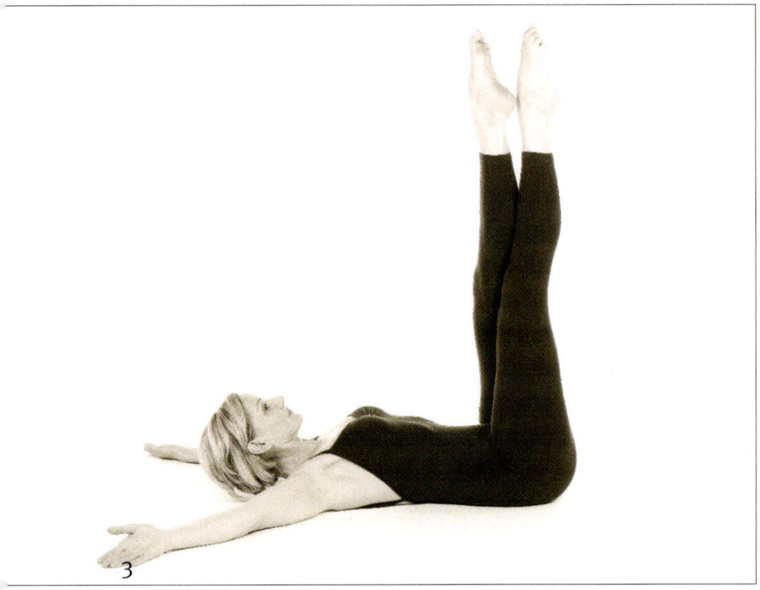

3

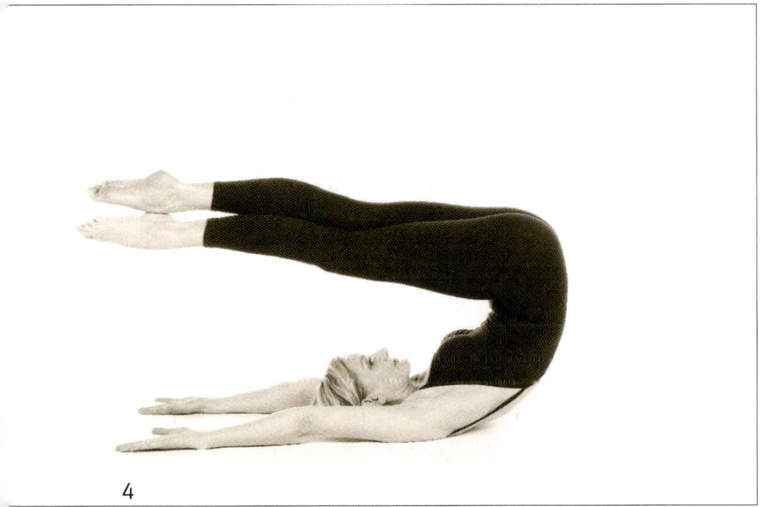

4

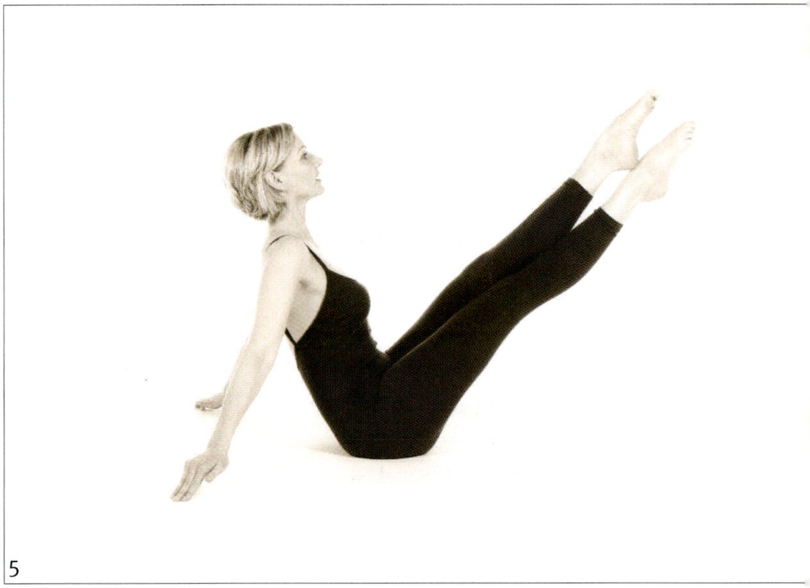

5

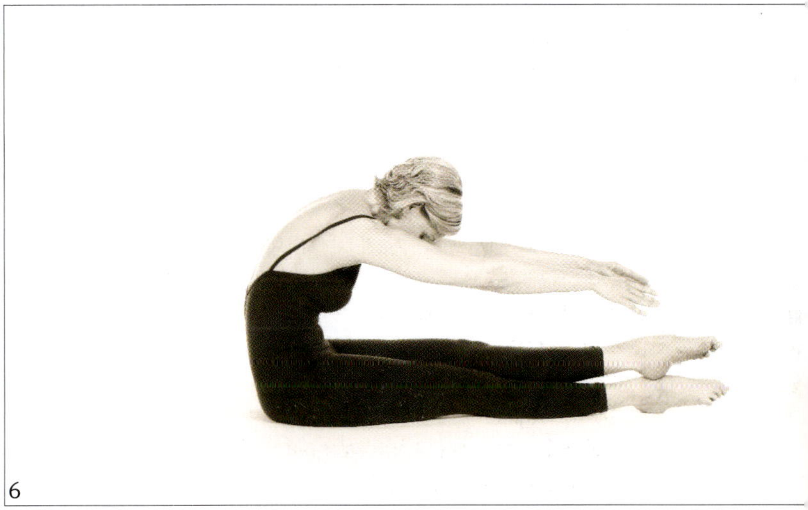

6

1. Sie sitzen wie ein liegendes „U“ mit gekreuzten Beinen.

2. Mit dem Ausatmen rollen Sie den Oberkörper Wirbel für Wirbel mit nach vorne ausgestreckten Armen zurück.

3. Gleichzeitig heben Sie die gestreckten und übereinander gekreuzten Beine. Die Arme führen Sie in einer kreisförmigen Bewegung seitlich am Körper vorbei über den Boden nach hinten bis neben den Kopf.

4. Sie rollen mit dem Becken weiter zurück in den „Roll over“. Die gestreckten und gekreuzten Beine befinden sich parallel zum Boden über dem Oberkörper. Mit dem Einatmen wechseln Sie die gekreuzten Beine.

5. Mit dem Ausatmen rollen Sie Wirbel für Wirbel in den Teaser-Sitz und verweilen einige Atemzüge.

6. Senken Sie die Beine dann langsam nach vorne ab, und kommen Sie zurück in die Ausgangsstellung. Wiederholen Sie die Übung ein zweites und drittes Mal.

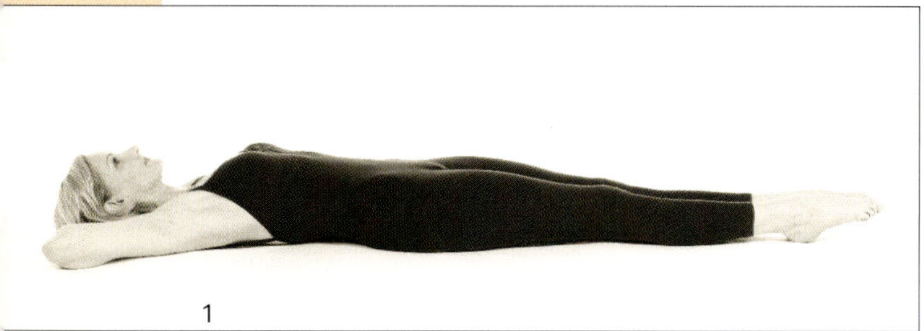

1

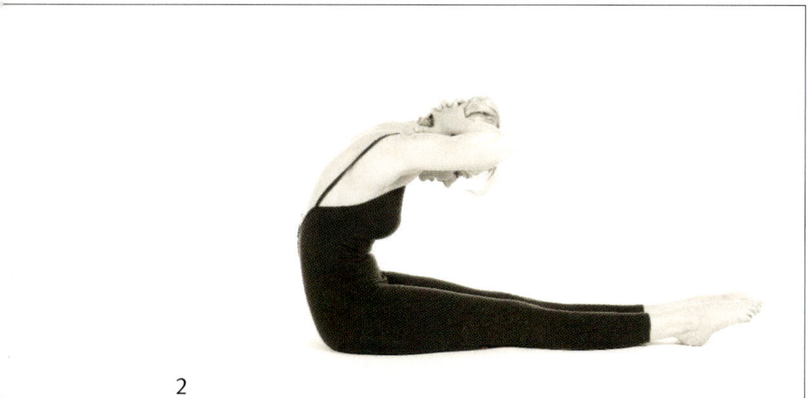

2

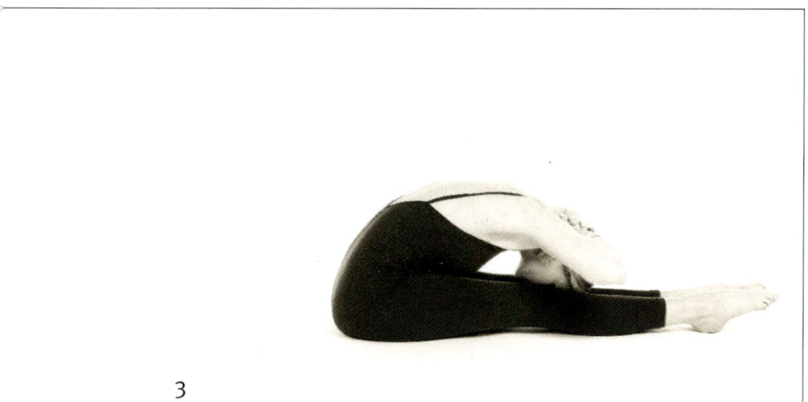

3

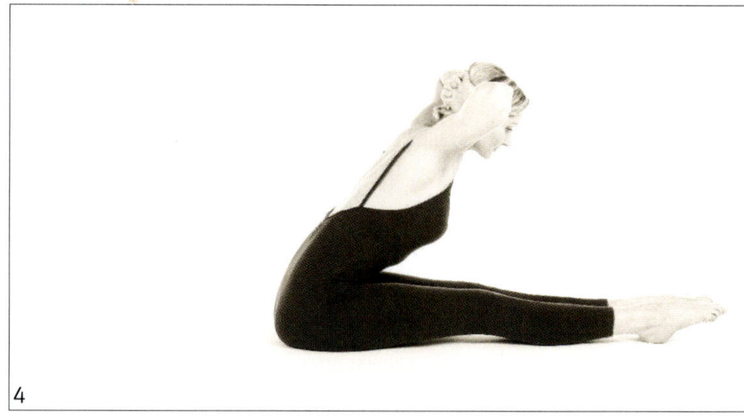

4

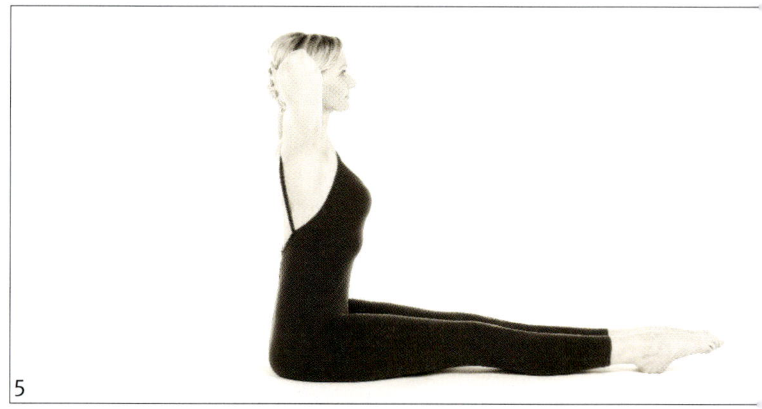

5

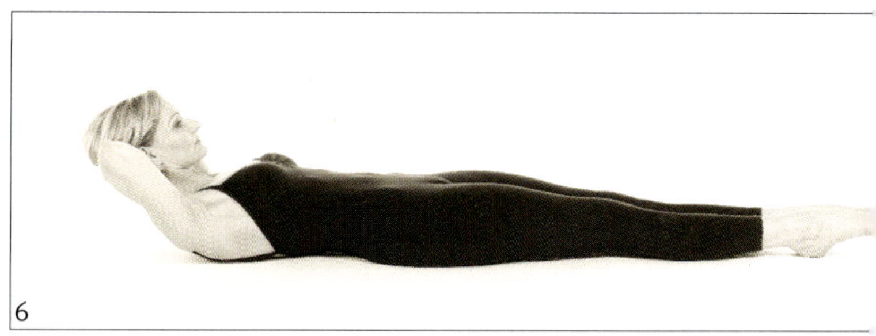

6

1. In neutraler Rückenlage verschränken Sie die Hände hinter dem Kopf.

2. Mit dem Ausatmen aktivieren Sie den Beckenboden, ziehen die Bauchdecke nach innen und die Schulterblätter weg von den Ohren. Rollen Sie – mit hinter dem Kopf verschränkten Händen – Wirbel für Wirbel nach oben.

3. Lassen Sie den Oberkörper über die Beine sinken.

4. Mit dem Einatmen strecken Sie den Oberkörper diagonal nach vorn.

5. Nun gelangen Sie in den aufrechten Sitz und atmen erneut ein.

6. Mit dem Ausatmen aktivieren Sie Bauch- und Beckenbodenmuskeln erneut und rollen vom Steißbein her Wirbel für Wirbel auf den Boden zurück. Wiederholen Sie die Übung bis zu dreimal.

Neck Pull

Gelenkartikulation, Atmung, Zentrierung, Schultergürtelorganisation, Bewegungsweite und -länge.

Der Name „Neckpull" wird der Übung nicht gerecht, da wir nicht am Nacken ziehen wollen, sondern die bereits kraftvolle Bauchmuskulatur nutzen müssen, um auf- und abzurollen. Diese Übung erlaubt es nicht zu schummeln, denn ohne den Einsatz der Bauchmuskeln verliert sie ihren Fluss und ihre Geschmeidigkeit. Die Übung ist sozusagen ein Test für die Kraft, Beweglichkeit und Dehnungsfähigkeit der Rücken- und Bauchmuskulatur.

Korrekte Ausführung

- Segmentale Bewegung der Wirbelsäule.
- Integration des Rippenbogens.
- Bauch- und Beckenbodenspannung halten.
- Länge in der Wirbelsäule und Weite im Schultergürtel behalten.
- Entspannung von Nacken, Kiefergelenk und Brustbein.
- Neutrale Beckenstellung in der Ausgangsstellung und beim Aufrollen bis kurz vor dem Sitz.
- Die Schulterblattspitzen ziehen in Richtung Becken.
- Beide Beine bleiben lang, die Zehenspitzen ziehen nach vorne.
- Der Kopf liegt in den Händen, die Ellbogen zeigen weit nach außen.
- Das Zurückrollen wird durch das Kippen des Beckens eingeleitet.
- Integration des Blicks in die Bewegung.

Modifikation

Als Variation können Sie ein Bein strecken und das andere aufstellen, bzw. beide Beine aufstellen, was die Übung wiederum erschwert. Leichter ist es, wenn beide Arme zu Beginn neben dem Kopf liegen und beim Auf- und Abrollen nach vorn ausgestreckt werden. Ebenso wird die Aufrollbewegung erleichtert, wenn Sie ein Handtuch oder Kissen unter die Lendewirbelsäule legen.

BILDLICHE VORSTELLUNG

- Stellen Sie sich beim Aufrollen das Bild eines Aufklebers vor, den Sie vom Boden abziehen.
- Sie schälen sich wie eine Bananenschale vom Boden ab.
- Sie rollen nach vorne über die Oberschenkel, als wollten Sie sich verneigen.
- Die Beine sind auf dem Boden festgeschnallt.
- Die Beine schlagen Wurzeln in den Boden.

Tipp

Mit entspanntem Nacken den Oberkörper aufzurollen dient als vorbereitende Übung der „Sternum Drop". Hierbei legen Sie den Kopf in eine Hand, und die andere Hand legen Sie auf das Brustbein. Lassen Sie mit der Ausatmung das Brustbein schwer heruntersinken, und rollen Sie dann den Kopf sanft vom Boden hoch. Mit der Einatmung legen Sie den Kopf wieder ab. Geben Sie das Gewicht des Kopfes in Ihre Hand, damit Hals und Nacken entspannen können (vgl. Bild S. 47).

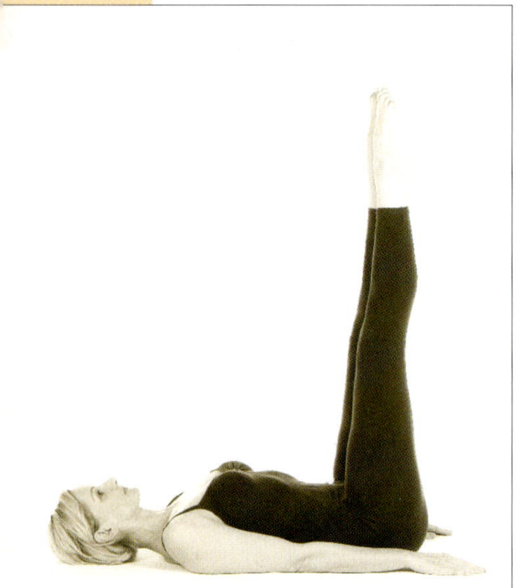

1

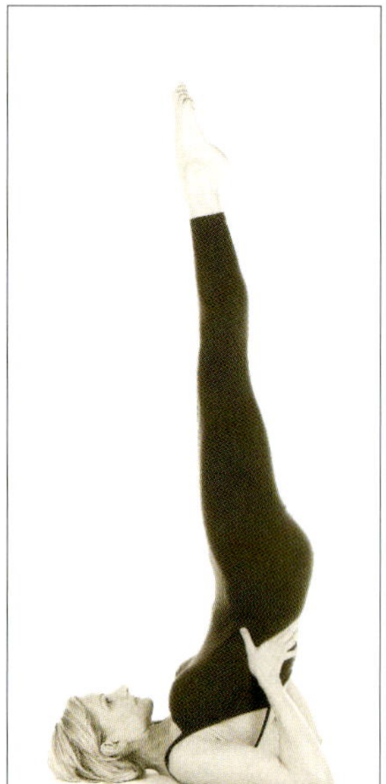

2

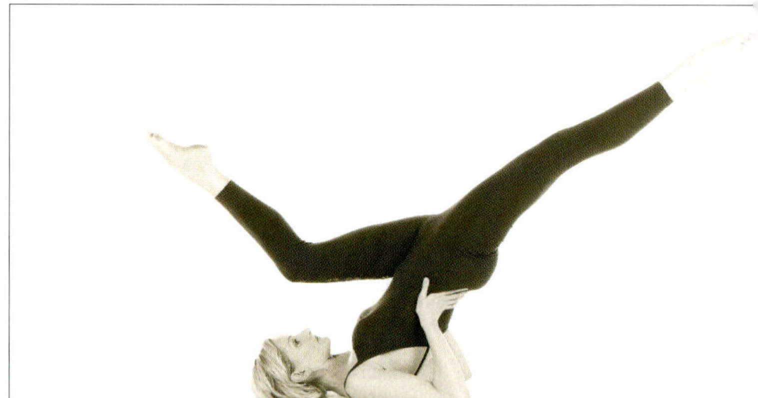

4

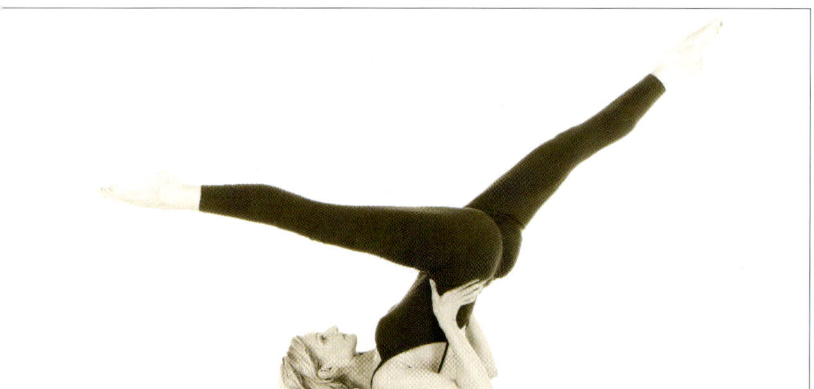

3

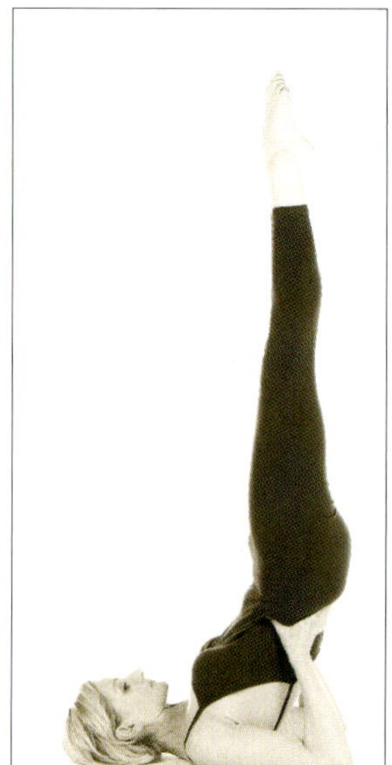

5

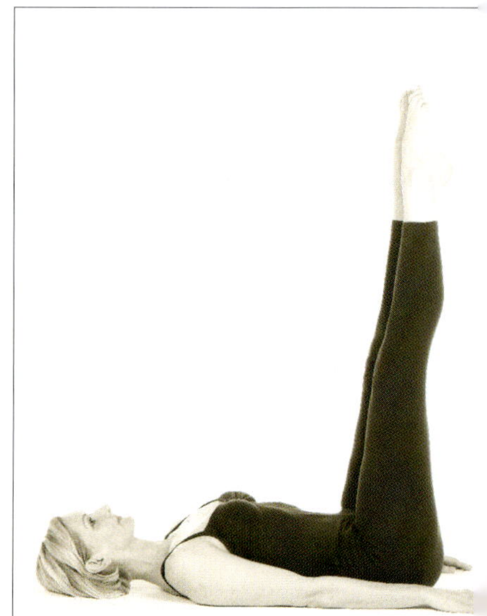

6

1. In der Rückenlage liegen die Arme ausgestreckt neben dem Körper. Die Beine sind nach oben zur Decke gestreckt. Atmen Sie vorbereitend ein.

2. Mit dem Ausatmen spannen Sie den Beckenboden an, ziehen die Bauchdecke nach innen. Dann rollen Sie den Rücken vom Becken aus auf; die Fußspitzen ziehen hoch zur Decke. Die Hände stützen die Hüfte. Ziehen Sie die Schulterblätter tief. Das Körpergewicht ruht auf der oberen Brustwirbelsäule und den Oberarmen.

3. Mit dem Ausatmen öffnen Sie die gestreckten Beine in einer Scherenbewegung. Mit dem Einatmen kommen Sie wieder in die Kerze zurück. Wiederholen Sie bis zu sechsmal.

4. In der „Bicycle"-Bewegung öffnen Sie aus der Position der Kerze heraus die Beine, als säßen Sie auf einem Fahrrad. Sie beginnen zu „radeln". Dabei strecken Sie das jeweils vordere Bein so weit wie möglich aus der Hüfte heraus (Hüftstreckung). Wiederholen Sie die Fahrradbewegung bis zu sechsmal.

5. Schließen Sie zum Beenden der Übung die Beine wieder zur Kerze.

6. Rollen Sie den Rücken wieder langsam – wie beim Roll-Over – auf den Boden ab. Wiederholen Sie diese Übung ein zweites Mal, und „fahren" Sie dann rückwärts Fahrrad.

Scissors · Bicycle

Gelenkartikulation, Atmung, Zentrierung, Schultergürtelorganisation, Bewegungslänge und -weite, Gewichtsverlagerung und Alignment.

Diese beiden Übungen in der „Upside-Down"-Position schulen Balance und Körperkontrolle. Um einen kraftvollen und fließenden Bewegungsablauf zu erreichen, ist eine gut entwickelte Rumpfmuskulatur, insbesondere aber auch Bauch- und Beckenbodenmuskulatur notwendig.

Korrekte Ausführung

- Hals, Nacken und Kiefergelenk sollten entspannt bleiben.
- Die Schulterblätter ziehen von den Ohren weg.
- Das Körpergewicht ruht auf der oberen Brustwirbelsäule und auf dem Schultergürtel.
- Halten Sie die Länge der Wirbelsäule durch die Kraft aus Bauch- und Beckenboden.
- Ziehen Sie Ihr Becken ausatmend aus der Taille heraus.
- Gesäß und Fußspitzen streben nach oben.
- Die Beine bewegen sich aus der Hüfte und aus einem stabilen Rumpf heraus.
- Große raumgreifende „Scheren-Schritte".
- Große Räder beim „Fahrradfahren".
- Deutliche Hüftstreckung des vorderen Beins.

Modifikation

Um die Koordination der Beinbewegung zu trainieren, können Sie die Übungen „Scissors" und „Bicycle" zunächst auch ohne das Aufrollen des Beckens ausführen: in der Rückenlage und gegebenenfalls mit aufgerolltem Kopf und Schultergürtel.

Bitten Sie einen Partner, dass er Sie in der Kerze an den Fußgelenken greift und ein wenig hochzieht, sodass Sie ein Gefühl für die Stützkraft in dieser Umkehrposition bekommen.

Die Beinbewegungen können vielfach modifiziert werden; scheren Sie die Beine mit nach innen oder nach außen gedrehten Füßen oder beugen und strecken Sie sie wie ein Frosch. Für Fortgeschrittene ist die „Windmühlbewegung" geeignet: Sie scheren die Beine und führen sie jeweils über einen äußeren Halbkreis in die entgegengesetzte Richtung.

BILDLICHE VORSTELLUNG

- Die Beine sind messerscharf und zerschneiden die Luft.
- Die Beine werden zur Schere.
- Sie malen mit den Fußspitzen zwei farbenprächtige Regenbögen an den Horizont.
- Sie laufen mit „Siebenmeilenstiefeln" durch die Luft.
- Sie berühren mit den Fußspitzen die Decke und die Wände.
- Stellen Sie sich vor, Sie sitzen auf einem großen Fahrrad, dessen Sattel immer wieder ein Stückchen höher gestellt wird. Sie müssen sich recken und strecken, um an das untere Pedal zu kommen.

Tipp

Als begleitende Bewegungsidee sollten Sie sich vorstellen, mit den Füßen die Decke zu berühren, die Beine aus der Hüfte herauszuziehen und das Becken aus der Lendenwirbelsäule zu heben; schließlich liegt nur noch wenig Gewicht auf der Stützfläche. Diese Übung ist Ihnen gelungen, wenn Sie sich leicht fühlen!

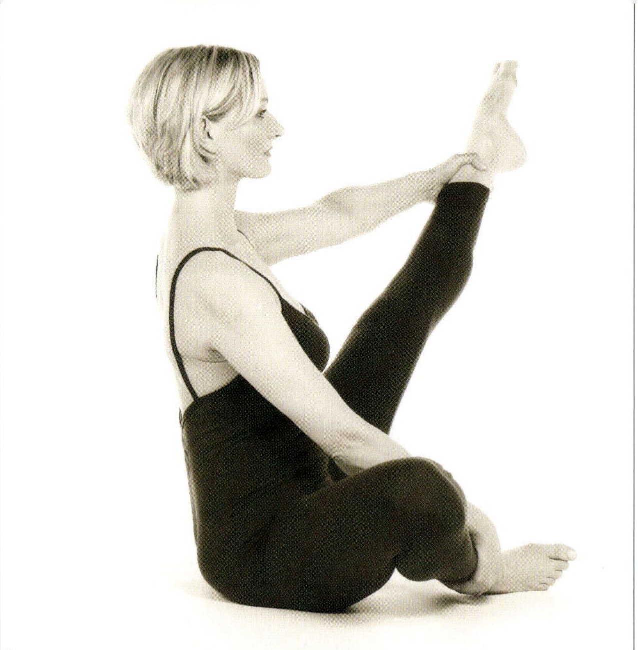
1

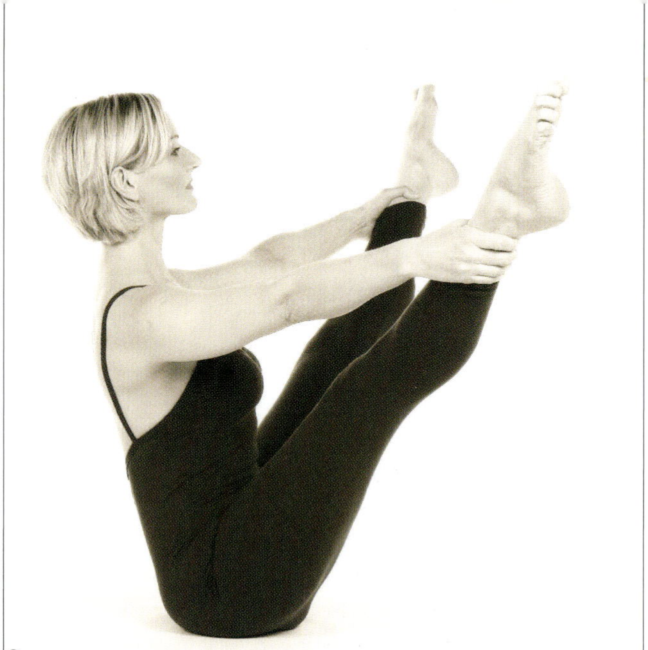
3

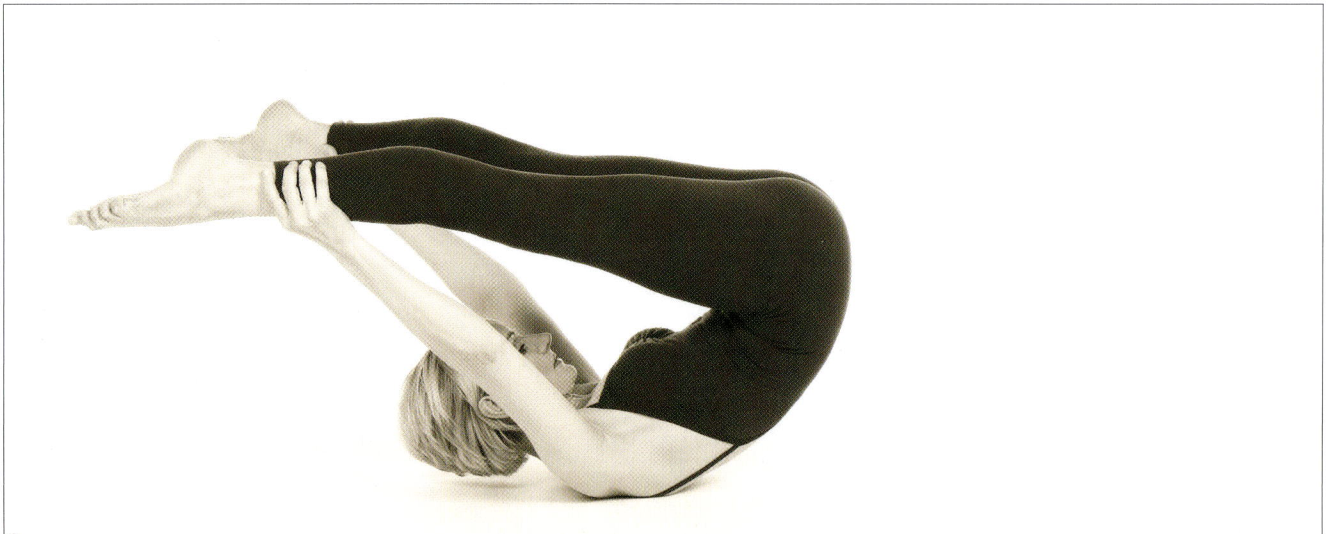
2

Mit aufrechtem Rücken sitzen Sie im Schneidersitz und greifen mit den Händen von außen um die Fußknöchel.

1. Sie strecken nacheinander die Beine diagonal nach außen in Richtung Decke.

2. Mit dem nächsten Einatmen aktivieren Sie die Beckenbodenmuskulatur und kippen das Becken, sodass die Lendenwirbelsäule rund wird. Rollen Sie, die Bauchdecke nach innen ziehend, den Rücken langsam und kontrolliert nach hinten bis auf die Schulterblätter ab.

3. Mit dem Ausatmen nutzen Sie den Rückschwung und kommen wieder Wirbel für Wirbel in die Ausgangsstellung zurück. Die Bauchmuskeln steuern und dosieren das Aufrollen. Im „V-Sitz“ mit gestreckten Beinen und langer Wirbelsäule ziehen Kopf und Fußspitzen nach oben in Richtung Decke. Wiederholen Sie die Übung drei- bis fünfmal.

Open Leg Rocking

Gelenkartikulation, Schultergürtelorganisation, Zentrierung, Atmung, Bewegungslänge und -weite, Alignment und Gewichtsverlagerung.

Noch mehr als „Rolling“ und „Seal“ fordert diese Übung Balance und absolute Körperkontrolle. Ziel ist es, den Rücken in der Endposition zu strecken und das Becken aufzurichten, sodass man je nach Beweglichkeit das Gewicht auf bzw. hinter den Sitzbeinhöckern spürt – im Unterschied zu „Rolling“ und „Seal“. Die Beinrückseiten werden extrem gedehnt, die Wirbelsäule wird mobilisiert und Ihr Rücken angenehm massiert.

Korrekte Ausführung

- Das Zurückrollen beginnt, wenn Sie einatmen, mit einer Beckenkippung; das Hochrollen endet (wenn möglich) in neutraler Beckenstellung.
- Der Bauchnabel zieht in Richtung Lendenwirbelsäule, wenn Sie beginnen zurückzurollen.
- In der Sitzposition ist die Wirbelsäule immer wieder aufgerichtet.
- Beide Beine im Hüftgelenk leicht nach außen drehen.
- Weite im Schultergürtel halten, die Schulterblätter ziehen nach unten in Richtung Becken.
- Den Abstand zwischen Rumpf und Beinen während der Rollbewegung beibehalten.
- Rollen Sie nur bis auf den Schultergürtel.
- Die Bauchmuskeln arbeiten beim Aufrollen wie eine „Bremse“.
- Wenn Sie wieder in den Sitz rollen, ziehen Scheitel und Fußspitzen in Richtung Decke.

Modifikation

Wenn Sie anfangs ein Stretchband oder ein Handtuch um beide Füße legen und sich daran festhalten, fällt Ihnen die Übung leichter. Alternativ können Sie die Position ändern, indem Sie die Beine beugen und sich an den Unterschenkeln oder den Knien festhalten.

BILDLICHE VORSTELLUNG

- Rumpf und Beine bilden ein V.
- Beine und Kopf schießen wie zwei Pfeile in den Himmel.
- Sie rollen wie ein Schaukelstuhl – kurz, bevor er nach hinten überkippt, nutzen Sie den Rückschwung, um nach vorne zu rollen.
- Fußspitzen und Kopf werden von an der Decke befestigten Magneten angezogen, sodass Sie Ihr Gewicht kaum noch auf dem Gesäß spüren.

Tipp

Auch für Erwachsene ist diese Schaukelübung eine freudvolle Bewegung, die Spaß macht und Sie lachen lässt. Besonders, wenn Sie Ihre Mitte gefunden haben und zum ersten Mal gelassen im „V-Sitz“ balancieren.

Swan

Gewichtsverlagerung und Alignment, Gelenkartikulation, Bewegungslänge und -weite, Schultergürtelorganisation, Atmung, Zentrierung.

Diese sehr fortgeschrittene Übung erfordert etwas Mut – zumindest beim ersten Mal. Um die Übung fließend auszuführen, ist eine optimale Koordination von Atmung und Bewegung notwendig. Diese schwungvolle Bewegung mobilisiert und streckt die Wirbelsäule auf sehr angenehme Weise. Sie kräftigt gleichzeitig die gesamte Rumpfmuskulatur. Wenn es Ihnen gelingt, das Auf- und Abrollen mit einer großen Bewegungsweite und Länge durchzuführen, haben Sie Spaß an dieser Übung.

Korrekte Ausführung

- Halten Sie die gesamte Wirbelsäule während der Stütz- und Rollphasen in einer lang(über)streckten Position.
- Die Bauchdecke zieht kraftvoll in Richtung Wirbelsäule und trägt Becken und Rücken.
- Sie rollen über Ihre Rumpfvorderseite nach vorne ab.
- Sie ziehen die Fußspitzen gezielt – wie auf einer Kreislinie – nach hinten und oben.
- Die Schulterblätter ziehen während des gesamten Bewegungsablaufs in Richtung Becken.
- Integrieren Sie den Rippenbogen.
- Hals und Kopf bilden die Verlängerung der Brustwirbelsäule (faltenfreier Nacken!).
- Die Beine bleiben gestreckt und geschlossen.
- In der Stützphase bleiben die Ellenbogen dicht an den Seiten des Körpers.
- Beim Wegstrecken der Arme zeigen die Handflächen zueinander, und die Arme bilden ein „V".

Modifikation

Als Einführung kann die Übung zunächst nur bis Bild Nr. 3 und dann bis Bild Nr. 6 ausgeführt werden, sodass die Streckung der Arme und das Rollen über die Beine entfällt. Wenn Sie sich sicher fühlen, kann die Schaukelbewegung und die Anzahl der Wiederholungen variiert werden.

BILDLICHE VORSTELLUNG

- Der Schwan taucht mit seinem langen, anmutigen Hals ins Wasser und taucht majestätisch wieder auf.
- Sie rollen, wie auf den Kufen eines Schaukelpferdes, vor und zurück.
- Stellen Sie sich vor, Sie tauchen abwechselnd mit Kopf und Füßen aus dem Wasser heraus.
- Eine Meerjungfrau, die ihre schillernde Schwanzflosse hebt.
- Ihr Oberkörper wird mühelos, leicht wie an einem Faden hängend, Wirbel für Wirbel in die Länge gezogen.

Tipp

Es ist wichtig, die Bewegung gedanklich vorwegzunehmen. Visualisieren Sie dieses dosierte Abrollen über Oberschenkel, Becken, Bauch und Brust ganz genau, bevor Sie die Gedanken in die Tat umsetzten. Ein passendes Bild – Sie rollen wie auf den Kufen eines Schaukelpferdes – gibt Ihrem Körper einen Vorgeschmack auf das, was er fühlen wird. Trauen Sie sich, es lohnt sich.

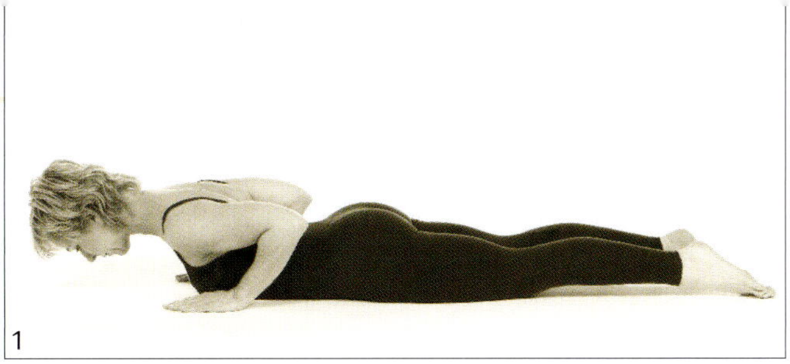

1

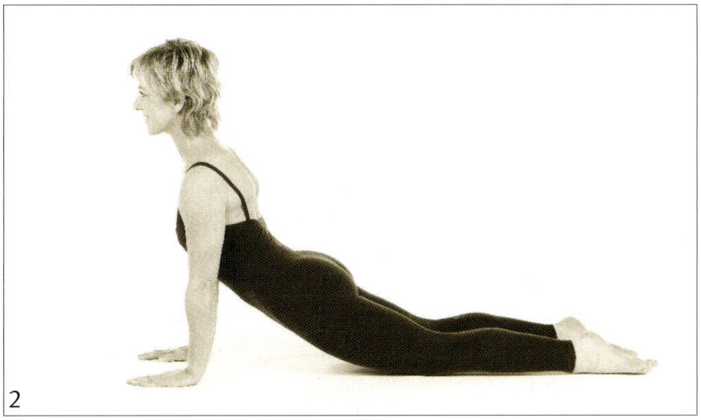

2

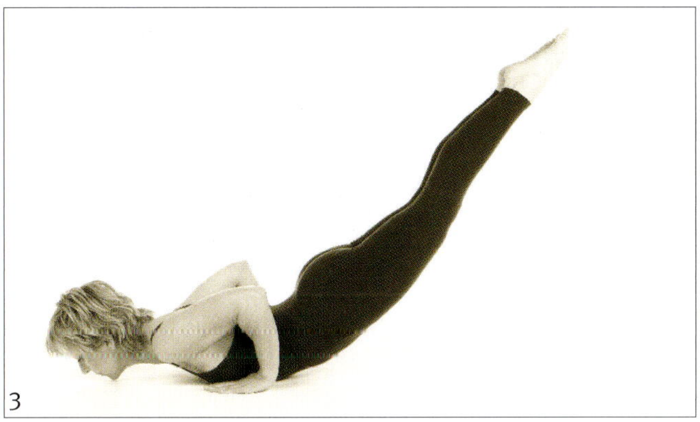

3

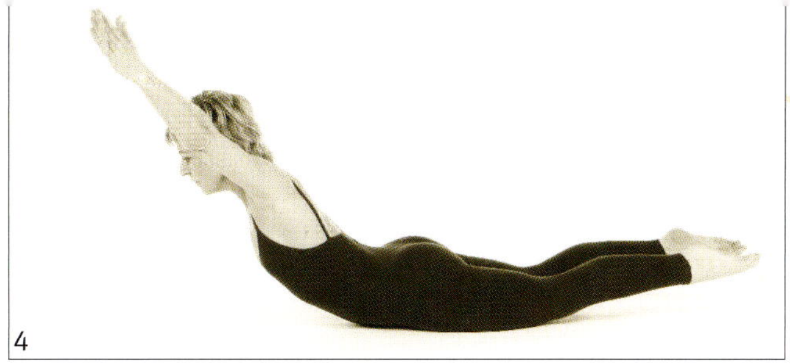

4

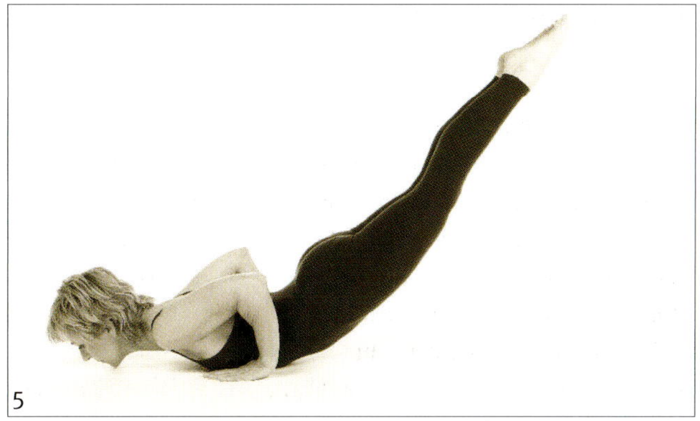

5

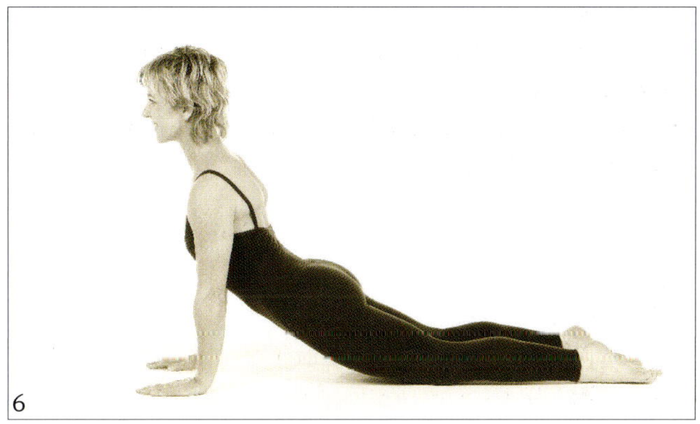

6

1. In der Bauchlage sind beide Hände aufgestützt, die Fingerspitzen liegen unter den Schultergelenken. Atmen Sie vorbereitend ein.

2. Mit dem Ausatmen aktivieren Sie Ihr Körperzentrum und heben durch die Bauch- und Rückenmuskeln den Oberkörper mit Unterstützung der Arme in einem langen Bogen an. Das Brustbein zeigt nach vorne. Die Schulterblätter werden auf einem breiten Schultergürtel aktiv nach unten gezogen. Sie atmen erneut ein.

3. Mit dem Ausatmen beugen Sie die Arme wieder und rollen über die Vorderseite des Rumpfs bis auf das Brustbein. Gleichzeitig führen Sie die gestreckten Beine nach hinten und nach oben, sodass die Fußspitzen zur Decke zeigen.

4. Mit dem Einatmen schaukeln Sie wieder zurück auf die Oberschenkel und strecken gleichzeitig beide Arme in Verlängerung des Rumpfes nach vorne und nach oben. Die Handflächen zeigen zueinander.

5. Ausatmend rollen Sie wieder über den Brustkorb nach vorne. Die gestreckten Beine schwingen in die Luft. Stellen Sie die Hände seitlich neben die Schultergelenke auf.

6. Mit dem Einatmen kommen Sie wieder in die Stützposition zurück. Korrigieren Sie Ihr Alignment, bevor Sie über Ihre „Schwanenbrust" ein zweites und drittes Mal nach vorne abrollen. Entspannen Sie sich dann, indem Sie Ihren Rücken im Kniesitz runden.

Control Balance

Gelenkartikulation, Atmung, Zentrierung, Bewegungslänge und -weite, Alignment und Gewichtsverlagerung, Schultergürtelorganisation.

Control Balance ist eine sehr anspruchsvolle Übung, die eine gute Körperbeherrschung voraussetzt! Die Körperbalance wird stark gefordert, die Beinmuskeln werden gedehnt, und die Hüfte des Spielbeines wird gestreckt.

Korrekte Ausführung

- Die Fußspitze des unteren Beins bleibt in der Luft.
- Halten Sie die Bauch- und Beckenbodenspannung.
- Wenn die Fußspitze des einen Beines nach oben und die des anderen Beines nach hinten zieht, halten Sie die Balance.
- Das Gewicht des Körpers liegt auf der oberen Brustwirbelsäule und auf der unteren Halswirbelsäule.

Modifikation

Das Spielbein braucht bei den ersten Versuchen noch nicht senkrecht zur Decke zu stehen. Tasten Sie sich langsam an die Übung heran, und richten Sie das Bein von Mal zu Mal immer stärker auf.

BILDLICHE VORSTELLUNG

- Stellen Sie sich das Maul eines Krokodils vor, das sich langsam öffnet.
- Stellen Sie sich vor, Ihr Spielbein ist eine Schranke, die sich langsam öffnet und sich dann wieder schließt.
- Jemand zieht Ihr Bein mit einem an der Fußspitze befestigten Seil nach oben, als wollte er Sie daran aufhängen.

Tipp

Wenn Sie den „Roll Over“, den „Boomerang“ und die „Scissors“ beherrschen, können Sie sich ohne weiteres an diese Übung heranwagen.

1. Wie im „Roll Over“ wird das Becken in der Rückenlage so aufgerollt, dass die gestreckten Beine parallel zum Boden in der Luft sind.

2. Nun umfassen Sie ein Fußgelenk mit beiden Händen. Die Fußspitze sollte den Boden nicht berühren.

3. Das andere Bein strecken Sie nach oben zur Decke aus.

4. Wenn es senkrecht steht, balancieren Sie auf Ihrer oberen Brustwirbelsäule. Sie bleiben zwei bis drei Atemzüge in dieser Position.

5. Dann bringen Sie das Bein wieder in die Parallel-Position zurück. Wiederholen Sie den Vorgang mit dem anderen Bein.

6. Rollen Sie dann den Rücken (wie beim „Roll Over“) auf den Boden zurück, bis das Becken wieder aufliegt.

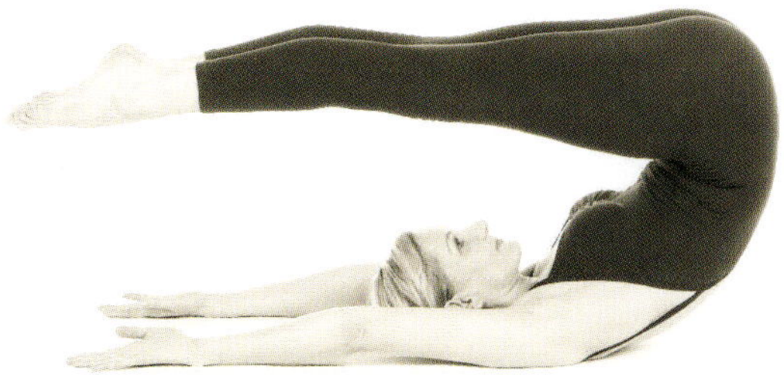

1

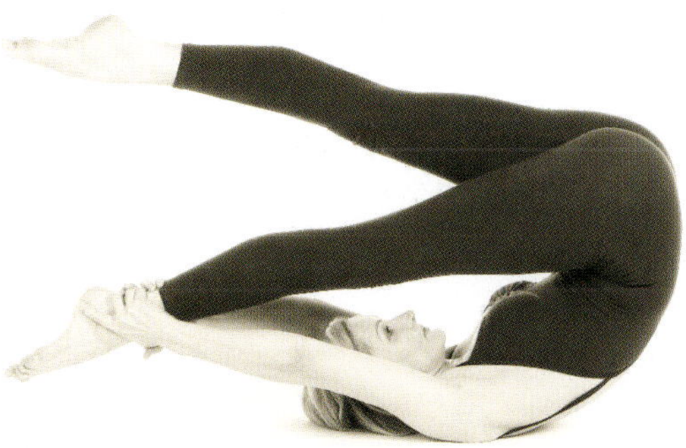

2

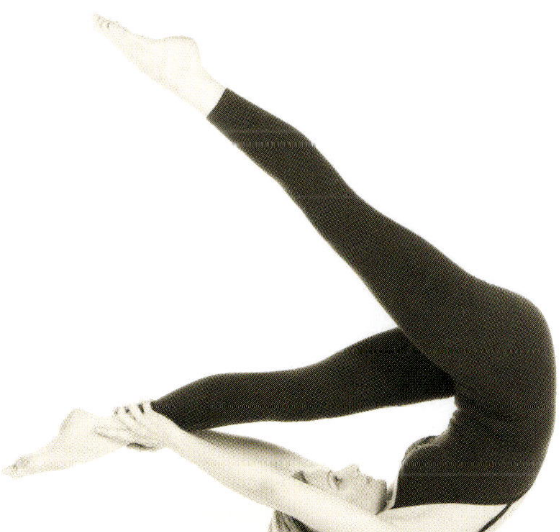

3

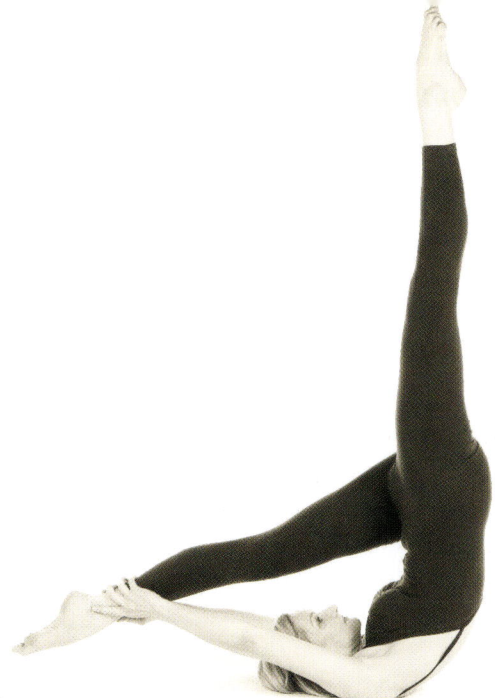

4

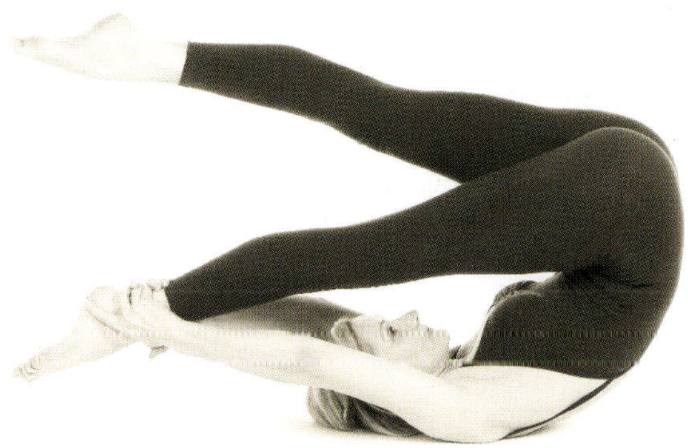

5

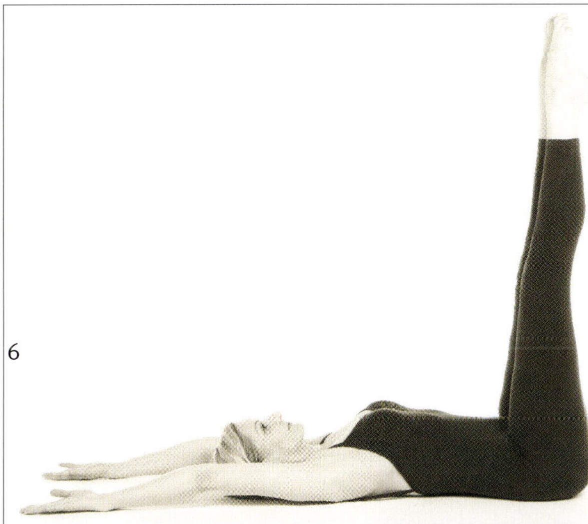

6

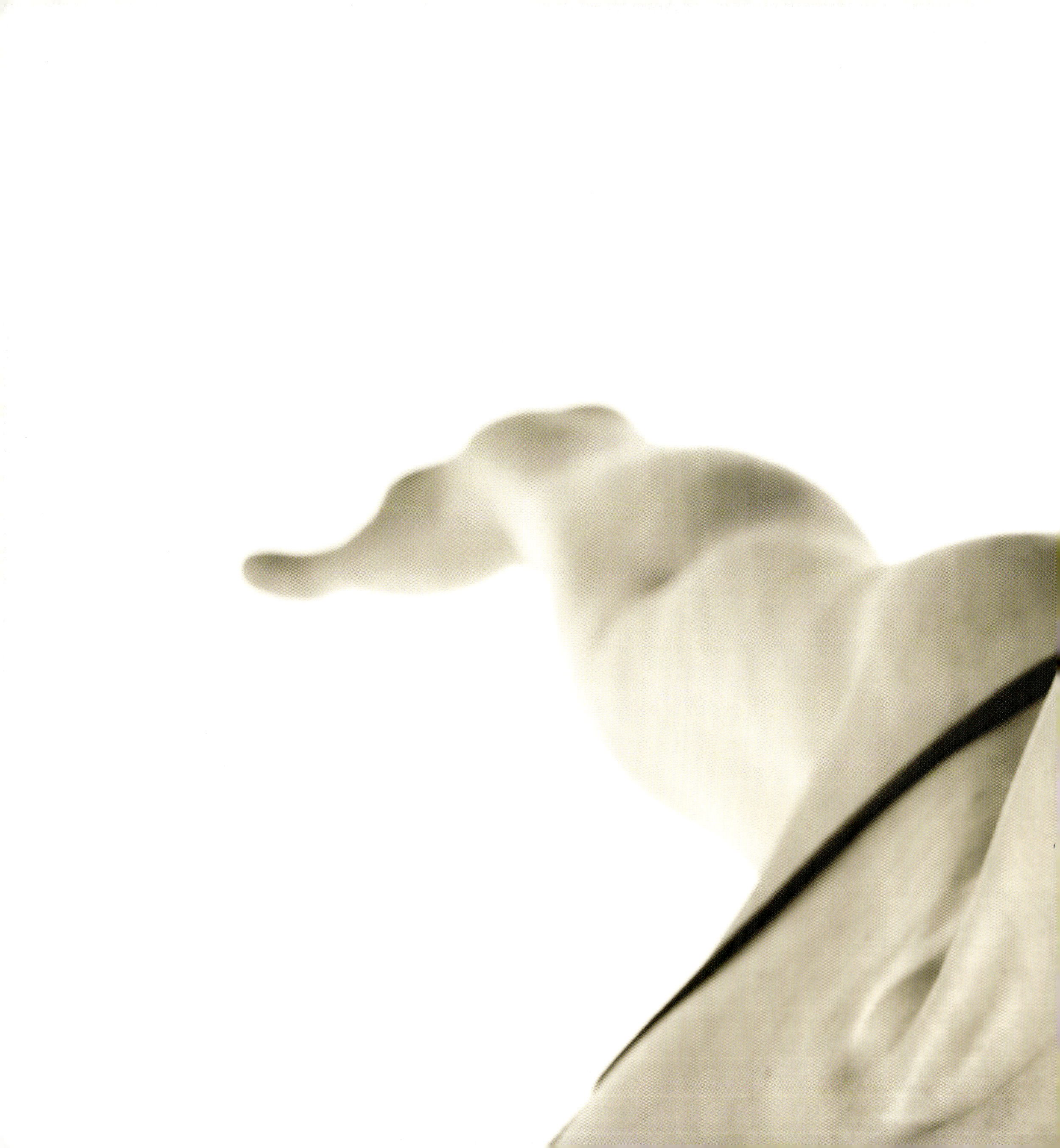

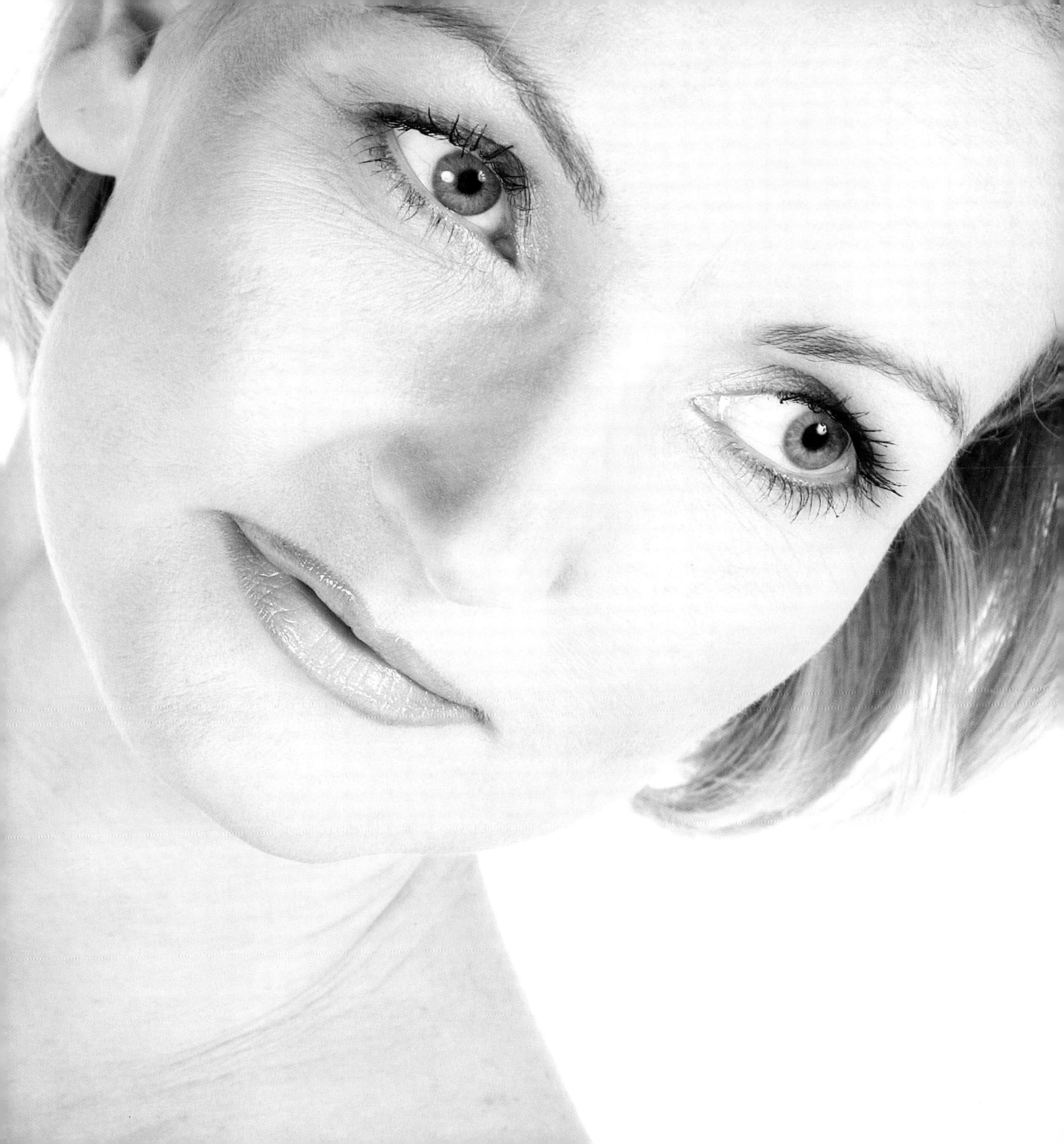

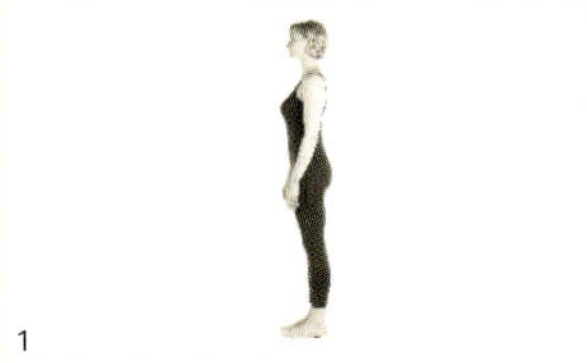
1
Neutrale Standposition aufbauen mit Hilfe der Atmung (Midback Breathing)

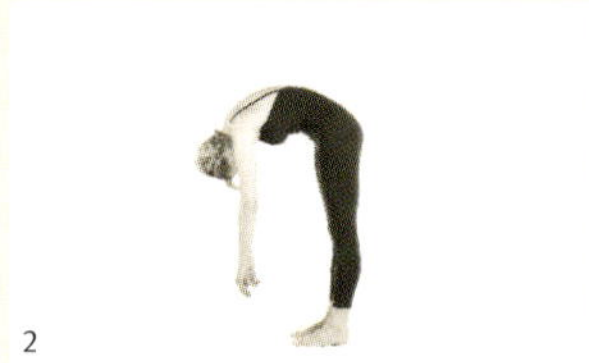
2
Roll Down

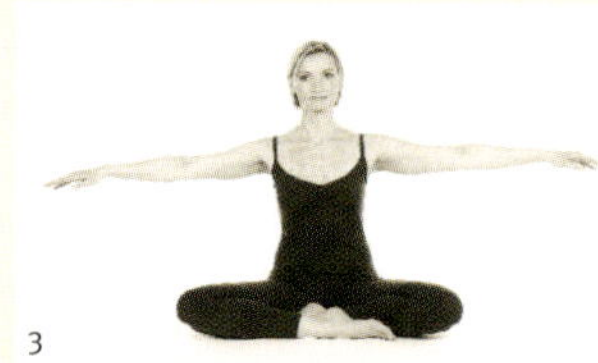
3
Floating Arms 2–3-mal

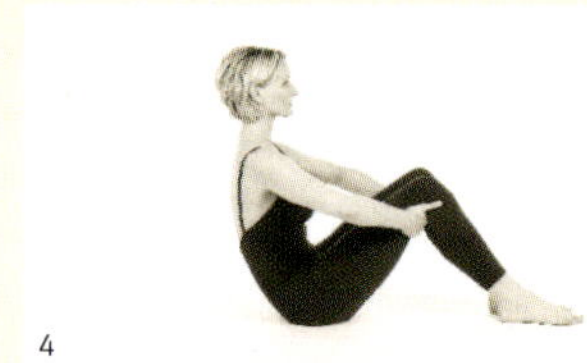
4
Curl Down 2–3-mal

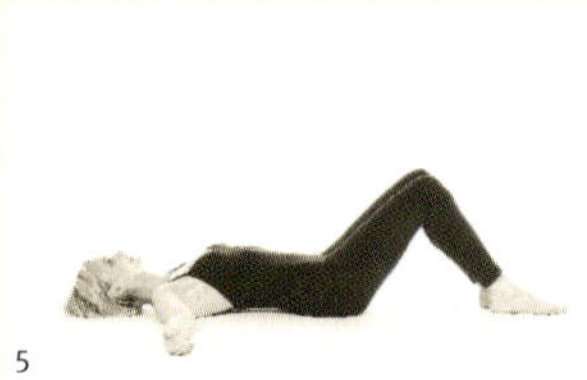
5
Neutrale Rückenlage aufbauen mit Hilfe der Atmung

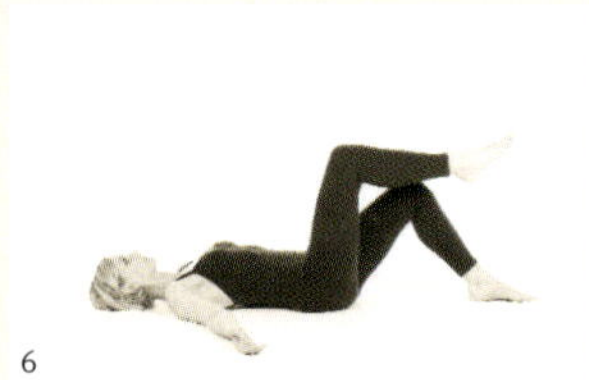
6
Low Abs I
Jedes Bein 3–4-mal

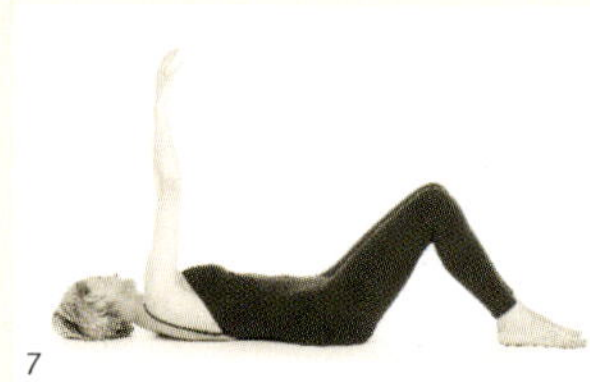
7
Puppet Arms
3–4-mal jede Seite

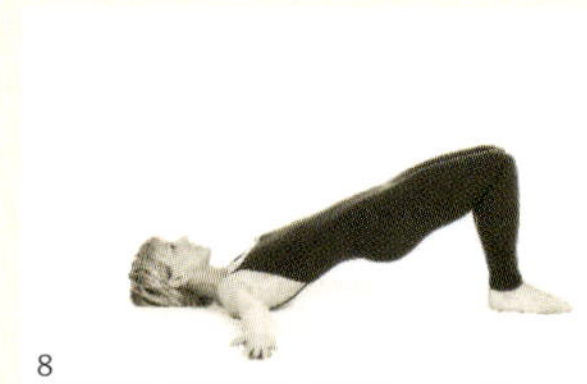
8
Bridging 2–3-mal

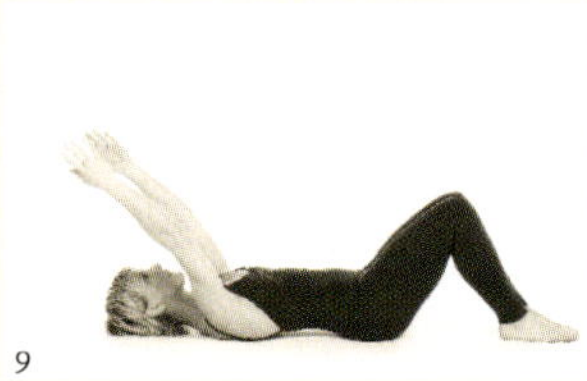
9
Arm Circles
Jede Richtung 3-mal

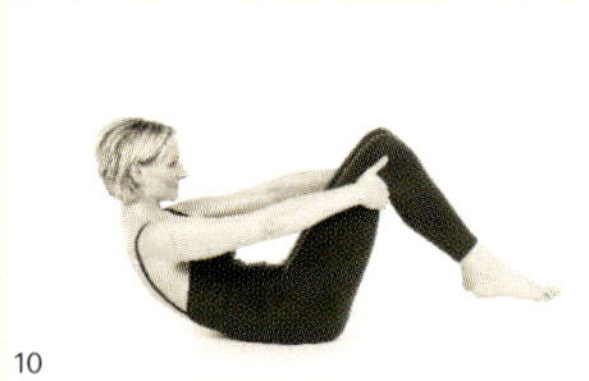
10
Assisted Roll Up
3-mal

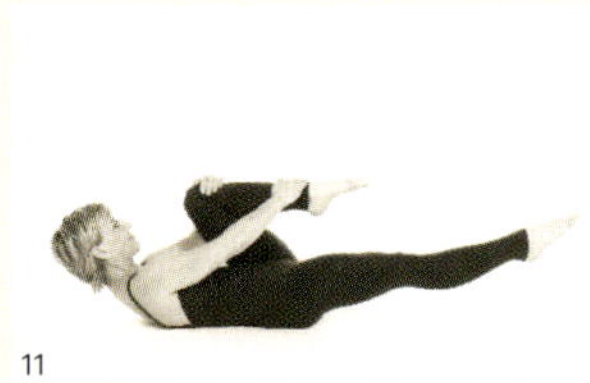
11
Single Leg Stretch 6–8-mal jede Seite

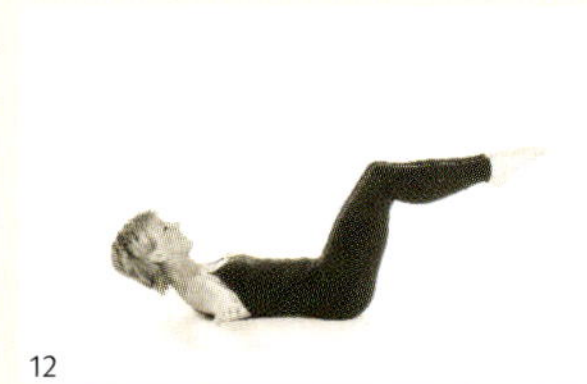
12
Double Leg Stretch modifiziert 4-mal

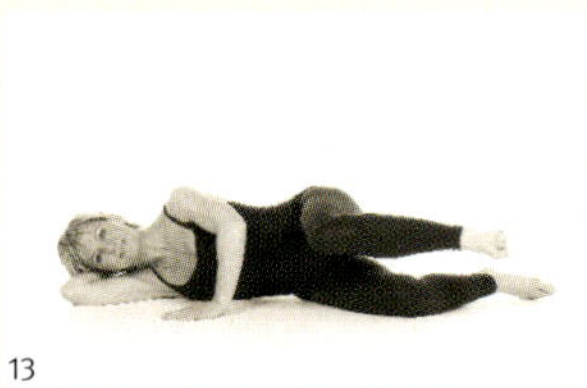
13
Abduktion mit gebeugten Beinen

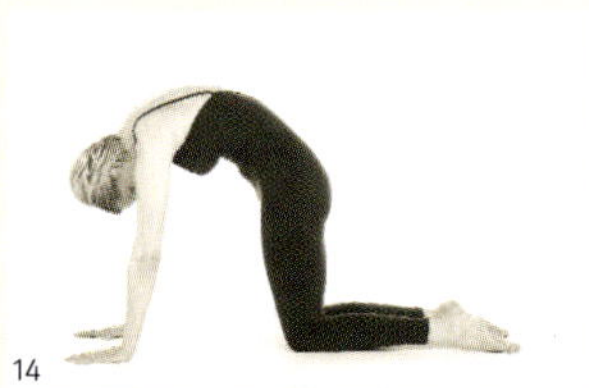
14
Mad Cat Stretch
Jede Richtung 3-mal

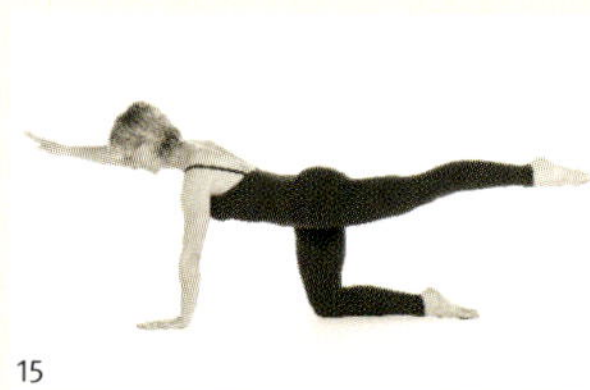
15
Stretching Dog
Jede Seite 3–4-mal

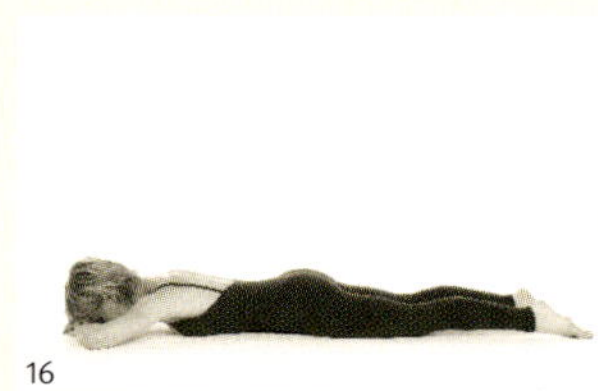
16
Neutrale Bauchlage Aufbauen mit Hilfe der Atmung

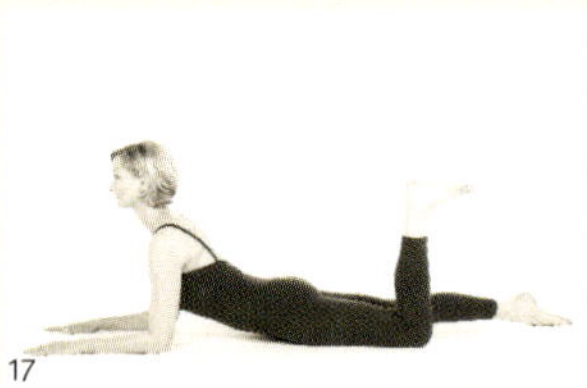
17
Single Leg Kick
Jedes Bein 3–4-mal

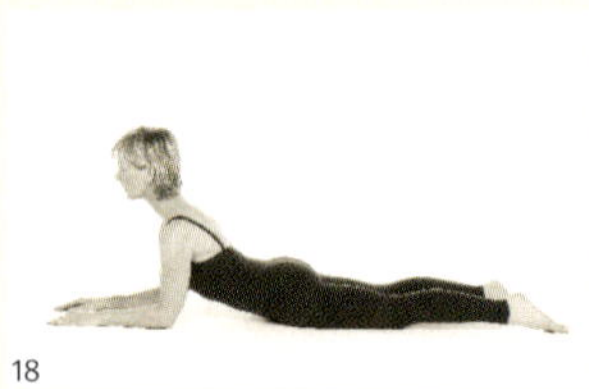
18
Cobra 2-mal und in der Endposition einige Atemzüge verharren

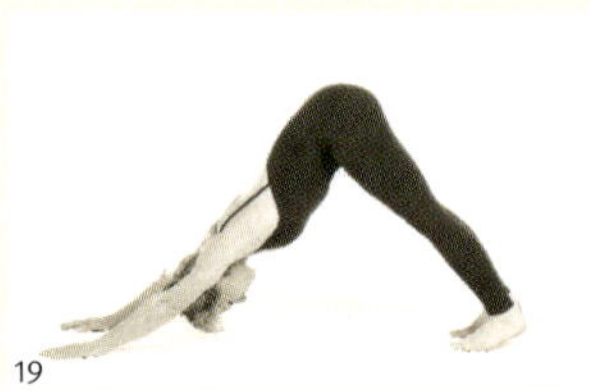
19
Up Stretch
3-mal atmen und halten

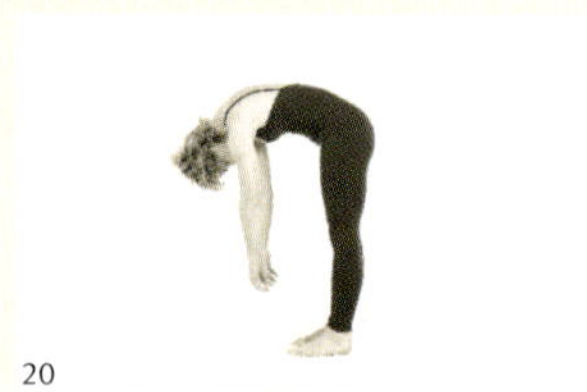
20
Aufrollen und im Stand mit dem „Rocking" lockern und entspannen.

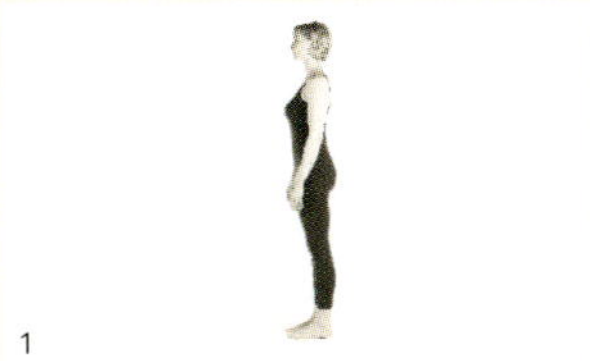
1
Neutrale Standposition aufbauen mit Hilfe der Atmung (Midback Breathing)

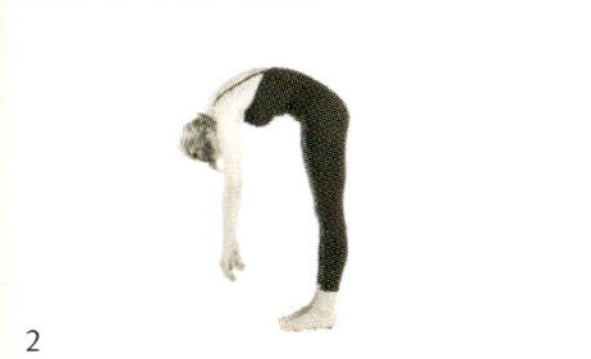
2
Roll Down 1–2-mal

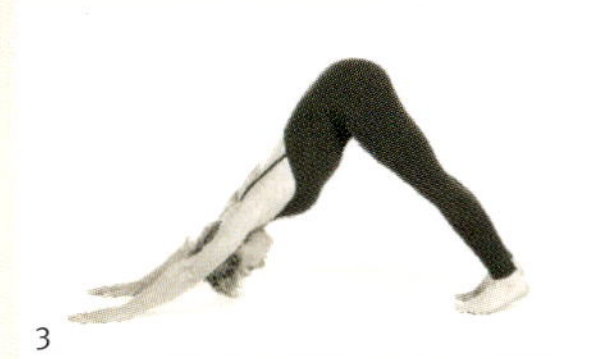
3
Up Stretch 3–4-mal atmen und halten

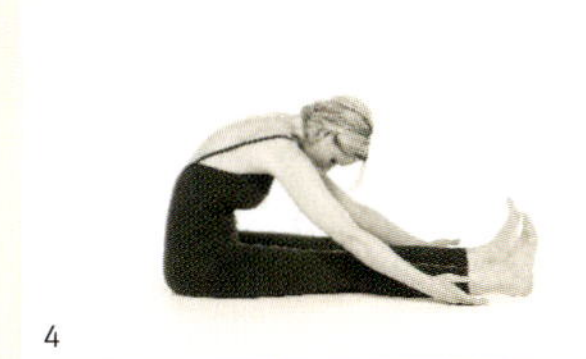
4
Spine Stretch 3–4-mal

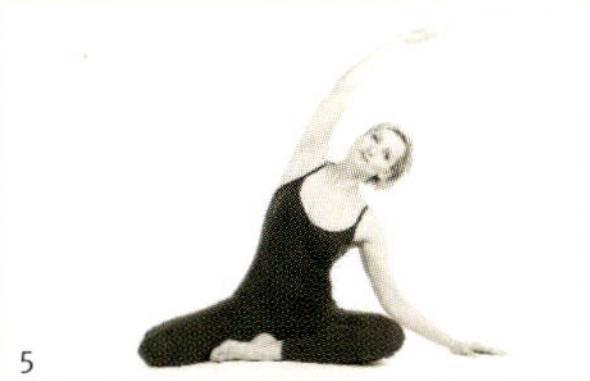
5
Mermaid
Jede Seite 2–3-mal

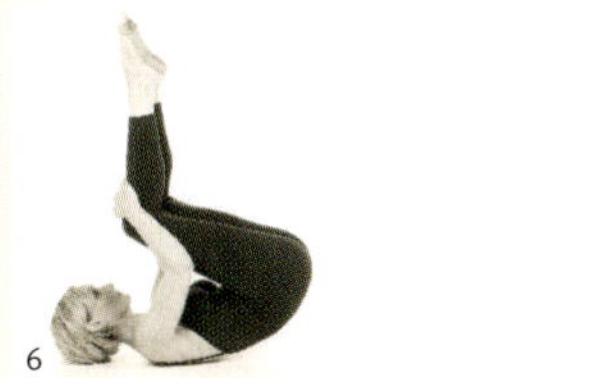
6
Rolling 4–6-mal

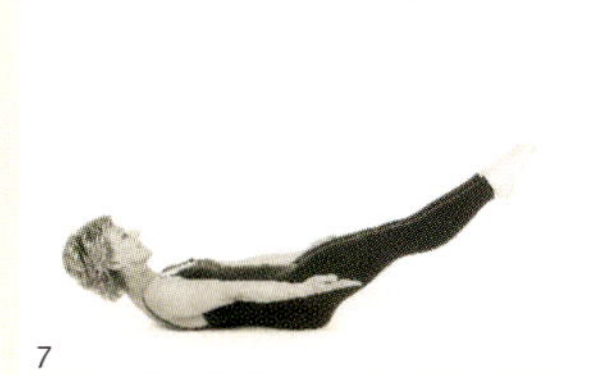
7
Hundreds 4–6-mal den 5er Rhythmus

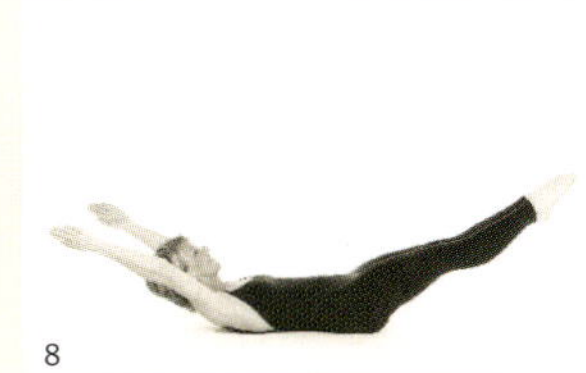
8
Double Leg Stretch
3–4-mal

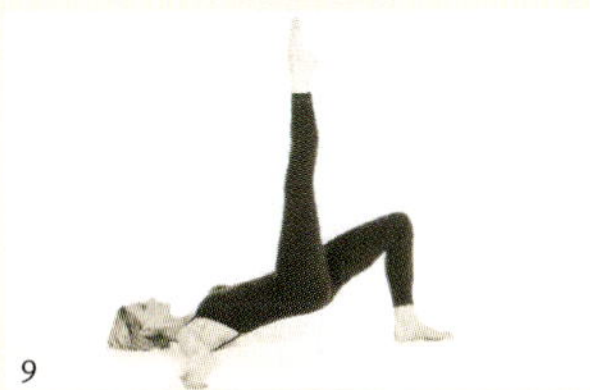
9
Shoulder Bridge
Jedes Bein 4–6-mal

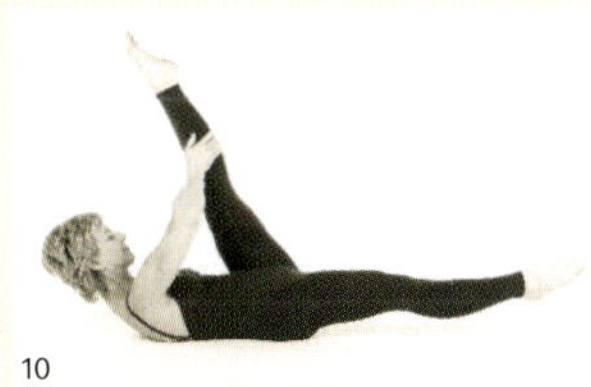
10
Single Straight Leg Stretch
Jedes Bein 4–6-mal

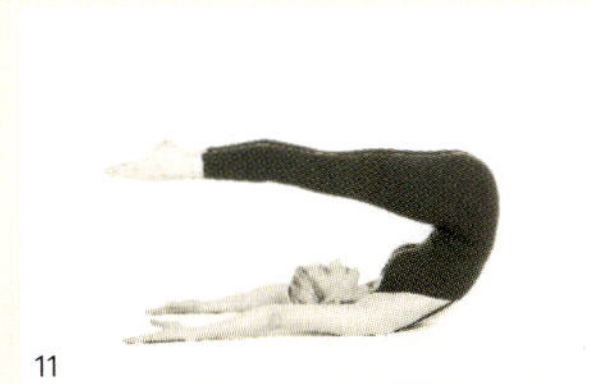
11
Roll over 2–3-mal

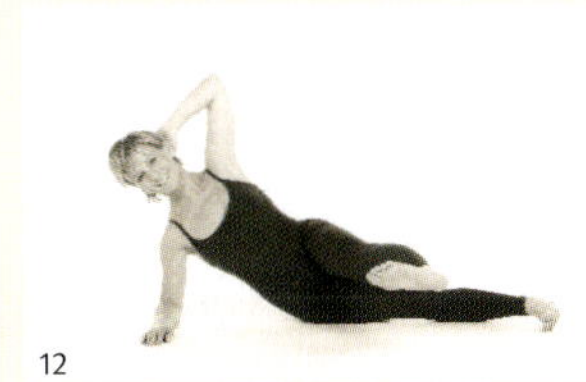
12
Side Kick Series Jedes Bein 4–6-mal vor und zurück

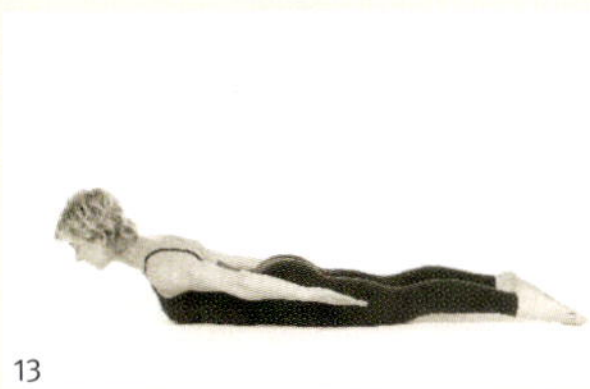
13
Diving 4–5-mal

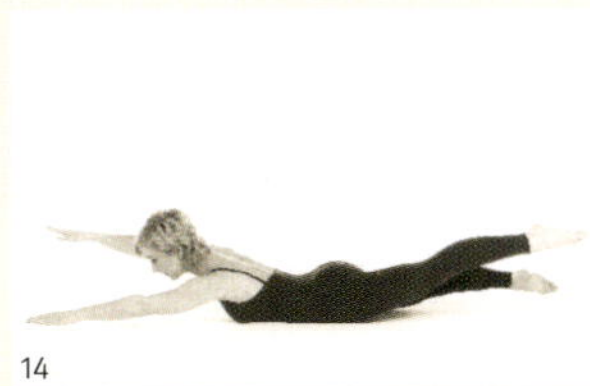
14
Swimmer 3–4 Atemzüge

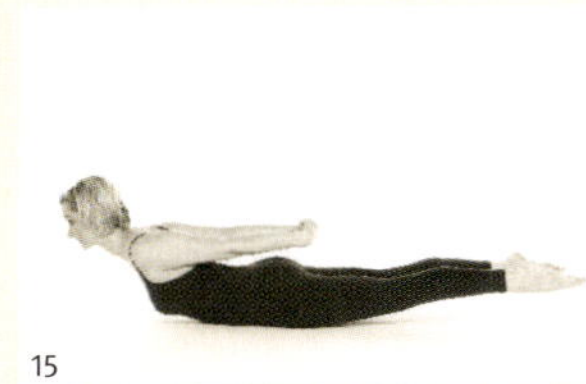
15
Double Leg Kick
Jede Seite 3–4-mal

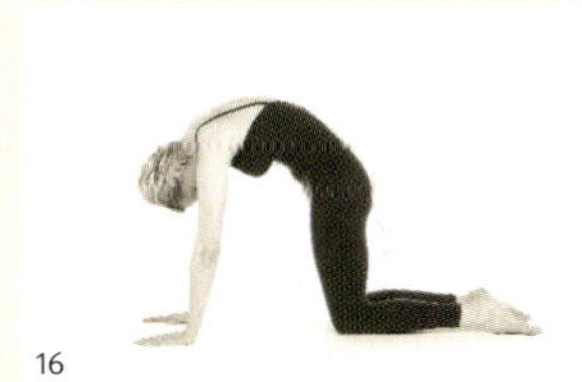
16
Mad Cat Stretch
Jede Richtung 3-mal

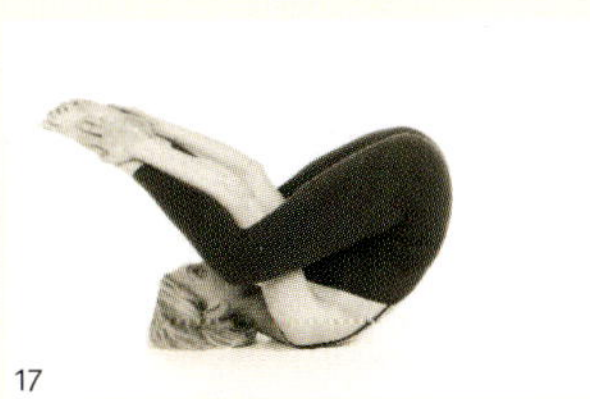
17
Seal 4–6-mal

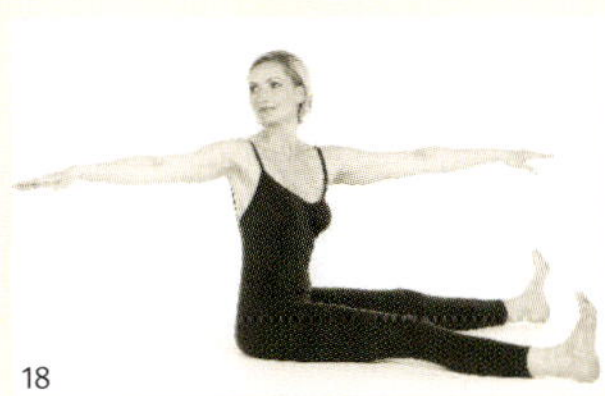
18
Spine Twist
Jede Seite 3-mal

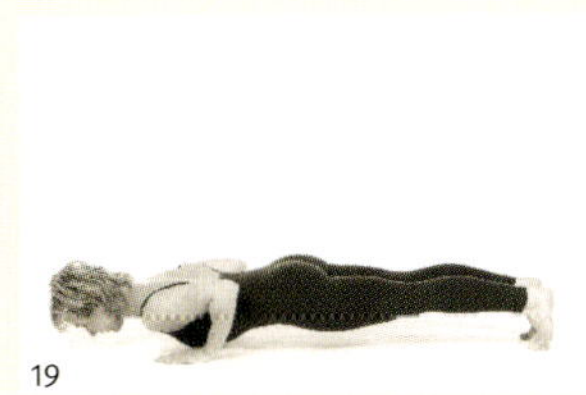
19
Pilates Push Up 2–3-mal

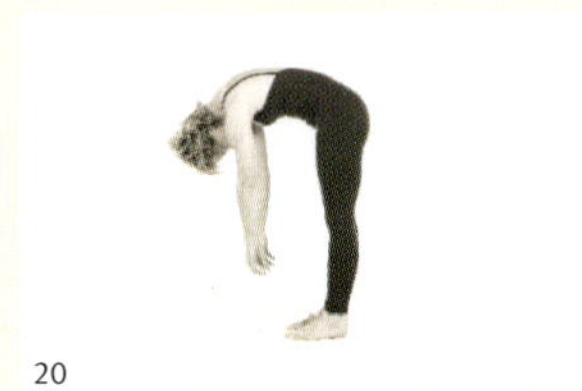
20
Aufrollen in den Stand und die Länge und Weite nachspüren.

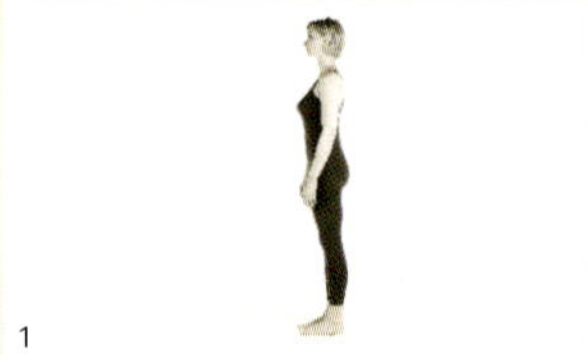
1
Neutrale Standposition aufbauen mit Hilfe der Atmung (Midback Breathing).

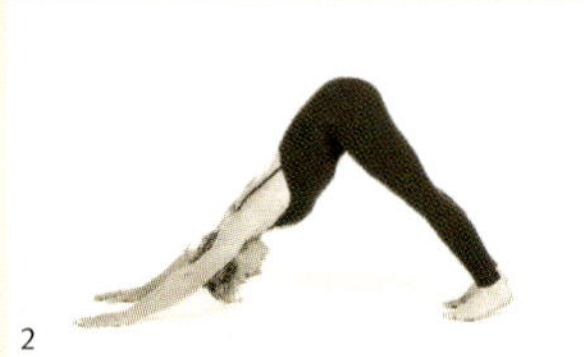
2
Up Stretch 2–3-mal atmen und halten

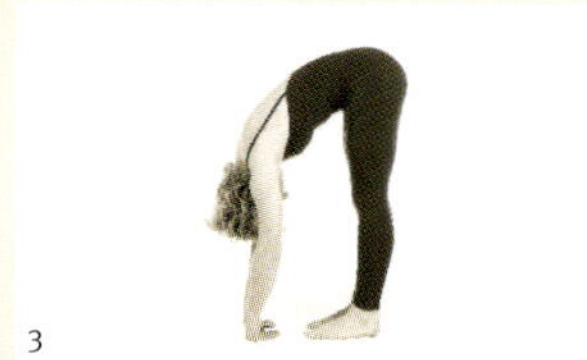
3
Roll Down in den Sitz

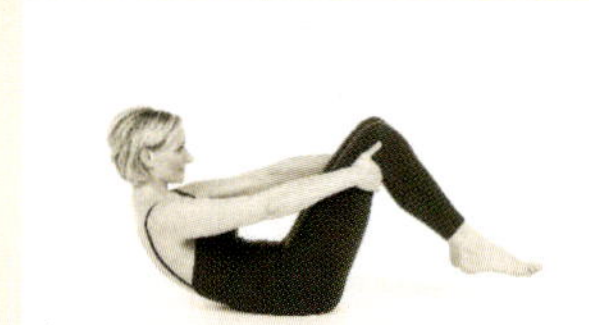
4
Assisted Roll Up and Curl Down 3–4-mal

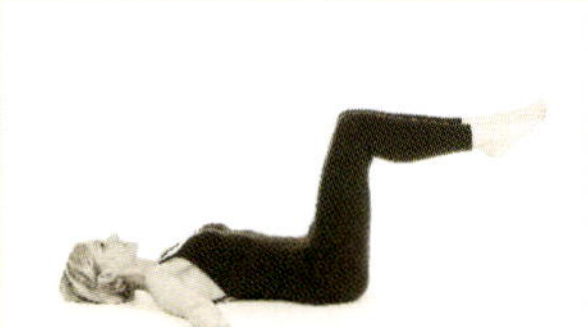
5
Low Abs III 4–6-mal

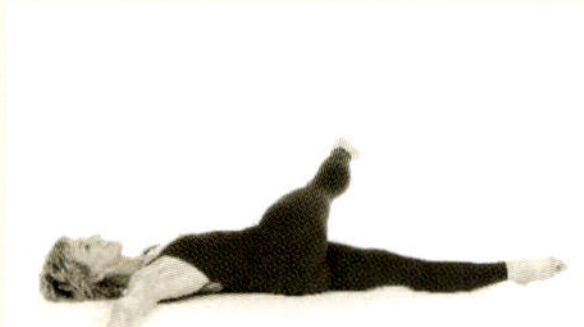
6
Leg Circle Jedes Bein 4-mal rechts und links herum

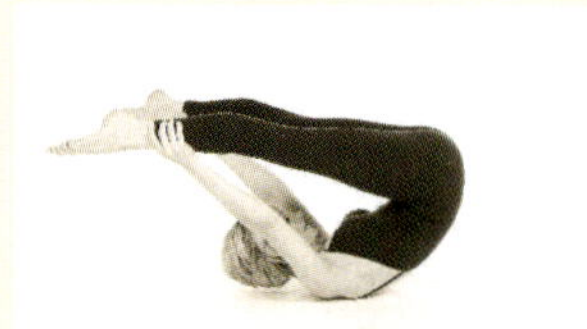
7
Open Leg Rocking 4–6-mal

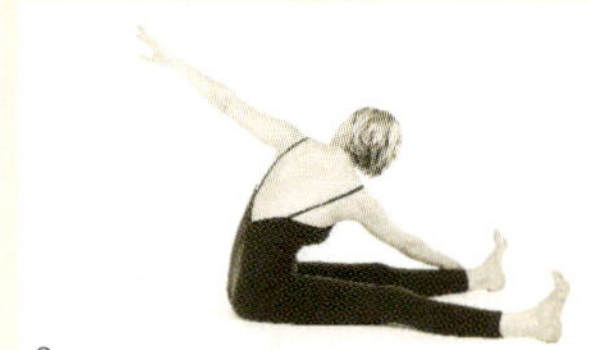
8
Saw jede Seite 3–4-mal

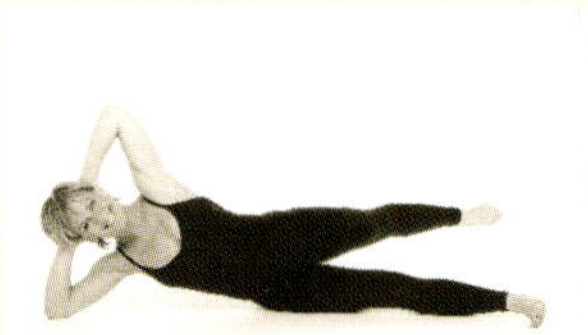
9
Side Kick Series Jedes Bein 4–6-mal vor und zurück

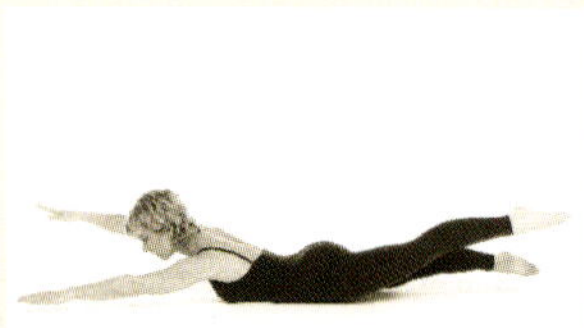
10
Swimmer 3–4 Atemzüge

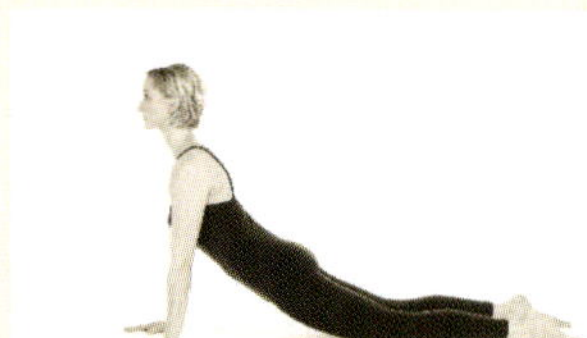
11
Spine Wave 2–3-mal

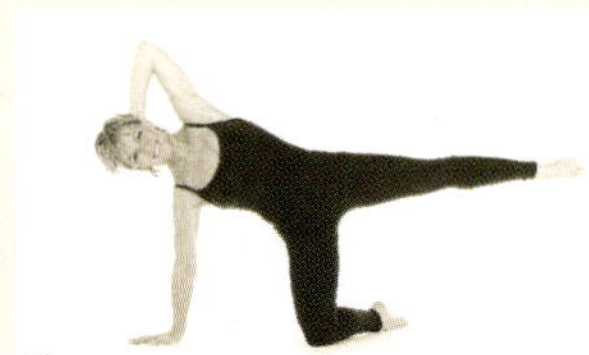
12
Kneeling Side Kick
Jedes Bein 3–4-mal vor und zurück

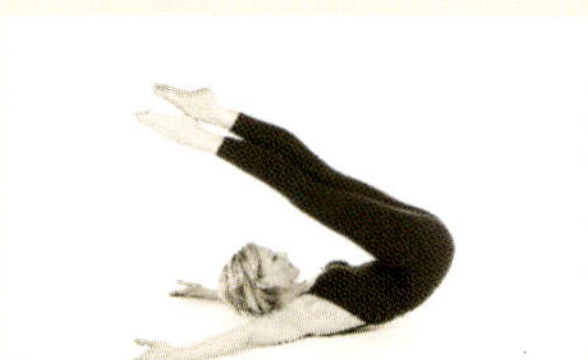
13
Boomerang 2–3-mal

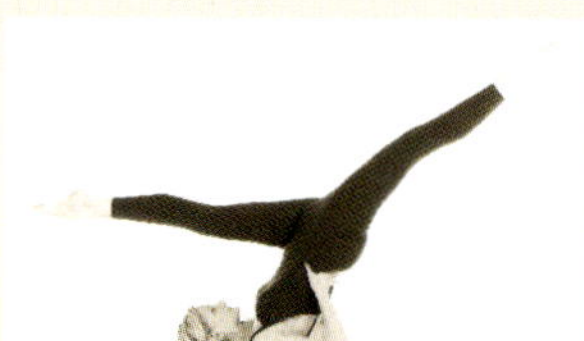
14
Scissors und/oder Bicycle 4–6 Beinwechsel

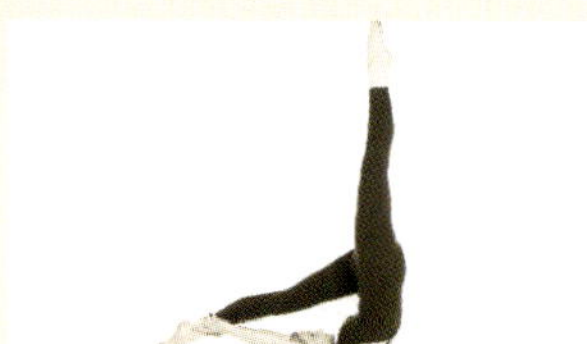
15
Control Balance
Jedes Bein 1-mal und 3 Atemzüge halten

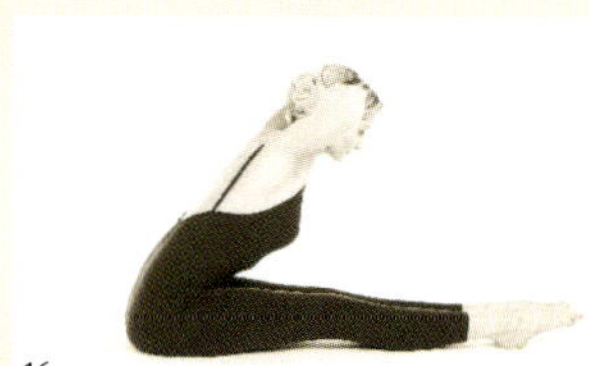
16
Neck Pull 2–3-mal

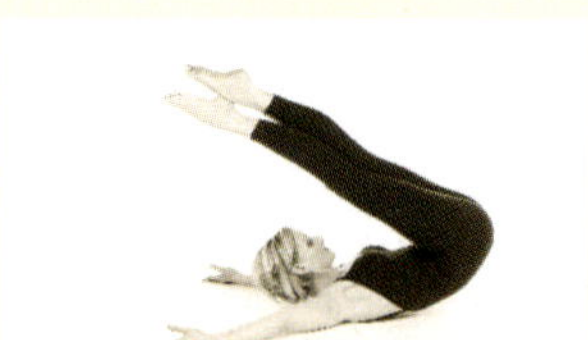
17
Teaser 2–3-mal

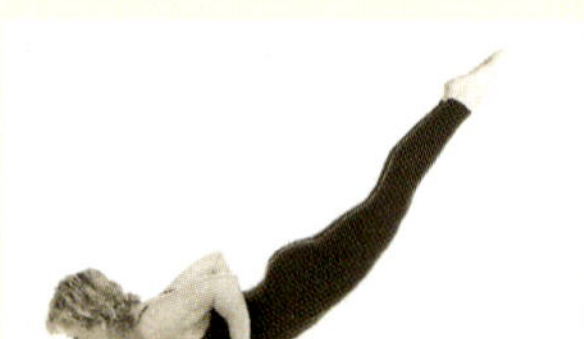
18
Swan 3–4-mal

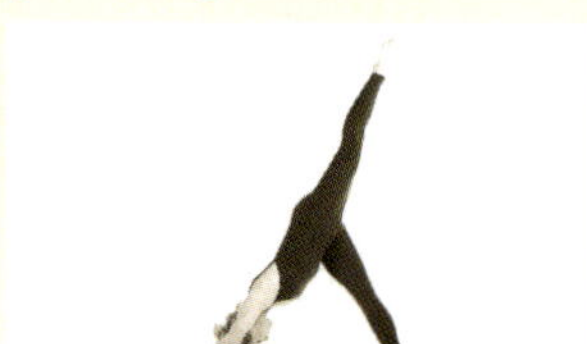
19
Up Stretch/Aarabesque
Jedes Bein 1-mal und 3 Atmzüge halten

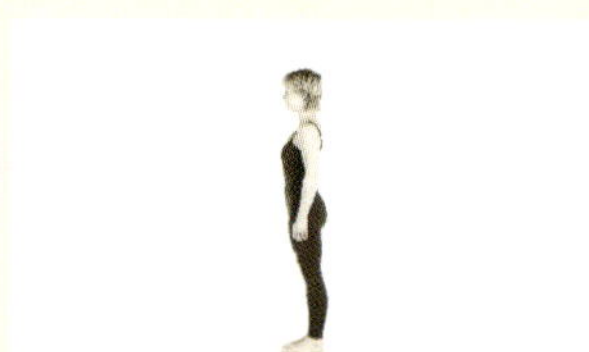
20
Aufrollen in den Stand und alle Prinzipien nachspüren.

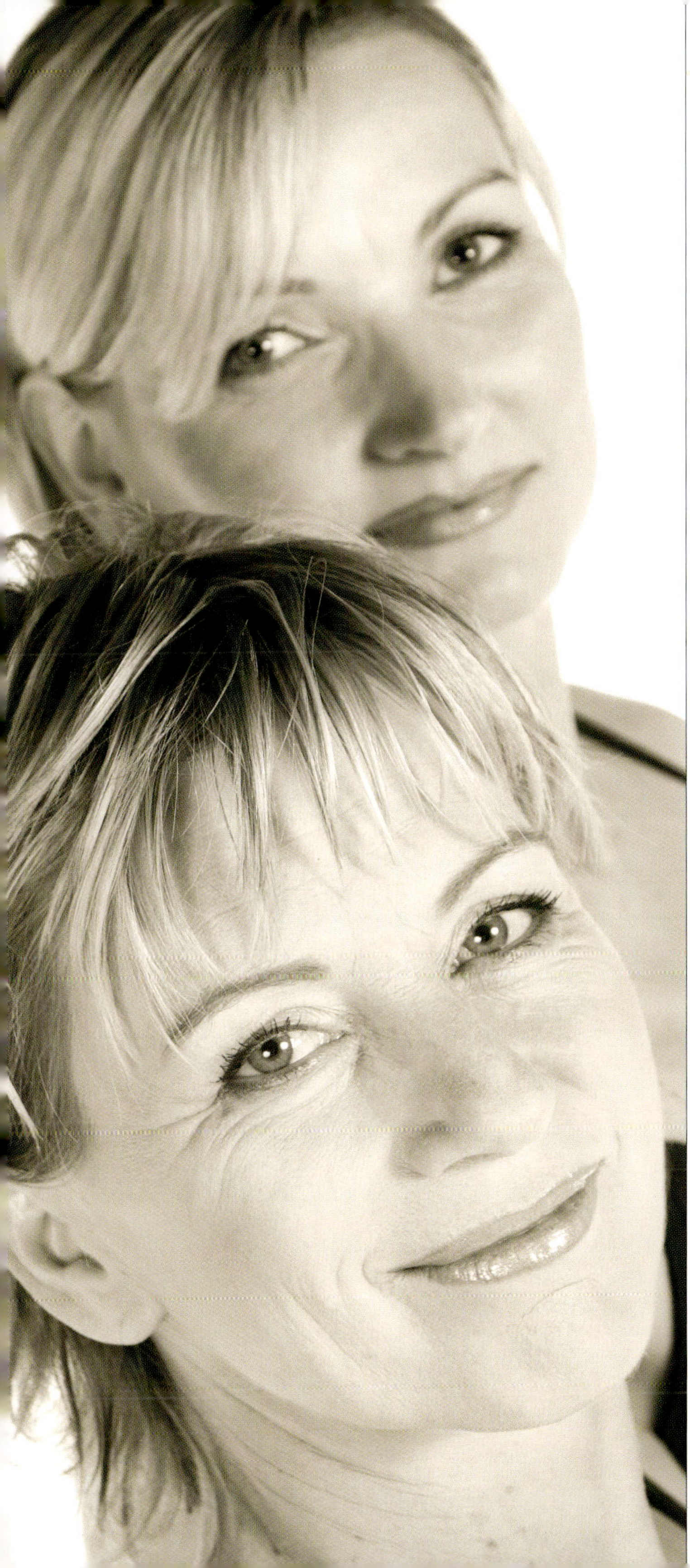

Bibliografische Information der Deutschen Bibliothek
Die Deutsche Bibliothek verzeichnet diese Publikation in der Deutschen Nationalbibliografie; detaillierte bibliografische Daten sind im Internet über http://dnd.ddb.de abrufbar

Medizinverlage Stuttgart GmbH & Co. KG
Oswald-Hesse-Straße 50 · 70469 Stuttgart
Printed in Germany

Programmplanung: Dr. Elvira Weißmann-Orzlowski

Lektorat: Antonie Schweitzer

Umschlaggestaltung und Layout:
CYCLUS · Visuelle Kommunikation

Bildnachweis:
Umschlagsfoto vorn und hinten: Thomas Leege
Fotos im Innenteil: Thomas Leege; www.leege-photodesign.de

Gedruckt auf chlorfrei gebleichtem Papier

Satz: CYCLUS · Media Produktion
Druck: Druckhaus Götz GmbH, Ludwigsburg

ISBN 3-8304-2200-8 1 2 3 4 5 6